中國近現代頤養文獻彙刊·導引攝生專輯

第七冊

劉曉蕾 主編

太極拳學
武當真傳太極拳全書
武當拳術秘訣

廣陵書社

太極拳學

孫福全　編纂

仁記印務局　民國十八年八月三版

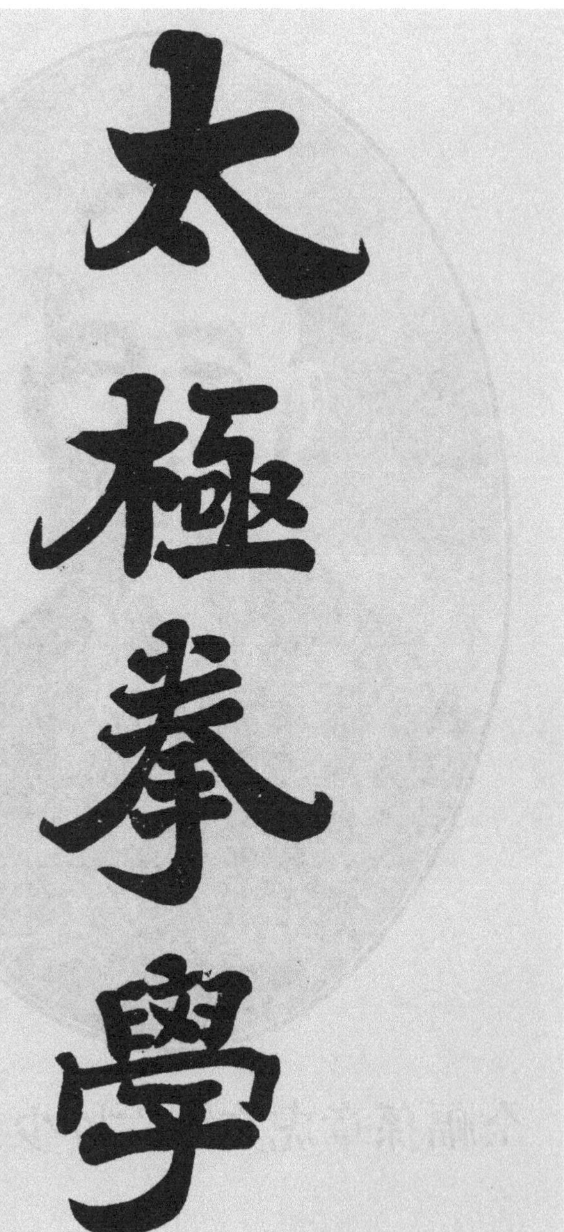
太極拳學

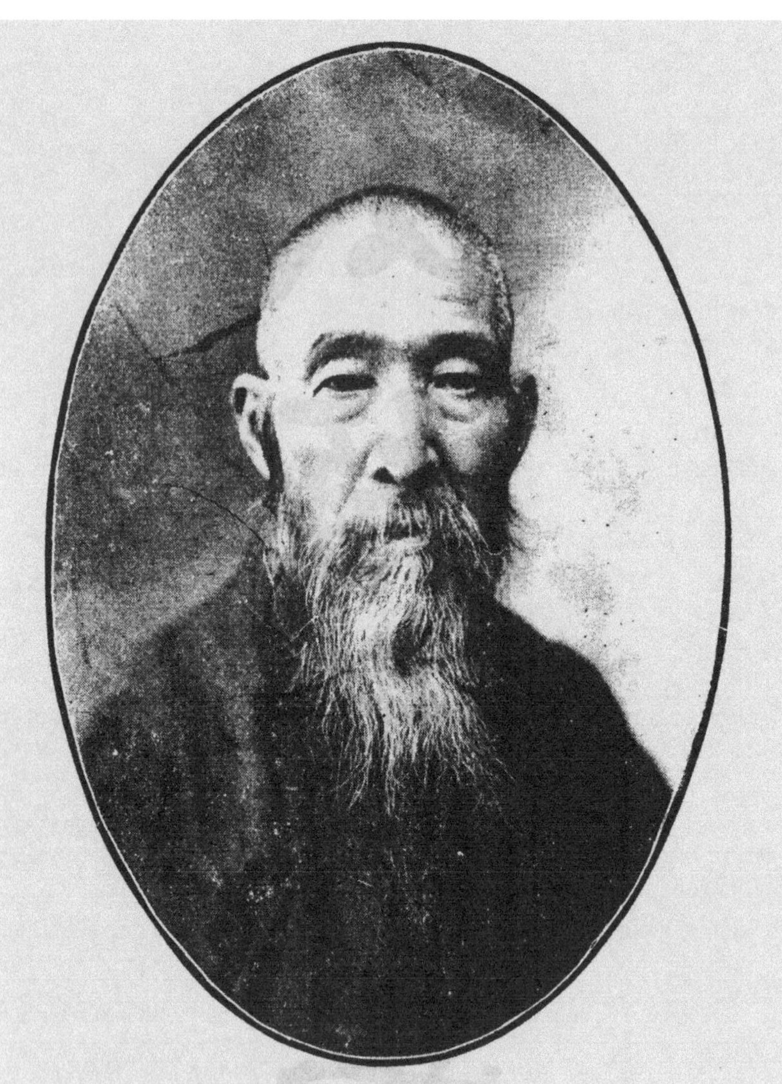

陸軍步兵少校六等文虎章孫福全

太極拳學序

太極拳學王宗岳論之精矣其術以柔曲爲體以剛直爲用蓋巨力之至非柔曲不能化之靈彼力既化非剛直不能放之遠故曰曲中求直蓄而後發練習此術在氣沈丹田純以神行不尙後天之拙力而禦敵制勝如行所無事雖甚巧而有至道存焉老子曰爲欲取之必固與之原譜所謂左重則左虛右重則右杳即人取我與之意也莊子曰得其環中以應無窮原譜所謂氣如車輪行氣如九曲珠即得其環中之意也故其術專氣致柔蓋合於道家非數十年功力不能用之精純而皆宜祿堂先生作太極拳學成命爲序文曾則於斯術未窺門徑略贅數言不知其有當否也

己未冬月蘄水陳曾則書

太極拳學序

二

序

太極拳相傳創自張三峯氏承其流者雖支分派別互有異同要之不離動靜分合虛領頂勁者近是頃孫祿堂師以所編太極拳學見示余反覆參觀見其中頗有與老氏之旨相合者形上謂之道吾無間然矣太極拳貴空虛忌雙重非老子之虛而不屈動而愈出者乎太極之勁斷而意不斷非老子之綿綿若存者乎太極之隨屈就伸意在人先非老子之迎之不見其首隨之不見其後者乎故吾謂有欲以觀其竅者即太極之十三式是也無欲以觀其妙者即太極之鍊氣化神是也無人無我妙合自然氣足神完庶近於道知和曰常知常曰明學者息心求之庶不負著者之苦心也夫吳心穀書

序

二

太極拳學自序

乾坤肇造。元氣流行。動靜分合。遂生萬物。是爲後天而有象。先天元氣。賦於後天形質。後天形質包含先天元氣。故人爲先後天合一之形體也。人自有知識情欲。陰陽參差。先天元氣漸消。後天之氣漸長。陽衰陰盛。又爲六氣所侵（六氣者。即風寒暑濕燥火也）。七情所感。故身軀日弱。而百病迭生。古人憂之。於是嘗藥以袪其病。靜坐以養其心。而又懼動靜之不能互爲用也。更發明拳術。以求復其虛靈之氣。迨達摩東來。講道豫之少林寺。恐修道之人久坐傷神。形容焦悴。故以順逆陰陽之理。彌綸先天之元氣。作易筋洗髓二經。教人習之。以壯其體。至宋岳武穆王益發明二經之體義。制成形意拳。而適其用。八卦拳之理。亦含其中。此內家拳術之發源也。元順帝時。張三丰先生。修道於武當。見修丹之士。兼練拳術者。後天之力。用之過當。不能得其中和之氣。以致傷丹。而損元氣。故違前二經之義。用周子太極圖之形。取河洛之理。先後易之數。順其理之自然。作太極拳術。闡明養身之妙。此拳在假後天之形。不用後天之力。一動一靜。純任自然。不尚血氣。意在練氣化神耳。其中本一理二氣。三才四象。五行六合。七星八卦。九宮等奧義。始於一。終於九。九又還於一之數也。一理者。即太極拳術起點腹內中和之氣。太極是也。二氣者。身體一動一靜之式。兩儀是也。三才者。頭手足。即上中下也。四象者。即前進後退左顧右盼也。五行者。即進退顧盼定也。六合者。即精合其神。神合其氣。氣合其精。是內三合也。肩與胯合。肘與膝合。手與足合。是外三合也。內外如一。是成為六合。七星者。頭手肩肘胯膝足。共七拳。是七星也。八卦者。掤攦擠按採挒肘靠。即八卦也。九宮者。以八手加中定是九宮也先生以河圖洛書爲之經以八卦九宮爲之緯又以五行爲之體以七星八卦爲之用創此太極拳術其精微奧妙山右王宗岳先生論之詳矣自是而後源遠派分各隨己意而變其形式至前清道咸年間有廣平武禹讓先生聞豫省懷慶府趙保鎮有陳清平先生者精於是技不憚遠道親往訪焉遂從學數月而得其條理後傳亦畬先生亦畬先生又作五字訣傳郝爲眞先生先生以數十年之研究深得其拳之奧妙余受教於爲眞先生朝夕習練數年之久略明拳中大概之理又深思體驗將夙昔所練之形意拳八卦拳與太極拳三家會合而爲一體一體又分爲三派之形式三派之姿式雖不同其理則一也惟前人祇憑口授無有專書偶著論說亦無實練入手之法余自維淺陋不揣冒昧將形意拳八卦拳太極拳三派各編輯成書書

中各式之圖均有電照本像又加以圖解庶有志於此者可按圖摹仿實力作去久之不難得拳中之妙用書中皆述諸先生之實理並無文法可觀其間有舛錯不合者尚祈海內明達隨時指示爲感

民國八年十月直隸完縣孫福全謹序

太極拳之名稱

人自賦性含生以後本藏有養生之元氣不仰不俯不偏不倚和而不流至善至極是爲眞陽所謂中和之氣是也其氣平時洋溢於四體之中浸潤於百骸之內無處不有無時不然內外一氣流行不息於是拳之開合動靜即根此氣而生放伸收縮之妙即由此氣而出開者爲伸爲動合者爲收爲縮爲靜開者爲陽合者爲陰放伸動者爲陽收縮靜者爲陰開合像一氣運陰陽即太極一氣也太極即一氣一氣即太極以體言則爲太極以用言則爲一氣時陽則陽時陰則陰時上則上時下則下陽而陰陰而陽一氣活活潑潑有無不立開合自然皆在當中一點子運用即太極是也古人不能明示於人者即此也不能筆之於書者亦即此也學者能於開合動靜相交處悟澈本原則可以在各式

實圜研相合之中得其妙用矣。圜者有形之虚圈○是也。研者無形之實圈●是也。斯二者太極拳虚實之理也。其式之内空而不空不空而空矣。此氣周流無礙圜活無方不凹不凸放之則彌六合卷之則退藏於密。其變無窮用之不竭皆實學也。此太極拳之所以名也

凡例

一是編分爲上下兩編。提綱挈領條目井然。上編次序首揭無極太極之學。內含陰陽動靜五行之理論。以無極式爲之根。以太極式爲之體。斯二者。乃拳中萬式之基礎也。由第三章懶扎衣。至九十六章雙撞捶之式。爲太極流行之體也。又由無極發源之始說起。以至九十八章無極收式爲太極之式還原終。是爲上編之條目。

一下編標舉太極化生萬物之道。以掤攦擠按。爲採挒肘靠各式之綱。以五行八卦十三式。爲太極之用。又爲萬法之綱也。上卷單獨練習。是全其體。下編對手。是全其用。以二人打手分甲乙上下之式。各開門起點。進退伸縮變化諸法。一一詳載。打手時。凡一動一靜。按此定法。不使紊亂。則此拳之全體大用功能。庶幾近於道矣。

凡例

一是編。上編一氣流行。一動一靜。分合上下。內外如一。謂之練體。爲知己工夫。下編二人打手。起落進退。左顧右盼。縱橫聯絡。變化無窮。謂之習用。爲知人工夫。古人云。知己知彼。百戰百勝。此之謂也。

一是編拳術不尚血氣。純任自然。不能傷其後天之力。專以善養人之浩然之氣。爲主。

一是編專講究爲修身而作。凡我同胞。無論何界。男女老幼。皆可習之。身體過懦者。可以使之強。過剛者。可以使之柔。或有身体極弱。及有勞傷病症者。或因他種拳術。非血氣之力。不能練習者。亦均可以練之。將氣質馴致中和。氣固而神自完。却病延年。可操左券。

一是編將拳中功用名稱。源流動作次序。始末諸法。貫爲全編。一一說明。使學者。虛心研究。方知拳中一氣貫通之奧妙。

凡例

一是編。每一式各附一圖。使太極拳之原理。及其性質。切實發明。以達太極拳之精神。能力巧妙。因知各式互相聯絡。總合而爲一體。終非散式也。

一是編雖粗淺之言。可以明拳術極深之理。簡約之式。可以通拳術至妙之道。

一附圖均用電照本像。使初學者可以按像模仿。虛心練習。久則玄妙自見。奇效必彰。世有同志者。余將馨香祝之。

凡例

上卷太極拳目錄

下編太極拳打手用法

太極拳下卷終

第一章　無極學

無極者。當人未練拳術之初。心無所思。意無所動。目無所視。手足無舞蹈。身體無動作。陰陽未判。清濁未分。混混噩噩。一氣渾然者也。夫人生於天地之間。秉陰陽之性。本有渾然之元氣。但爲物欲所蔽。於是拙氣拙力生焉。加以內不知修。外不知養。以致陰陽不合。內外不一。陽盡生陰。陰極必敝。亦是人之無可如何者。惟至人有逆運之道。轉乾坤扭氣機。能以後天返先天。化其拙氣拙力。引火歸原。氣貫丹田。於是有拳術十三勢之作用。研求一氣伸縮之道。所謂無極而能生太極者是也。一氣者即太極也。十三勢者。掤攦擠按採挒肘靠。進退顧盼定也。掤攦擠按即坎離震兌四正方也。採挒肘靠即乾坤艮巽四斜角也。亦即八卦之理也。進步。退步。左顧。右盼。中也。即金木水火土也此五行也。合上述之四正四斜爲十三勢。此太極拳十三勢之所由名也。其中分爲體用。以太極架子。進退顧盼定言。謂之體。以掤攦擠按。採挒肘靠言。謂之用。又或以玉行謂之經。此卦謂之緯。總而言之。曰內外體用一氣而已。以練架子。爲知己功夫。以二人推手。爲知人功夫。練架子時。內中精氣神貴能全體圓滿無虧。操練手法時。手足動作。要在周身靈活不滯。先達云。終朝每日長纏手。功久。可以知彼知己。能制人。而不爲人所制矣。

第一式　無極學圖解

起點面向正方。身子直立。兩手下垂。兩肩不可往下用力。上垂要自然。兩足爲九十度之形式。如圖是也。兩足尖亦不用力抓扣。兩足後根。亦不用力蹬扭。身子如同立在沙漠之地。手足亦無往來動作之節制。身心未知闔合項勁之靈活。但順其自然之性。流行不已。心中空空洞洞。

內無所思。外無所視。伸縮往來。進退動作。皆無朕兆。

第一式　無極圖

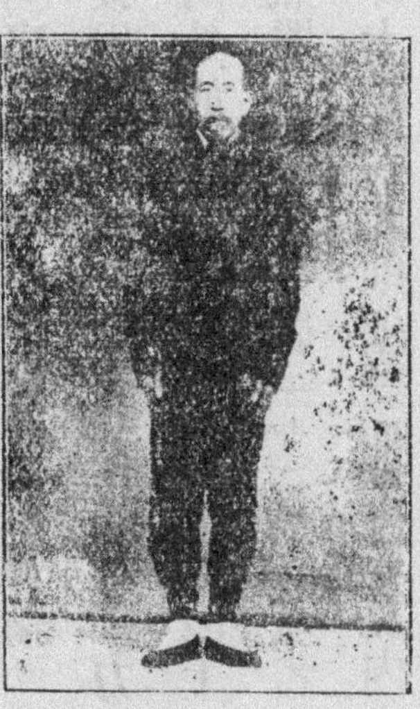

第二章　太極學

太極者。在於無極之中。先求一至中和至虛靈之極點。其氣之隱於內也。則爲德。其氣之現於外也。則爲道。內外一氣之流行。可以位天地。孕陰陽。故拳術之內勁。寔爲人身之基礎。在天曰命。在人曰性。在物曰理。在技曰內家拳術。名稱雖殊。其理則一。故名之曰太極。

古人云。無極而太極。不獨拳術爲然。推而及於聖賢之所謂執中。佛家之所謂圓覺。道家之所謂谷神。名詞雖殊。要皆此氣之流行已耳。故內家拳術。實與道家相表裏。豈僅健身體延年壽而已哉。

第一節　太極學圖解

起點兩手下垂。兩肩鬆開。右足尖向裏扭直與左足成爲四十五度之形式。頭與右足向裏扭時。同時亦向左邊扭轉。兩眼向斜角看去。將心穩住。氣往下沉。腰用意塌住。要自然。不可用拙力。塌勁頭扭之時。要與心意。丹田。上下內外。如同一氣。旋轉之意。舌頂上腭。穀道上提。如此則謂之轉乾坤。扭氣機。逆運先天眞一之氣。此氣名之曰太極。先哲云。太極即一氣。一氣即太極。觀此則聖賢仙佛。以及內家拳術。無不當有其極。無不當保其極。更應無所不用其極。不然而欲修至身體輕靈。內外一氣。與太虛同體難矣。

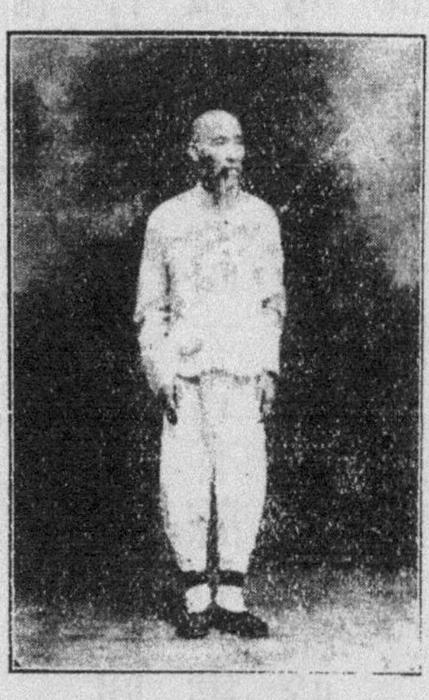

第一節　太極圖

第三節　懶扎衣學圖解

先將兩手合向裏扭。扭至兩手心相對。兩手再徐徐同時一氣如抱着大圓球相似。兩手之距離遠近。順着自己的兩肩向左斜角。自下邊往前。又往上邊起。兩手起時與吸氣同時如同畫兩條弧線畫至離丹田處。（即小腹二三寸許）

第一節　懶扎衣圖

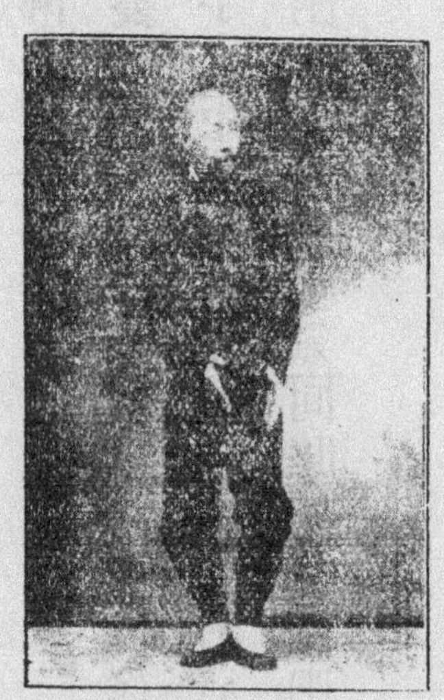

第二節　懶扎衣學圖解

前式似停而未停之時。即將兩手。仍如抱着一圓球。靠着身子。與呼氣同時往回返畫弧線。此種呼吸不可有聲。右手畫至心口。與左手平直。身子仍直立。不可俯仰歪斜。兩腿與兩手返畫時。要同時徐徐往下灣曲。灣至裏曲圓滿。上下似半月形。腰要塌住勁。昔人云。以腰爲主宰刻刻留意在腰間是此意也兩腿裏根。同時往回縮勁。右足後根。極力往上蹬勁。語云。勁起於脚根亦

此意也虛靈矣

頭亦極力往上頂勁。心要虛靈。將兩肩鬆開再將氣力用意往回收縮用神逆運於丹田則心自然

第二節　懶扎衣圖

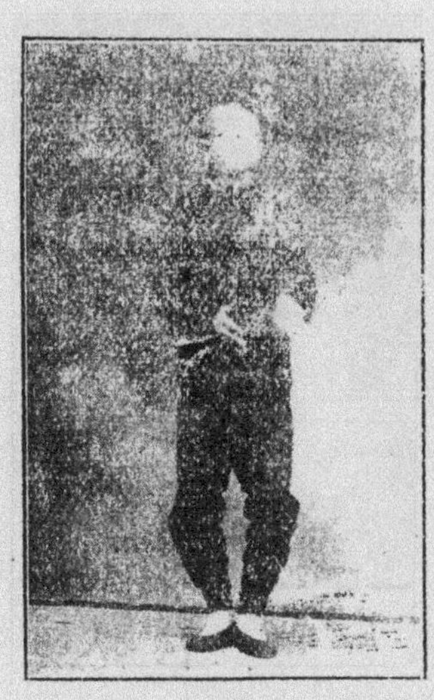

第三節　懶扎衣學圖解

將前式。亦似停而未停之時。左足再向左斜角邁去。足後根似落未落地之時。兩手再從心口。前後着徐徐一氣。向左斜角伸去。伸至極處。兩肩亦同時往回縮勁（即是鬆開兩肩）兩股前節要有力。以上蹬頂伸縮。皆是用。

意。不要用拙力。先哲云。虛靈頂勁是也。又云。不丟不頂。引進落空。是打手用法之意。不在此例。右足與兩手伸時、亦同時向前跟步、足尖着地離前左足二三寸許、停住。左足與右足邁時亦漸漸滿足着地。兩手仍如同抱着圓球相似、兩眼隨着兩手。當中看去。

第三節　懶扎衣圖

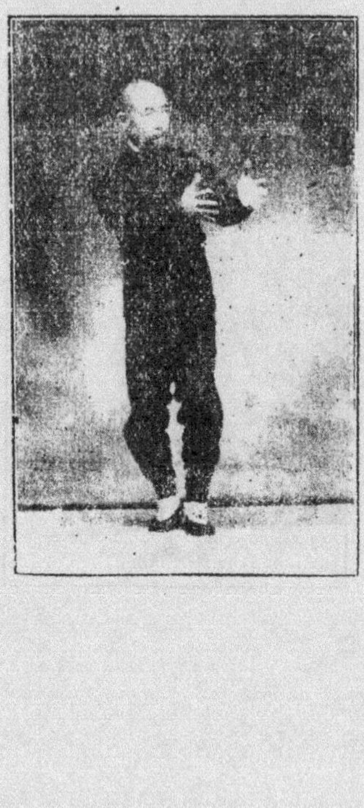

第四節　懶扎衣學圖解

外形式似停。而內中之氣不停。兩肩裏根。與兩腿裏根。即速均往回縮勁。腹內要圓滿虛空。神氣以意逆運至丹田。神氣收歛入骨是此意也再將兩手。一氣往右邊。如畫平弧線。右手畫至與右肩平直。左手心與右胳膊裏曲相齊。左足尖仰起。足後根着地。如羅絲軸之意。左足尖。與身手。同時向右邊旋轉。右足根。亦同時徐徐着地。兩眼望着右手看去。不可停住。

第四節 懶扎衣圖

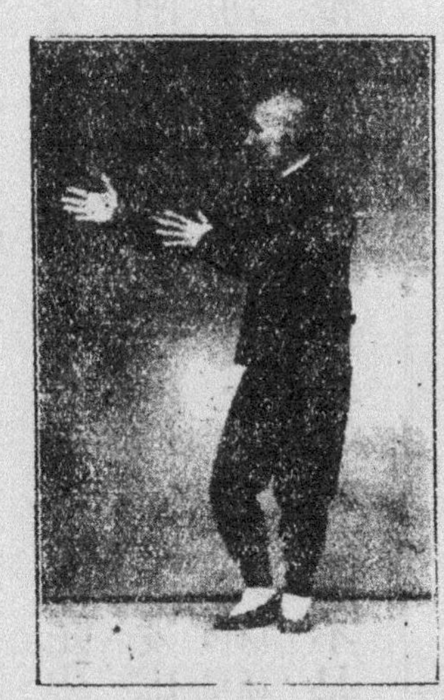

第五節　懶扎衣學圖解

再將右足往前邁去。足後根着地。隨即將兩手一氣着。與右足往前邁時。同時如轉一圓圈相似。轉至兩手心向外。左手心。離着右手裏腕二三寸許。兩手再一氣往前推去。兩胳膊略灣曲點。左足與兩手。向前推時。同時跟步足尖着地離右足二三寸許右足尖亦同時往下落地。兩足尖均對斜角。兩眼仍看前右手微停。腹內要虛空。即是靜。舌頂上腭。道上提。腰要塌勁。足蹬勁。頭頂勁。古八云。腹內鬆靜氣騰然尾閭正中神貫頂滿身輕利頂頭懸是此意也兩肩兩腿裏根縮勁。仍如前。亦皆是用意。不是用拙力。以後做此。自起點至五節。要一氣流行。不惟五節如此。由始至終。亦要周身節節貫串。勿令絲毫間斷。學者不可忽也。

第五節 懶扎衣圖

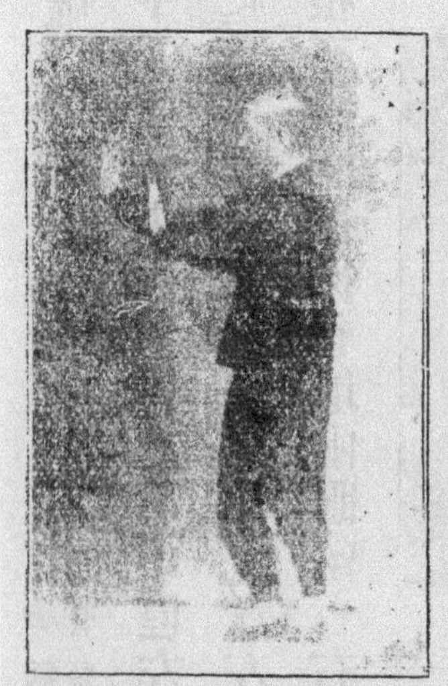

第四章　開手學圖解

即將兩手。如同抱着氣球。內中之氣。往外放大之意。兩手大指。離胸前一二寸許。平着往左右分開。開至兩手虎口與兩肩尖相對。兩手五指。具張開。微停。

第一節開手圖

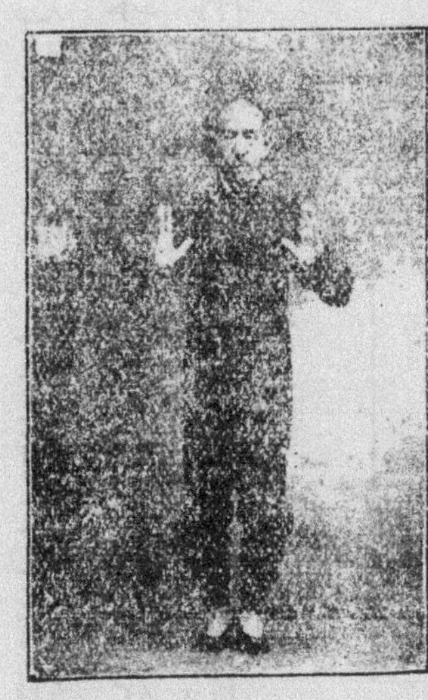

第五章　合手學圖解

即將右足尖仰起。足後根着地。亦如同羅絲軸旋轉之意。向着左邊扭轉。扭至足正直。身子扭轉要一氣。不可有忽起忽落間斷之形式。勁要和平。不可有努力乖戾氣象。再兩手與右足扭時。要同時。亦如同抱着氣球。往回縮小之意往一處合。合至两大手指相離寸許。兩手心空着。仍如同抱着圓球相似。兩腿要灣曲。右足着地。左足後根欠起。足尖着地。停住。兩眼看兩手當中。身體動作陰陽要得宜。手足扭轉開合要自然。周身不可有一毫勉強之力。

第一節合手圖

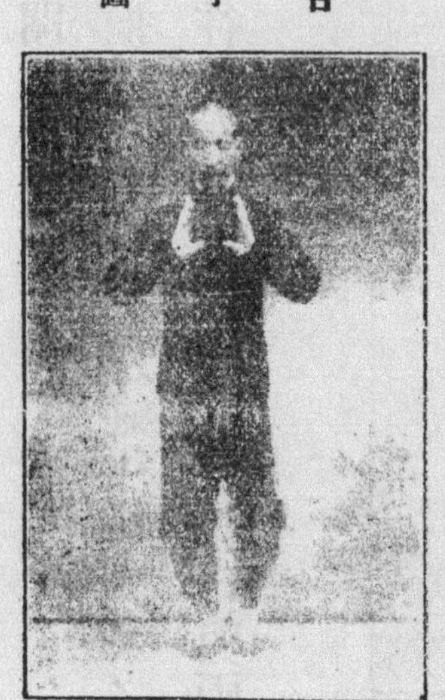

第六章　單鞭學圖解

先將兩手腕往外扭。再從心口橫平着。如搬長竿。往左右徐徐分開到極處。兩手心朝外。兩手掌直立。兩手指與眼相平。兩眼看右手食指稍。左足當兩手分開之時。亦同時往左邊邁去。斜橫着落地右足橫直着。左膝與左足指根成一垂線。兩腿彎曲要圓滿。不可有死灣子。身子仍要直。兩肩要鬆開。兩腿裏根亦要鬆開縮勁。兩肩兩腿裏根均鬆開。腹即能鬆開。腹鬆將氣即能收斂入骨。神舒體靜。腹內之氣。不可驟然往下壓力。要以意運氣。徐徐下注於

第一節　單鞭圖

丹田。道德經云。綿綿若存。亦是此意也。

第七章　提手上式圖解

先將全身重心。移在左腿上。腰塌住勁。隨後將左手。手心朝外。着如畫上弧線。畫至手背靠着頭天庭處。停住右手與左手同時。亦如畫下弧線。畫至大指根靠着丹田氣海處。（即小腹）停住右足根欠起。亦與兩手同時住。左腿處併兩腿似挨未挨。足尖落地。與左足尖相齊。兩足相離半寸許。兩腿灣曲似半月形。身子仍直着。穩住。兩肩兩腿。裏根與兩手並足動時。具要鬆開。腹亦鬆開。內中

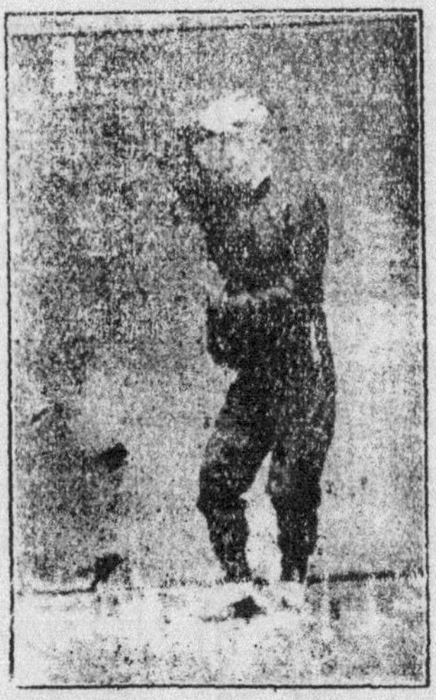

第一節
提手上式圖

之氣不可用壓力往下沉。要以神貫注。身子形此雖停。而意仍未停。再換式。總要一氣貫串。學者不可不知。

第八章　白鵝亮翅圖解

再將左手。從頭部往下落。落至心口下邊。肘靠着脇。大指根靠着腹停住。右手腕往外扭。扭至手心朝外。從小腹處與左手同時。自左手外邊往上起。起至頭部。手背靠着天庭處。右足與兩手同時。往前邁步。足後根着地。兩足之距離。在自己酌之。右足落地時。身子直着。不能移動重心。爲至善處。腰塌住勁。兩肩兩腿

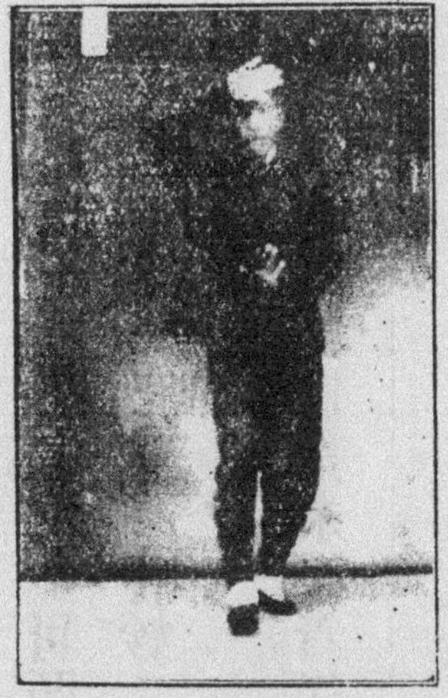

第一節　白鵝亮翅圖

裏根。皆用意往回縮勁。頭項不可顯項。亦不可顯縮。心中虛靜。空空洞洞。要無所朕兆不着意思。自然穩住。方爲神妙。

第二節　白鵝亮翅圖解

再將右手大指根。離着右邊臉面。似挨未挨着。從頭處往下落。落時肘要直着往下墜。左手從心口下邊。與右手往下落時。同時靠着身子微微往上起。起至心口。與右手相齊。

第二節　白鵝亮翅圖

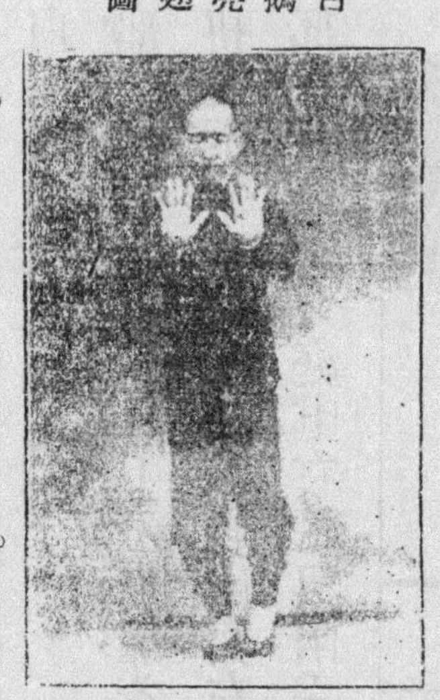

兩手大指。相離寸許。右足與兩手起落時。足尖徐徐着地。將重心移在右腿上。左足後根。與右足尖落地時。亦同時欠起。往前跟步。跟至右足指根後邊。仍足尖着地。腰塌住勁。兩手與身子一氣着徐徐往前推。推至兩胳膊。似曲非曲。似直非直。兩眼看兩手當中。停住。

第九章 開手學圖解

第一節 開手 見第四章開手學圖

第十章 合手學圖解

第一節 合手 見第五章合手學圖

第十一章　摟膝拗步學圖解

先將左手五指往右邊落。再從心口右邊。往下斜着摟一弧線。摟至左胯處。大二指撐開如半月形。大指離胯一二寸許。左足與左手摟時同時往左斜邊着邁去。足後根着地。右手與左手五指往右邊落時。手心仍朝裏着。與開手式相似。同時往右邊開去。開至大指與右肩相平。再即速將食指稍從右口角寸許。往邊左推去。推至胳膊似直非直。似曲非曲。食指稍與口相平。右足與右手同時往前邁步。邁至左足脛骨前落下。足尖着地。左足俟右足邁時。足尖徐徐點着地。兩手仍看前手食指稍。腹內俟左手摟時。即速鬆開。以上皆是用神氣貫注。不可用拙力。身子仍直着。重心移在左腿上。式微停。而內中之意。仍不斷。腹內鬆開時。如同手提紗燈。從頂直着往下按。按至形式圓滿。內裏虛空着圓滿喻周身無虧。虛空喻腹內鬆開之意。雖然譬喻。總在學者神而明之也。

第一節 左式 摟膝拗步圖

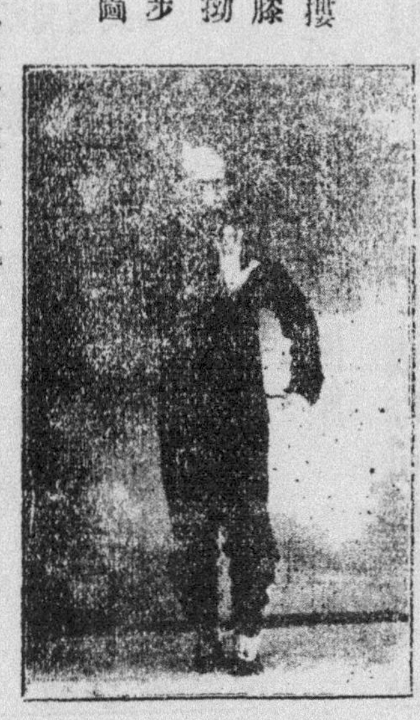

第十二章 手揮琵琶式

先將兩手五指具伸直。手虎口翻上齊。右足即速再往後撤步足尖着地。後撤步之遠近。不移動重心為至善處隨即將右手往回拉拉至心口前停住。左手與右手往回拉時。同時往前伸去至極處。左足亦同時往後撤。撤至右足前邊。足後根與右足相離半寸許。足尖着地。停住。右足後根。亦與左足往回撤。待足後根亦着地。惟是身子往回撤時。神氣穩住。不偏不倚。腹內鬆靜。周身輕靈。如同懸空之意。內外要一氣着往後撤。不可散亂。練者宜深思之。

第一節　左式

手揮琵琶式圖

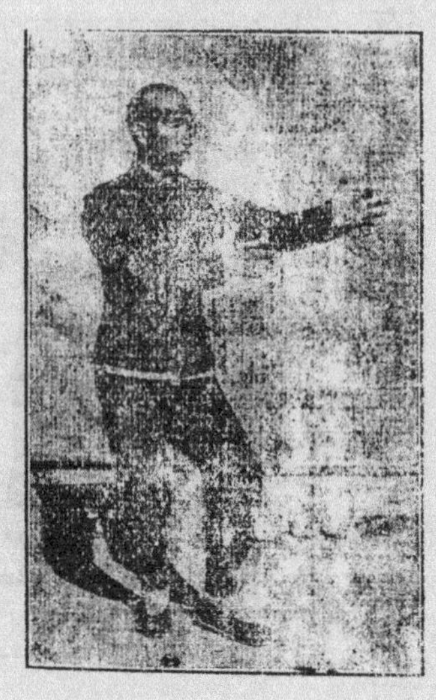

第十三章　進步攬攔捶學圖解

先將左手往左脇摟。左足與左手摟時。同時往前邁步。隨後右手往右脇摟。右足與右手亦同時往前邁步。式子不要停。再將左手往前出去。

又往下扣。如同扣人的手相似扣去。左足仍與左手扣時。同時往前邁步。右手攥上拳。從右脇與左手往下扣時。即速往左手腕上邊。直着打出去。拳與心口平。左手背朝上着。與右手往前出時。同時往心口裏來。左手裏腕靠着心口。右足與右手出去時。亦同時跟步。離左足後根一二寸許。停住。兩眼看右手食指中節。身體形式如圖是也。右拳往前打時。兩肩不可往下硬垂勁。兩肩兩胯裏根及腹內。仍是鬆開。精神貫注。

身式要中正。意氣要和平。而不可乖謬。

第一節

搬攔捶圖

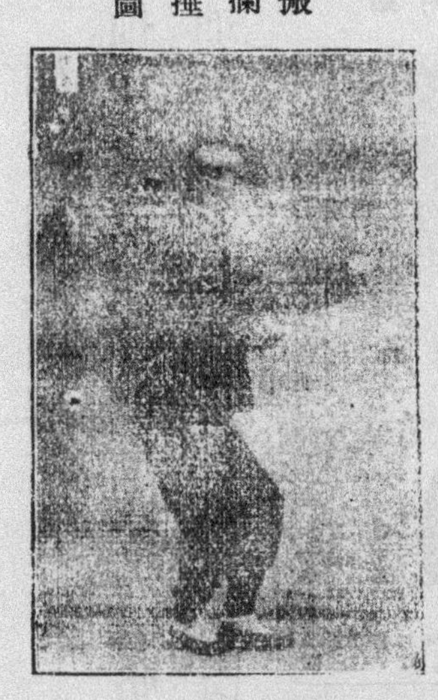

第十四章　如封似閉學圖解

先將右手往回抽。左手與右手往回抽時。從右胳膊下邊挨着同時往前伸去。兩手一抽一伸。兩手相齊爲止。兩手腕均向外扭勁。扭至兩手心朝外。右足與右手抽時。亦同時往後撤步。撤至兩足相離遠近。量自己身子高矮。足落地時。總不移動周身的中氣。爲至善處。隨後兩手與左足撤時同時往回抽。兩大指相離寸許。抽至心口輕輕靠住。左足撤回時足尖着地。足後根離右足寸許。兩腿裏曲要圓滿。似半月形。如圖是也。但是身子往回撤時。要一氣

第一節

如封似閉圖

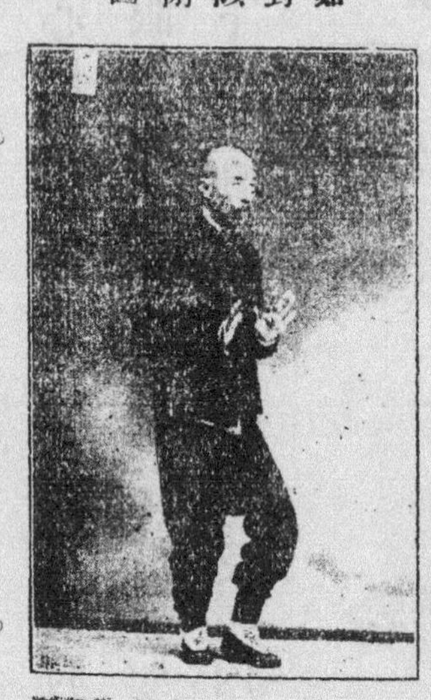

着。身子如同立在船上。面向西着。船往東行。要一氣撤回。身子要平穩。不可忽起忽落。高矮要一律。

第十五章　抱虎推山學圖解

再將兩手心朝外着。一齊往前推去與心口平。兩腰膊似曲非曲。似直非直。兩眼看兩手當中。停住。左足與兩手往前推時。同時極力往前邁步。右足亦隨後緊跟步。離左足一二寸許。身子高矮與前式仍是一律。勿散亂。腰要塌住勁。又要鬆開勁。

第一節

抱虎推山圖

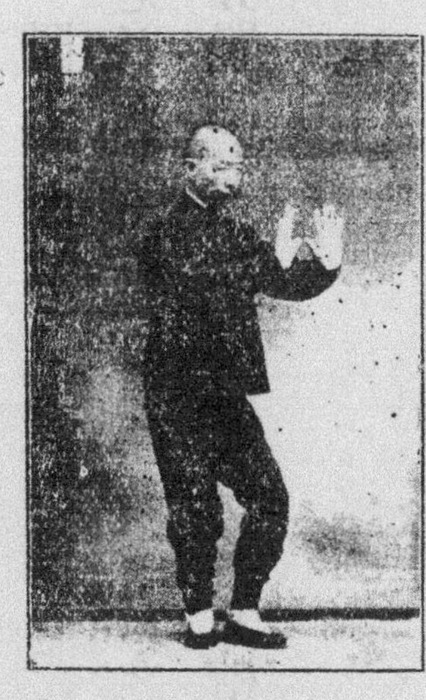

周身內外之氣與勁。仍如前鬆沉。兩手兩腿及身形式樣。如下圖外形

雖微停。而內中之意不可止。是在學者意會之。

第十六章 開手學圖解

即將兩手。如同抱着氣球。內中之氣。往外放大之意。兩手大指離胸前一二寸許。平着分開。開至兩手虎口。與兩肩尖相對。兩手五指具張開。微停。

第一節 右手轉圖

第十七章 合手學圖解

即將左足尖仰起。足後根着地。亦同螺絲軸旋轉之意。向着右邊扭轉。扭至左足正直。身子扭轉亦總要一氣。不可有忽起忽落間斷之形式。勁亦要和平。不可有努力乖戾之氣象。再兩手與左足扭時。要同時往一處縮窄。兩手相離。兩腿灣曲。兩眼看處。身體動作。均與第四第五開合形式相同。但彼式身子是向左轉。是右足轉。此式身子是向右轉。是左足轉。因身足略有分別。故又另作此二〇也。

第一節 右式 合手圖

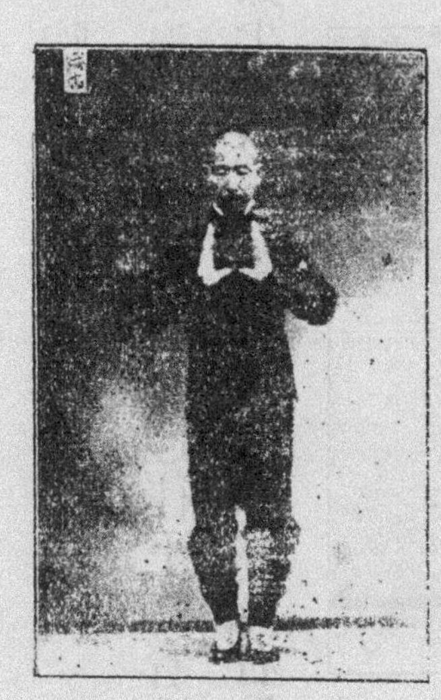

第十八章　摟膝拗步學圖解

先將右手五指往左邊落。再從心口左邊往下斜着摟一弧綫。摟至右胯處。大指撐開。如半月形。大指離胯一二寸許。右足與右手摟時同時往右邊斜着邁去。足後根着地。左手與右手五指往左邊落時。手心仍朝裏着與開手式相似。同時往左邊開去。開至大指與左肩相平。再即速將食指稍從口角寸許。往右邊推去。推至胳膊似直非直。似曲非曲。食指稍與口相平。左足與左手同時往前邁步。邁至右足脛骨前落下。足尖着地。兩眼仍

第一節　右式　摟膝拗步圖

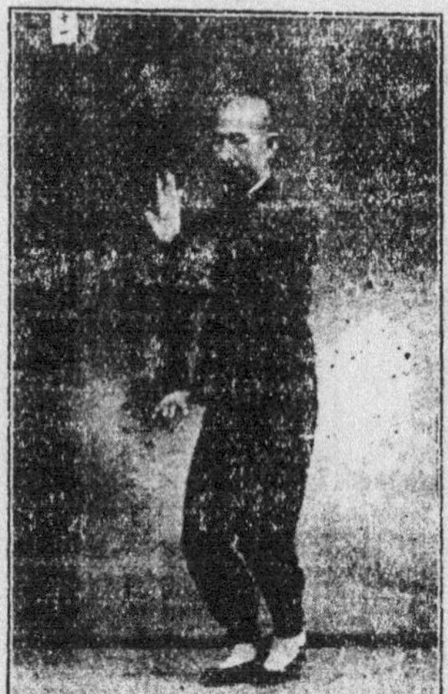

看前手食指稍。腹內之氣。塌腰鬆膽。一切神氣。均與第十一章相同。

第十九章　手揮琵琶式學圖解

先將兩手五指均伸直。手虎口朝上。着左足即速再往後撤步。足尖着地。隨即將左手往回拉。拉至心口前停住。右手與左手往回拉時同時往前伸去至極處。右足亦同時往後撤。撤至左足前邊。足後根與左足相離半寸許。足尖着地。停住。左足後根與右足往回撤時。足後根亦着地。但身子往回撤時。內外之神氣輕靈。一切皆與第十二章相同。

第一節　右式

手揮琵琶式圖

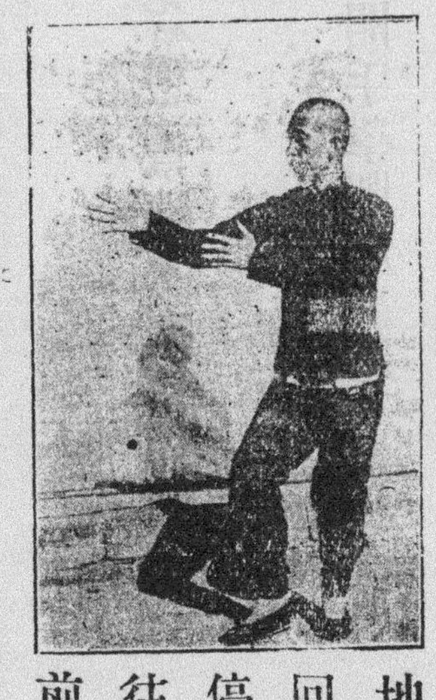

第二十章　懶扎衣學圖解

身體動作。兩手轉圈。兩足起落。腹內一切之勁性情意。皆兩第三章懶扎衣。第五節式相同。不再贅述。

第一節　懶扎衣圖　見第三章懶扎衣五節圖

第二十一章　開手學圖解

第一節　開手圖　見第四章開手圖

第二十二章　合手學圖解

第一節　合手圖　見第五章合手圖

第二十三章　單鞭學圖解

第一節　單鞭圖　見第六章單鞭圖

第二十四章　肘下看捶學圖解

將左手仍用掌。往前極力用意伸住。腹內亦用神氣貫注。身子不可有一毫俯仰之形。隨後將右手攥上拳。胳膊如同籐子棍曲回。靠着脇拳。從臍處往前左肘伸去。右足與右手伸時。同時前往邁步。至左足裏邊當中落下。足尖落地。兩足相離半寸許。兩手同時往前伸。往兩肩與兩胯裡根。亦用意往回縮。往伸縮。總要一氣。似停而未停之時。即將右足往回撤。足尖着地。左足隨後亦往回撤。撤至右足前邊落下。兩手仍伸住不可移動。兩足往後撤時。身子之形式各處之勁。虛靈之情。兩足相離之遠近均與第十二章。手揮琵琶式相同。

第一節

肘下看捶圖

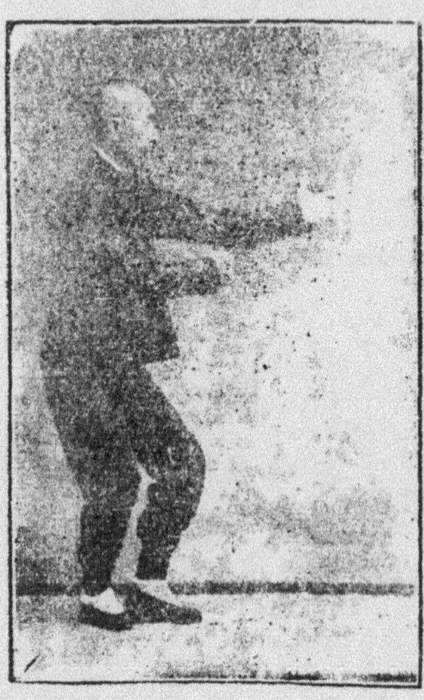

第二十五章　倒輦猴左式學圖解

先將左手往胸前處來。大指至胸前二三寸許。將手心往下扣。右手與左手往胸前來時。手心朝上着。同時往右邊斜着往下落。右足亦與兩手扣落時。同時將足尖欠起。足後根着地。如螺絲之意往裏扭轉。扭至足尖或正直。或微往裏扣着點。足尖落地。再左手從心口斜着往左邊摟一弧線。大二指撐開。如半月形。摟至大指離左胯一二寸許。左足與左手摟時。同時亦斜着往左邊邁步。足後根落地。再右手手心向上着。往上擡起。起至與右肩相平。手心再向裏着。五指具張開。食指稍從右口角往前推去。兩手之曲直。皆與摟手拗步相同。右足亦與右手往前推時。同時往前跟步。跟至左足中間相離四五寸許。落下。足尖着地。兩足之形式。如圖是也。此式自兩手兩足動作始末。要一氣串成。內中並無間斷。如同圓球滾一周圈。無有停滯之意。內中之氣。自胸至丹田。與坐功坐至靜極時。腹內如空洞相似。周身之神氣。全注於丹田沉住。故內家拳與丹學實相表裏。內中之氣。誠有確據。並非空談。實地練習功久自知。

第一節　左式　倒輦猴圖

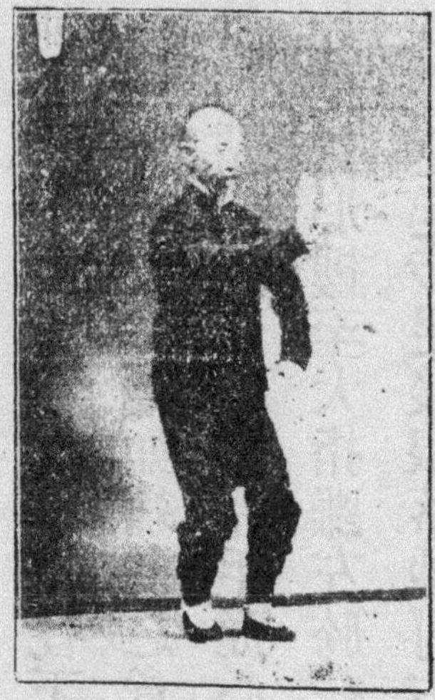

第二十六章　倒輦猴右式學圖解

先將左足尖欠起。足後根亦如螺絲之意。往裏扭轉。足之形式與左式

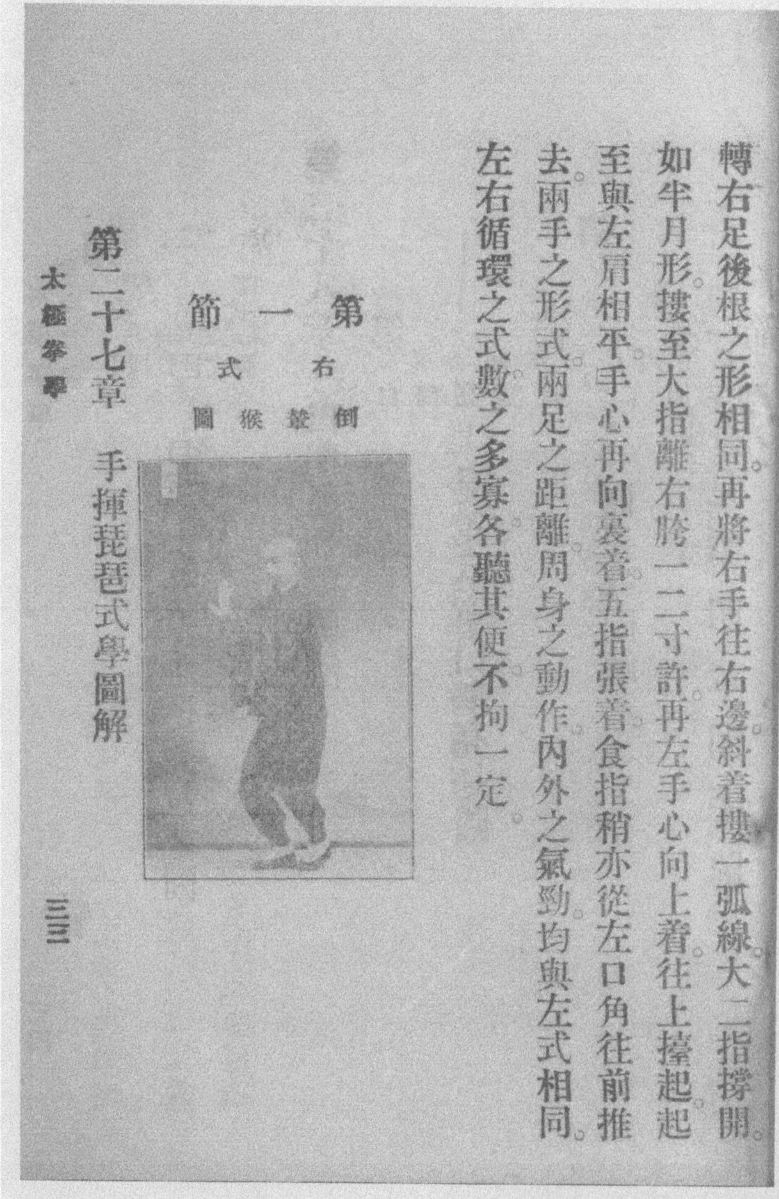

轉右足後根之形相同。再將右手往右邊斜着摟。一弧線。大二指撐開。如半月形。摟至大指離右胯一二寸許。再左手心向上着往上擡起。起至與左肩相平。手心再向裏着。五指張着。食指稍亦從左口角往前推去。兩手之形式。兩足之距離。周身之動作。內外之氣勁。均與左式相同。左右循環之式數之多寡。各聽其便。不拘一定。

第一節 右式 倒輦猴圖

第二十七章 手揮琵琶式學圖解

第一節 右手揮琵琶式 式圖 見第十九章手揮琵琶式圖

第二十八章 白鵝亮翅學圖解

第一節 白鵝亮翅圖 見第八章白鵝亮翅圖

第二十九章 開手學圖解

第一節 開手圖 見第四章開手圖

第三十章　合手學圖解

第一節　合手圖　見第五章合手圖

第三十一章　摟膝拗步學圖解

第一節　左式摟膝拗步圖　見第十一章摟膝拗步圖

第三十二章　手揮琵琶式學圖解

第一節　左式手揮琵琶式圖　見第十二章手揮琵琶式圖

第三十三章　三通背學圖解

先將右手往後畫一弧線。至頭頂不可停住。再從頭頂與前要一氣着。往下按。按至兩腿當中七寸上下停住。左手與右手往後畫時。同時往。回抽。在右胯上左脇下邊。手心朝裏靠住。再將左足與右手往下按時。同時往後撤。撤至足後根與右足後根。似挨未挨之意。足後根欠起。足尖着地。兩腿微微灣曲着。兩胯裏根用意縮住勁。腰亦仍用意塌住。兩眼看右手食指根節。腹內亦仍收斂神氣於骨髓。身子雖曲折之形式。而腹內總要含有虛空鬆開之意。無相挨之情形。

第一節　三通背圖

三通背二節式圖解

再將右胳膊往上擡起起至手背靠着頭正額處身子亦同時直竪起又將左手虎口朝上着同時與脇下往前伸直手虎口仍朝上着與心口相平左足與兩手同時極力往前邁去兩足相離之遠近隨人之高矮總要兩腿灣曲着不移動前着之重心爲至善處兩眼順着左手食指稍看去將神氣沉住且將內外開合須要分明虛實動靜務要清楚不可有一毫之混淆使內中之神氣散亂不整耳

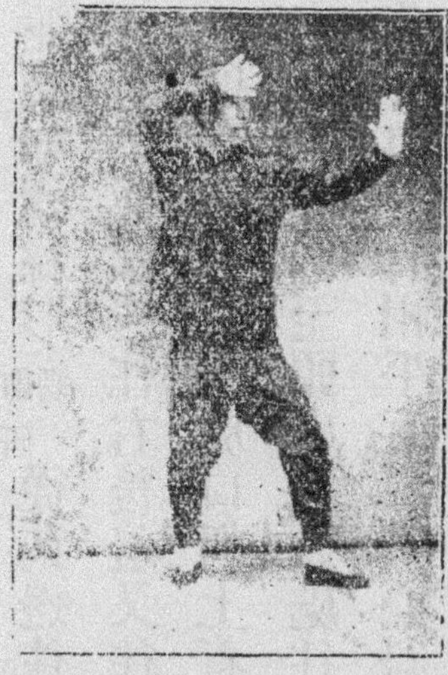

第二節 三通背圖

三通背三節一式圖解

先將兩足與身子並腰如螺絲形（即研勁）從前邊往右轉扭轉至後邊兩手亦與身轉時同時右手從頭處往右後邊又往前往下斜着落去如畫弧線畫至極處手與肩相平直手虎口朝上着左手又左手心朝裏着亦同時從左邊亦如畫弧線至頭處從頭處往前往下落去畫至極處手虎口亦朝上着亦與左肩相平直兩手心斜對着兩眼看兩手當中兩足仍未離地基兩足之形式與本章二節圖左作右右作左兩相互換之式兩手之勁同時往前伸

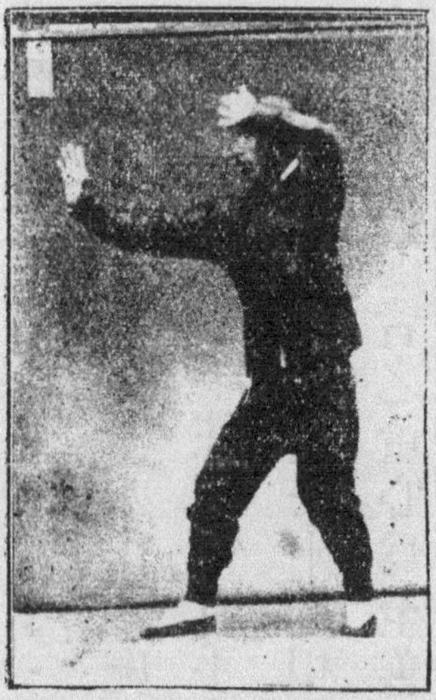

第三節 三通背一式圖

兩肩亦虛空着往回縮。腰中之勁。微有往下塌之意。是取虛空之意也。
周身內外之勁。神氣收斂。氣往下沉。仍如前。周身之形式。如圖是也。

三通背三節二式圖解

再將左足。先往後微墊步。兩胯裏根並兩肩。極力往回縮根。再將右足。極力往後撤。撤至左足後邊。斜着落下。如半八字形式。兩足之遠近。仍隨人之高矮勿拘、兩手再從前邊。如揪虎尾之意。徐徐落在兩胯裏根。左足與兩手往回揪落時。同時亦往回撤。撤至足後根。在右足當中二三寸落下。足尖着地。身子與兩手往回揪時、亦徐徐往上起。頭要往上頂。身子雖然起直。兩腿總要有點灣曲之形。腹內之氣。仍要縮回丹田。腰仍要往下塌住勁。一切之伸縮。頂塌揪、等等之勁。亦皆是用意。不要用濁力。

第三節　二式　三通背圖

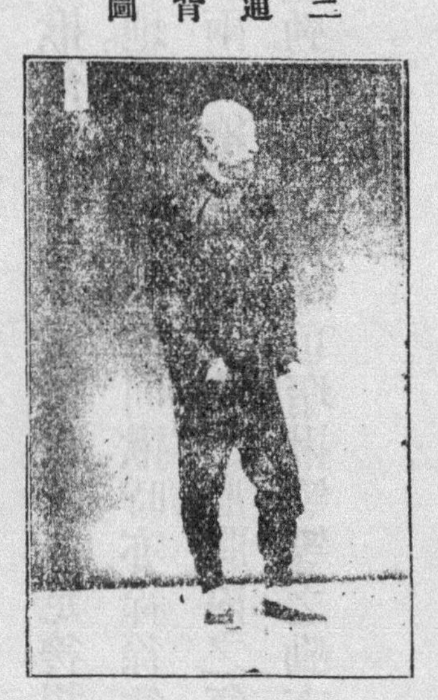

三通背三節三式圖解

再將兩手同時靠着身子往上起。至心口上邊。再往上又往前伸去。到極處勿停。左足亦與兩手伸時同時往前邁步。足尖往外斜着落下。亦如半八字形。兩足相離之遠近。身子仍不動。極力往前邁步。不能移動重心爲妙。再將兩手又往下落。仍到兩胯裡根處。右足與兩手往下落時。同時往前邁去。至左足前邊。足直着落下。足尖着地。兩足距離之遠近。仍身子不起不落。不俯不仰。不能移動重心之情形。再將兩手仍靠着身子往上起。至心口上邊往前推去兩手推法。與第三章懶扎衣五節式相同。右足與兩手推時。同時往前邁去落地。左足之跟步。兩手之推法。兩足之距離。亦同懶扎衣五節式相同。一二三節之式。練時不可有凹突處。不可有續斷處。總要節節相貫。一氣串成。最爲要着。

第三節

三式 三通背圖

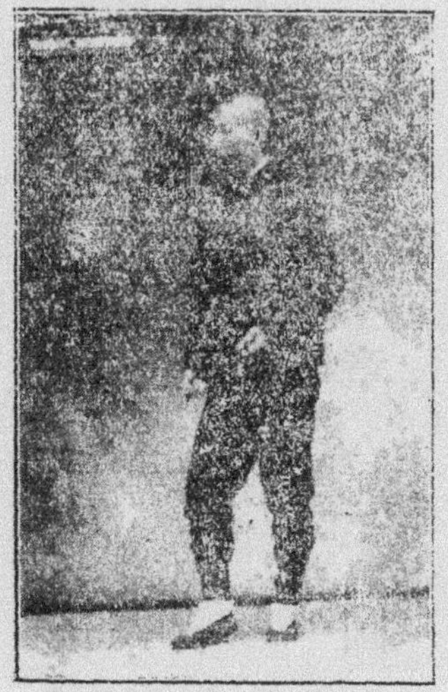

第三十四章 開手學圖解

第一節　開手圖　見第四章開手圖

第三十五章　合手學圖解

第一節　合手圖　見第五章合手圖

第三十六章　單鞭學圖解

第一節　單鞭圖　見第六章單鞭圖

第三十七章　雲手學圖解

先將左手。從左邊。胳膊靠着身子。往右邊畫一下孤線。至右胳膊裏根處。似停而未停左足與左手畫孤線時。同時微往左邊邁去落地足尖仍往左邊斜着點。

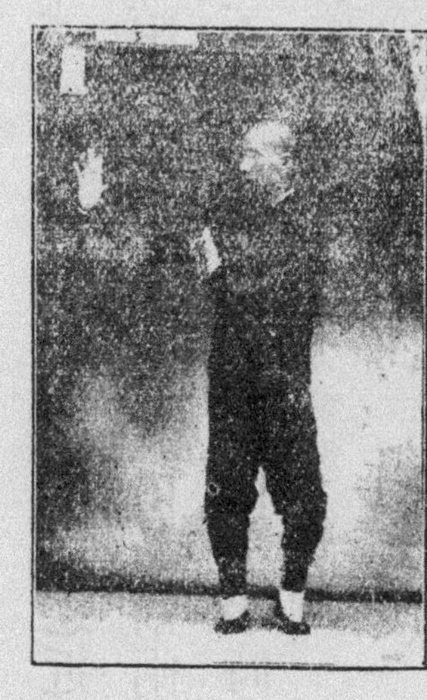

第一節雲手圖

雲手學二節圖解

再將右手從右邊胳膊靠着身子。往左邊畫一下孤線。至左胳膊裏根處。似停而未停。左手再從右胳膊裏根處。與右手往下落時。同時往左邊。畫一上弧線。從眼前邊。畫至左手原起處。似停而未停。右足與右手。畫時。同時足尖仍往左邊微斜着點。邁去。兩足相離二三寸許。落下兩足之形式。足尖仍向左邊斜着點。再右手往右邊畫時。仍如前左足再往左邊邁去之形式。亦如前。惟左足落地之遠近。隨人之高矮。仍不能移動。中氣爲至善。兩手兩足循環之式。仍如前。兩手之形式。如同兩個套環圈相似。循環不已。數之多寡自便。但雲手時。腰極力塌住勁。身子微有往下坐之形式。左手往右。隨着往右。右手往左。隨着往左。要與兩胳膊一氣。隨着搖動。外形雖然搖

第二節　雲手圖

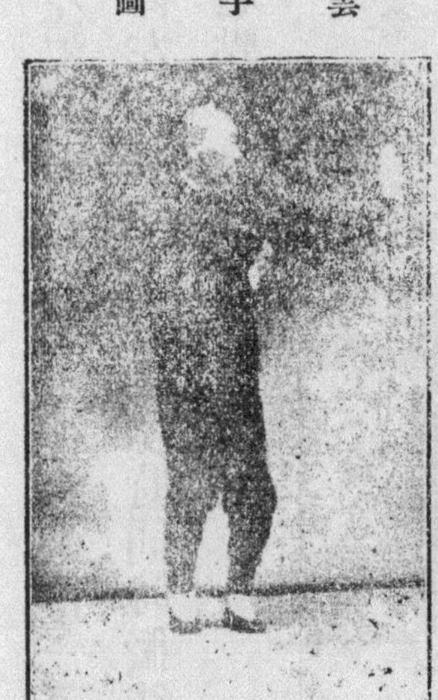

動。而腹內之鬆空。及神氣注於丹田。與動作虛靈。並各處之勁。亦仍然如前。

第三十八章　高探馬學圖解

仍再接雲手式。兩手從左邊往右邊雲時。左手到心口處。胳膊靠着身。子。右手亦仍到原起處。左足隨着兩手往右邊雲時。同時往回來。落地離右足一二寸許。與右足成一丁字形式。右手再從上邊往下落。仍如畫下弧線。到右胯處。不停即速往上台起。手與心口相平直。胳膊似曲非曲。似直非直。左手仍在心口前邊。兩手心具朝裏着。右足與右手往上抬時。同時斜着往前邊邁去。落下足尖着地。足後根離左足一二寸許。兩足仍成為丁字形式。身子高矮。與前仍一律。着兩腿亦仍微曲着點。身式似停而未停。

高探馬學二節圖解

第一節

高探馬圖

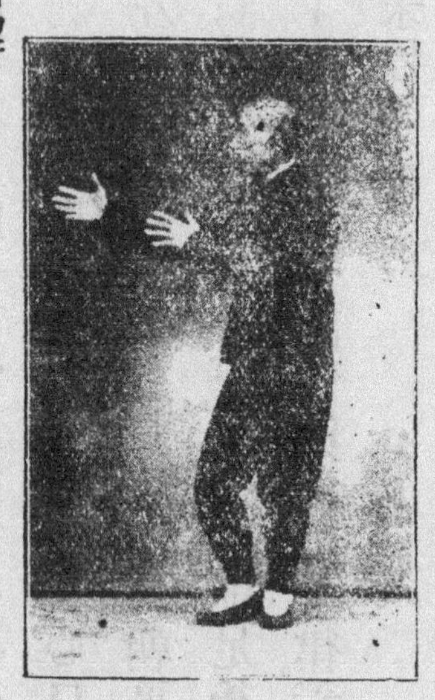

第二節

高探馬圖

即速將左手往裏扭。扭至手心朝上。右手與左手同時。亦往外扭。扭至手心朝下。兩手如同抱着一大圓球相似。兩手心上下相離三四寸許。兩手離心口一二寸許。兩足尖與兩手扭時。亦均向左邊扭扭至兩足正直。或足尖微向左邊斜着點亦可。不必拘泥。右足尖仍着地。

高探馬第三節圖解

第三節

高探馬圖

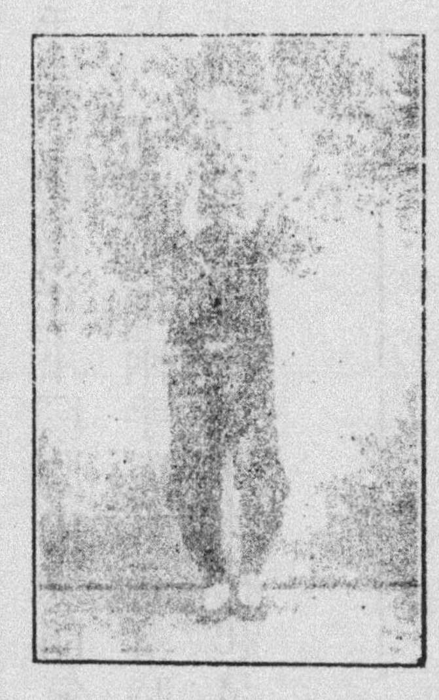

再即速將兩手腕往外擰擰至兩手。之形式。如第五章合手式相同惟身體之形式如前。一切之神氣與勁。亦仍如前式微停。而意仍未停。凡各式。外面雖有停之形式。而內中之意。仍未停。以後均倣此。

第三十九章　右起脚學圖解

再將兩手如單鞭式分開。右足與兩手分開時。同時踢起。起至與右手相交。兩眼望着右手看去。腰微往下塌。腹內鬆開。氣亦要往下沉。式不停。即速將足落回原處。滿足着地。兩手與右足落時。同時往一處合。形式與第五章合手式相同。左足後根。亦即速抬起。足尖着地。眼亦扭向左邊看。式微停。

第一節　右起脚圖

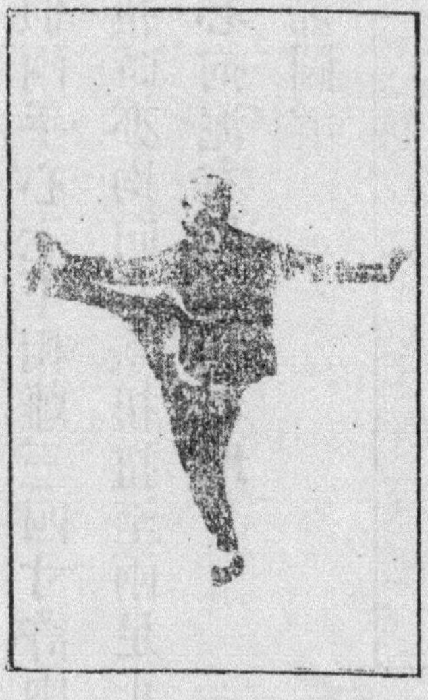

第四十章　左起脚學圖解

即速將兩手如右式分開。左足踢起。亦與右足踢起相同。手足相交亦根同。又即速將左足落回原處。足尖仍着地兩手亦往一處合。形式如右式。又即將右足並身子。微向左轉兩眼往左邊正面看去。式微停。

第一節　左起脚圖

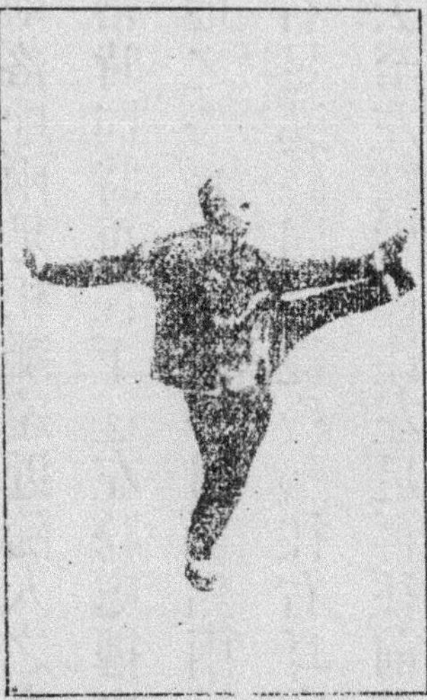

第四十一章　扭身踢脚學圖解

再將左足踢起。兩手分開。手足相交兩眼看處腹內之神氣。皆與四十章式相同。

第四十二章　踐步打捶學圖解

即將左足極力往前落地兩足相離遠近。隨人之高矮。落地足尖往外斜着。左手與左足落時。同時再往下邊左胯處摟去停住。再將右足往左足前邊邁去。落地之時足尖亦往外斜着點。兩足之距離。亦隨人之高矮勿拘。右手與右足邁時同時從後邊往右耳處。不停再從右臉前邊一氣着。往下摟去至左胯處停住左足再往前邁去落地足尖直着。兩足之距離仍隨人之高矮左手與左足邁時同時從左胯處往上起。起至臉前。再往下摟至左胯處。如前停住再右手攥上拳。與左手摟時。同時從右胯處往後邊如畫圓弧線。從耳傍再往前。往下從兩腿之中間。打下去。至左膝下邊停住兩眼看右手。右手往下打時。身子隨着往

下彎曲。腰總要極力塌住。腹內亦極力鬆開。身體之形式。如圖是也。以上摟手。落足。邁足。均要一氣着。學者宜細悟之

第一節

踐步打捶圖

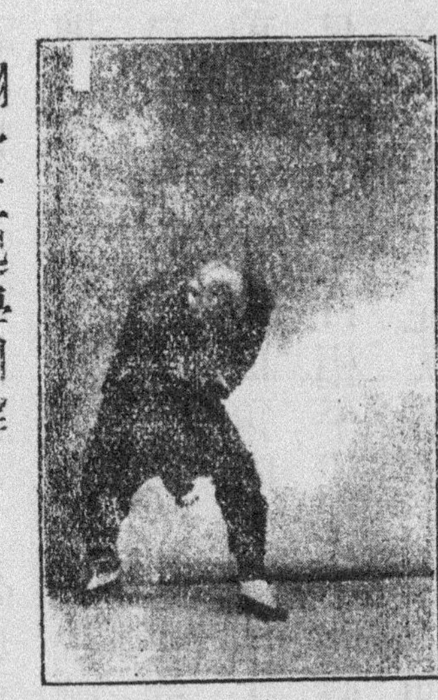

第四十三章　翻身二起學圖解

先將左足往裏扭扭成半八字形。即速將右手與左足往裏扭時。同時從前邊往後邊。如畫下弧線。從頭頂前邊過去。身子亦一氣隨着往右邊扭轉。再右手從頭頂前邊往下落時。右足同時微往前邁步落地足

尖朝外斜着。亦如半八字形。左手與右手往下落時。亦同時從左胯處。往上起。再從左臉處往心口前邊摟下去。仍摟至左胯處停住。左足與左手往上起時。同時極力往前邁步邁至右足前邊落下。足尖朝外斜着。仍如半八字形式。兩足之距離。亦隨人之高矮。再右手落到右胯處。不停。與左手往下摟時。同時自右胯處往上來手腕往外扭着。如畫一小圓圈之意。至右口角處手心朝外。不停右足再從後邊提起。往前踢去。右手與右足往前踢時。同時從口角處。往前出去望着右脚面拍去。手足相交之式。手足高矮與心口相平。式不停。即將右足撤回。撤至左足後邊來。足尖對着左足後根。足尖着地。右手不回來。仍直伸着。再左手與右足往後撤時。同時往前邊出去。伸直。右手仍在前。左手仍在後。兩手心具朝裏斜對着。腰微往下塌勁微停。身之形式。如圖是也。自扭足。翻身。摟手。踢足。至塌腰。是一氣呵成不可間斷。

第一節

翻身二起圖

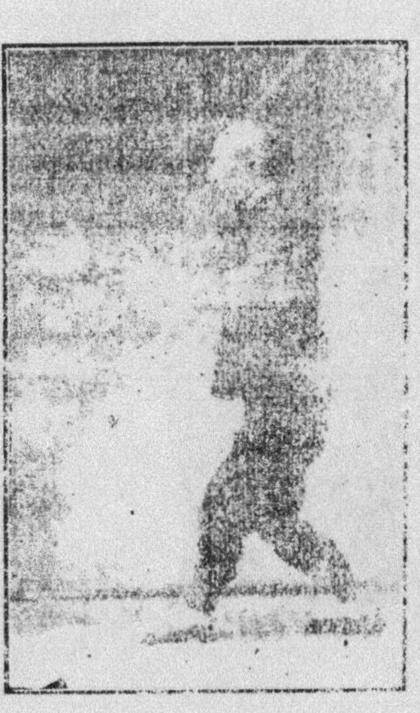

第四十四章　披身伏虎學圖解

先將左足極力撤回。至右足後邊落地仍是半八字形式。再隨即將兩手同時一氣着。往下往回拉拉時之情形兩手如同拉一有輪之重物。拉着非易。亦非難之神氣。身子又徐徐往上起。頭亦有往上頂之形式。身子雖然往上起。而內中之氣仍然往下沉注於丹田。所以拳中順中有逆。逆中有順也。身子往上起為順。氣往下沉則為逆矣。再右足與兩手往回拉時。同時往回撤。撤至左足處一二寸許落下。足後根對着左足當中。兩手拉回時不停。再一氣着從左胯處。往後邊輪一圓圈至前邊。落在小腹處。亦不停。即將兩手腕往外撐。又往下塌兩手稍往上仰起。兩手之形式。如第五章合手圖式。左足與兩手往下輪落時。同時將

第一節

披身伏虎圖

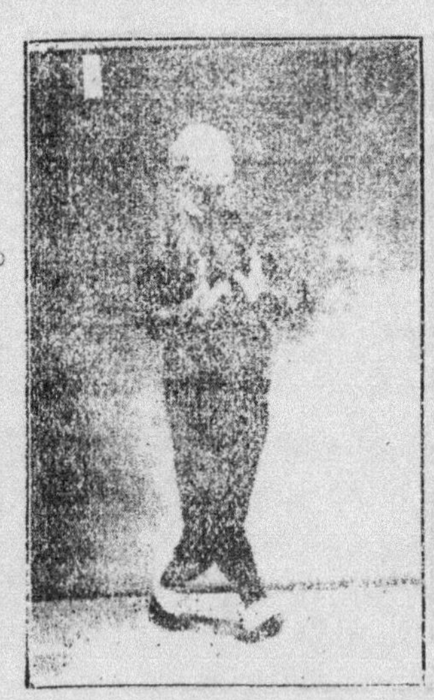

足往裏扭。足尖着地。右足與兩手往下塌時。同時略抬起。足尖朝外斜着落下。仍如半八字形式。兩腿彎曲如翦子股形式。左膝微靠着右腿裏曲。身子與兩手腕

往下塌時。腰亦同時往下塌。身子仍直着式。微停。兩眼往前看去。周身內外之神氣如前。身體之形式。如圖是也。

第四十五章　左踢脚學圖解

先將兩手如單鞭式分開左足與兩手分時。同時往正面踢去。手足相交之形式。並神氣。與第四十一章轉身踢脚之形式相同。

第一節　見四十章左起脚圖

左踢脚圖

第四十六章　右蹬脚學圖解

左足不落地。即速將腿曲回。身子向右轉。左足落在右足後邊。落地足橫着。或往裏扣着點。不拘。兩手與身子向後轉時。同時往一處合。形式亦與合手式相同。右足亦與身子向後轉時。同時足後根欠起。足尖着地。身子轉過來再蹬脚。

第一節　右蹬脚圖　見三十九章右起脚圖

第四十七章　上步搬攔捶學圖解

即將右足落在前邊。足尖向外斜着。如半八字形落下。兩足之遠近。仍隨人之高矮。惟是神氣身形。不可過。亦不可不及。再往前上左步。後右足緊跟步。左手往下摟。右手挽回右脇。再往前打去。此式與第十三章。進步搬攔捶。上下內外均皆相同。但前章之進步搬攔捶。係進三步。此是上左一步。故有進上搬攔捶之分別耳。

第一節 上步搬攔捶圖 見十三章搬攔捶圖

第四十八章 如封似閉學圖解

第一節　如封似閉圖　見第十四章如封似閉圖

第四十九章　抱虎推山學圖解

第一節　抱虎推山圖　見第十五章抱虎推山圖

第五十章　右轉開手學圖解

第一節　右轉開手圖　見第十六章開手圖

第五十一章　右轉合手學圖解

第一節　右轉合手捶圖　見第十七章合手圖

第五十二章　摟膝拗步學圖解

第一節　摟膝拗步圖　見第十八章摟膝拗步圖

第五十三章　手揮琵琶式學圖解

第一節　手揮琵琶式圖　見十九章手揮琵琶式圖

第五十四章　懶扎衣學解圖

第一節　懶扎衣圖　見第三章五節懶扎衣圖

第五十五章　開手學圖解

第一節　開手圖　見第四章開手圖

第五十六章　合手學圖解

第一節　合手圖　見第五章合手圖

第五十七章　斜單鞭學圖解

即將左足往斜角邁去。兩手分開。及身之形式。仍與第六章。單鞭式相同。

第五十八章　野馬分鬃學圖解

先將左足極力往後邊撤。落地足尖往外斜着。左手與左足往後撤時。同時往下落。至小腹處。從小腹處再往上起。至心口右邊。從心口右邊。再往上起。至眼前頭。再從眼前頭。仍往左邊落下去。如畫一圓圈形式右手俟左手畫到心口右邊時。亦往下落。至小腹處。如小腹至心口左邊。從心口左邊。再往上起。至眼前邊。從眼前邊。仍往右邊落下去。亦如畫一圓圈形式。再右足亦與右手從小腹處往上畫時。同時往左足處來。足尖往裏合着點。落下足尖着地。兩足之距離四五寸許。如圖是也。式不停。即速再從左足處與右手往下落時。同時斜着往右邊邁去落地。足尖往外斜着。又兩手在前邊。手心朝外着。如同兩個圓圈相套之形式。如是也。再將左足往前極力斜着。如返弧線形式邁去。如是也。落地足尖仍往外斜着。左手仍與左足同時。如前畫一圓圈。右足俟左足方落地時。亦往前直着極力邁去。落地足尖往裏扣着點。右手與右足邁時。亦如前畫一圓圈形式。兩手仍如前兩圈相套之形式。但畫第二個套圈時。右手畫到心口右前邊。在前左手畫到心口左後邊。即速往右手腕去。兩手與右足往前邁時。同時往前如第三章。五節懶扎衣式推去相同。左足亦與兩手推時。同時亦往前跟步。落地兩足相離之遠近。及一切之勁。仍與第三章。五節懶扎衣式相同。微停。

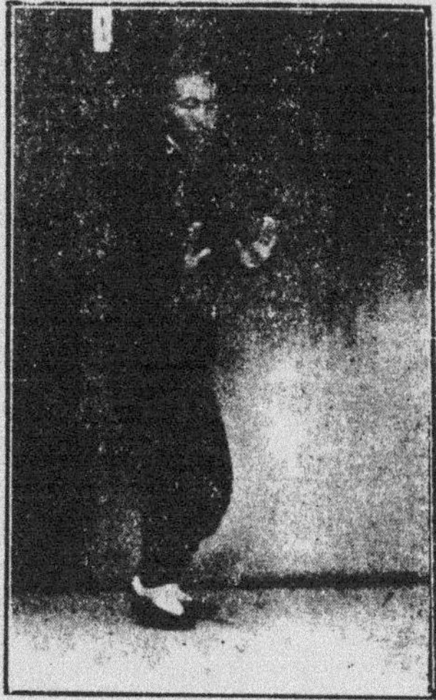

第一節 野馬分鬃圖

第五十九章 開手學圖解

第一節 開手圖

見第四章開手圖

第六十章　合手學圖解

第一節　合手圖　見五章合手圖

第六十一章　單鞭學圖解

第一節　單鞭圖　見第六章單鞭式圖

第六十二章　右通背掌學圖解

卽將左手從左邊。往上如畫一上弧線畫至頭處。手背緊靠正額處。身子往右轉。左足與左手往上畫時。同時如螺絲形往裏扣。如半八字形式。右足亦同時。如螺絲形往外扭。足尖往裏扣着點。兩足仍不離原地。

右手與左手往上畫時。極力虛空着往前伸勁。兩眼順着前右手食指看去。兩肩裏根。並兩胯裏根。亦同時極力虛空着往裏收縮。收縮之理。喻地之四圍。皆高當中有一無底深穴。四面之水。皆收縮於穴中之意。是在學者體察之。

第一節

右通背掌圖

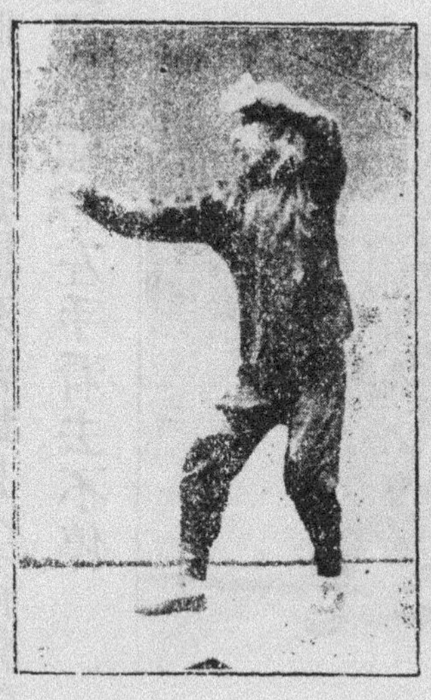

第六十三章　玉女穿梭學圖解

將右手往回抽。抽至裏手腕到心口處。左手與右手往回抽時。同時手腕往裏擰着往下落。落至右手稍上邊。手心朝裏着。兩肘靠着脇。右足與兩手抽落時。同時亦略往回來落地。足尖往外斜着。如半八字形式。兩腿要略灣曲點。兩眼順着左手看去。不停。

第一節

玉女穿梭圖

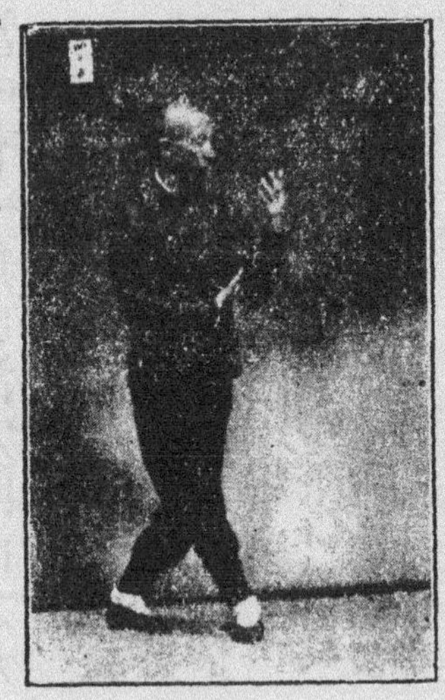

第二節　玉女穿梭學圖解

再將左手腕。往外擰着往上翻起。手背靠着正額處。左足與左手往上翻時。同時再往斜角極力邁去。右足與左足邁時。隨後緊跟步落地。兩足相離二三寸許。右手在心口處。與左手翻時。並左足邁時。要與身子一氣。有往前推去之意。胳膊靠着身子。手略往前推出去。不必太遠。

第二節 玉女穿梭圖

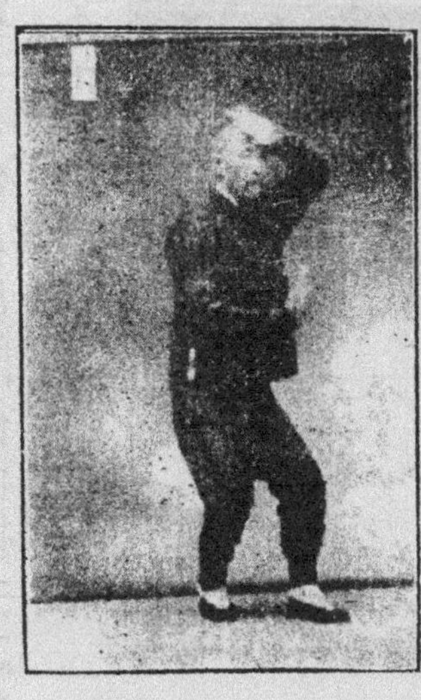

第三節 玉女穿梭學圖解

即速將左足極力往裏扭扣。再將左手。與左足往裏扣時。同時往下落。落至裏手腕到心口處。再右手與左手往下落時。同時手腕往裏擰。又往上起。起至左手稍上邊。手心朝裏。兩肘仍靠着身子。與左足扣時。一氣着往右轉。再將右手腕。往外擰着往上翻起。手背亦靠着頭正額處。右足與右手往上翻時。同時往斜角極力邁去。左足與右足邁時。隨後亦緊跟步。落地兩足相離二三寸許。左手在心口處與右手翻時。並右足邁時。同時亦與身子一氣着。如同往前推去之意。胳膊仍靠着身子。手略往前推出去。不可太遠。

第三節　玉女穿梭圖

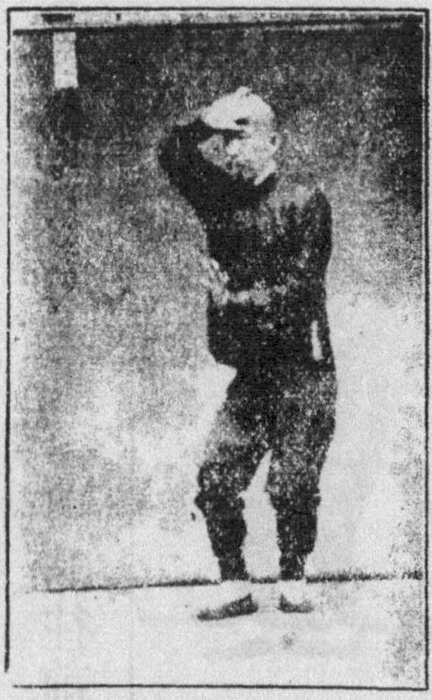

第四節　玉女穿梭學圖解

再將右足略往前邁去。即將右手。與右足邁時。同時往下落至心口處。左手與右手往下落時。同時往裏擰又往上起。起至右手稍上邊。手心朝裏。兩肘亦緊靠着脇形式與本章第一節相同。再左足斜着往左邊。邁去。左手腕往外擰着往上翻起右足跟步兩足相離遠近。及一切之形式。並神氣意。亦皆與本章第二節相同。

第四節　見本章第二節圖

玉女穿梭圖

第五節　玉女穿梭學圖解

再將身子向右轉。形式兩足兩手動作。並一切之勁。亦皆與本章第三節式相同。但前三節。右足是往斜角邁去。此式右足是往正面邁去。以上練法雖分五節。其理前後。亦皆是一氣串成。

第五節　玉女穿梭圖　見本章第三節圖

第六十四章　手揮琵琶式學圖解

先將左足極力往後撤。兩足落地之遠近。隨乎人之高矮不拘。再將右手從頭處。與左足撤時。同時斜着往前往下落去。胳膊伸直。與心口平。左手與右手同時。亦往前伸。左足往後撤時。右足隨着亦往後撤。兩手並兩足落地遠近。及身法。均與第十九章。手揮琵琶式相同。

第一節 手揮琵琶式圖　見第十九章手揮琵琶式圖

第六十五章　懶扎衣學圖解

第一節 懶扎衣圖　見第三章懶扎衣五節圖

第六十六章　開手學圖解

第一節 開手圖　見第四章開手圖

第六十七章　合手學圖解

第一節 合手圖 見第五章合手圖

第六十八章 單鞭學圖解

第一節 單鞭圖 見第六章單鞭圖

第六十九章 雲手學圖解

第一節 雲手圖 見第三十七章雲手圖

第七十章 雲手下勢學圖解

雲手不停式將右手雲到心口左邊時身子往左轉正左手與身子轉時。同時往下落。如畫孤線到小腹處。不停。大指根靠着身子往上起。再右手與左手往上起時。同時略往前伸去點。左手再從右手上邊將左手中指蓋於右手食指上。再兩手前後分開。左手往前推去。伸直與心口平。右手往後拉。至左胯處。大指靠住。兩手前後分時。身子直着。同時徐徐往下矮去。腰要塌住勁。左足亦與兩手分時。同時往前邁步。足後根着地。兩足相離遠。近亦隨乎人之高矮。兩腿均要灣曲。右腿作爲全體之重心。兩眼望着左手看去。腹

第一節

雲手下式圖

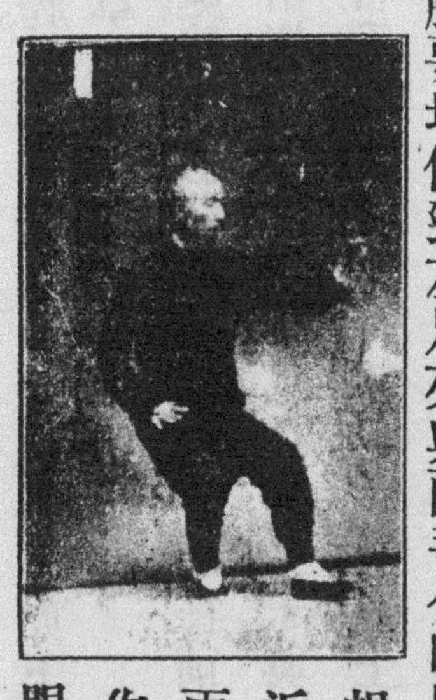

內鬆開。手足肩胯。亦不要着力。此式之形式。如下圖。

第七十一章　更鷄獨立學圖解

將右手從右胯處。胳膊似曲非曲似直非直。往前往上畫一弧線。畫至手稍與頭齊。手稍朝上。大指離臉二寸許。身子與右手畫時。同時往上起。右腿極力與右手同時往上台起。足尖要往上仰着。足後根往下蹬着。腰亦往下塌勁。頭項穩住。心中虛空用意往上頂勁。兩肩亦要用意往下縮勁。胳膊肘、與膝相離二三寸、許。左手與右手往上畫時。同時如畫下孤線。往下落至

第一節　右式　更鷄獨立圖

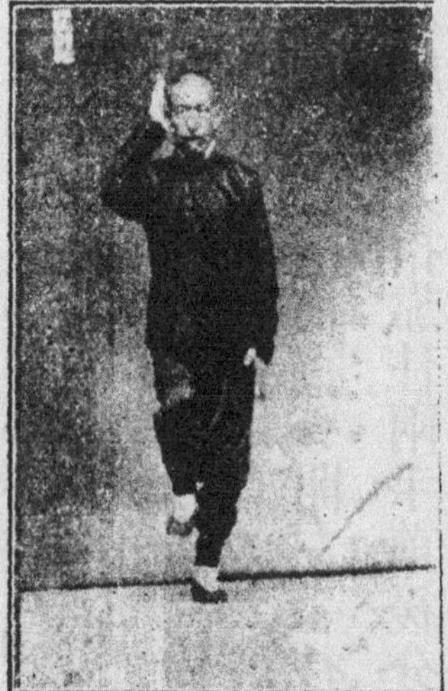

左胯處。手稍朝下。兩眼略用意往上看手稍。式微停。

第二節　更鷄獨立學圖解

先將右足畧往前往下落去。腿仍曲着。身子直着。隨着右腿落時。腰塌住勁往下縱去。右手與右足落時。同時從頭處往下落。亦如往下畫弧線。右手落至橫平時。不停。再左手從左胯處。如本章一節。右手往上起畫一弧線相同。亦畫至手稍與頭齊。手稍朝上。大指離臉二寸許。左腿與左手往上畫時。同時極力往上台起。亦如本章一節右腿台起相同。再右手落至橫平時。與左手往上起時。同時往下落。至右胯處。手稍朝下。兩眼微用意往上看左手稍。再頭手足肩胯並身子起落均與本章一節式相同。式微停。再換式。左右不拘數。勿論數之多寡。總要練至左式爲止。

第二節　左更鷄獨立式圖

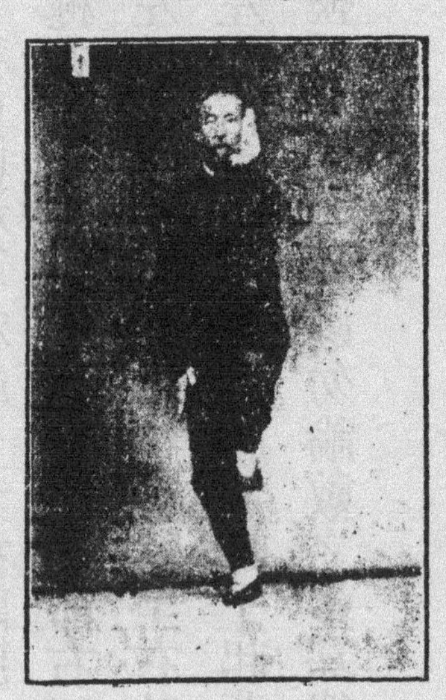

第七十二章　倒輦猴學圖解

第一節　倒輦猴圖　見第二十五章倒輦猴圖

第七十三章　手揮琵琶式學圖解

第一節 手揮琵琶左圖 見第十九章手揮琵琶式圖

第七十四章 白鵝亮翅學圖解

第一節 白鵝亮翅圖 見第八章白鵝亮翅圖

第七十五章 開手學圖解

第一節 開手圖 見第四章開手圖

第七十六章　合手學圖解

第一節　合手圖　見第五章合手圖

第七十七章　摟膝拗步學圖解

第一節　摟膝拗步圖　見第十一章摟膝拗步圖

第七十八章　手揮琵琶式學圖解

第一節　手揮琵琶式圖　見第十二章手揮琵琶式圖

第七十九章　三通背學圖解

第一節　三通背圖　見第三十三章三通背圖

第八十章　開手學圖解

第一節　開手圖　見第四章開手圖

第八十一章　合手學圖解

第一節　合手圖　見第五章合手圖

第八十二章　單鞭學圖解

第一節　單鞭圖　見第六章單鞭圖

第八十三章　雲手學圖解

第一節　雲手圖　見第三十七章雲手圖

第八十四章　高探馬學圖解

第一節　高探馬圖　見第三十八章高探馬圖

第八十五章　十字擺蓮學圖解

高探馬至第三十八章二節式時。不停。即將左手腕往外扭。右手腕同時往裏扭。右手翻在下邊。去左手翻在上邊。來與高探馬二節式兩手上下互換。右足與兩手扭時。同時足尖往外斜着擺去。足仍不離原地基。隨後再將左足往裏扣着邁在右足處。兩足成爲倒八字形式。兩足尖相離一二寸許。身子隨着左足邁時。同時向右轉。右手與左足邁時。亦同時往外扭。扭至手心朝下。左手仍在上。右手仍在下。兩手心亦具朝下。着在心口處。式不停。即將右腿極力台起。脚面挺住勁。脚面朝外着。足心在左膝上邊。離腿一二寸許。不停。即速往右邊斜角擺去。落地兩足之距離。隨乎人之高矮。兩手與右腿台時。同時如單鞭式。橫着分開。兩眼望着前正面看去。身中之勁如前。此拳內勿論如何形式。皆不外乎頭頂。足蹬。腹鬆。塌腰。並兩肩。兩腿裏根。鬆縮之理。身體力行。是在學者。舊式兩手分時。又右足往外擺時。左手拍右脚面一掌。今不拍。因無大關係。然拍否仍聽學者自便可也。

第一節　十字擺蓮圖

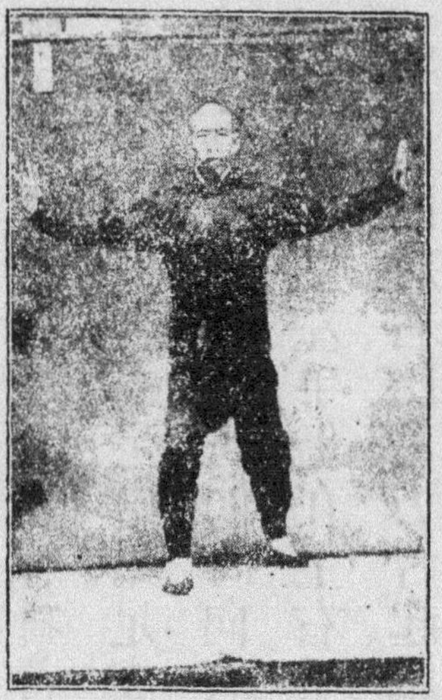

第八十六章　進步指膛捶學圖解

先將兩眼望着前邊低處。如同有一物看去。隨即將兩手往前伸着往一處併去。將左手扣於右手腕上。右手捲上拳。右拳如同指着兩眼所看之物之意。再將左足與兩手併時。同時往前邁去。次邁右足。或兩步。或四步均可。勿拘。總要右足邁在前邊為止。右足落地時。隨後左足即速跟步。左足尖落在右足當中。足尖着地。兩足相離寸許。身體三折形式。小腹放在大腿根上。兩腿灣曲着。腰塌住勁。身子有往前撲的形式。手仍扣着右手腕。右拳極力往前伸去。如同指物一般。兩足往前所邁之步。大小隨人之高矮。不可大。亦不可小。總要不移動重心為妙。兩足往前邁時。身體之形式如同一鳥在樹上束着翅斜着往地下看着一物飛去之意。兩足行走時。腹內之

第一節

進步指膪捶圖

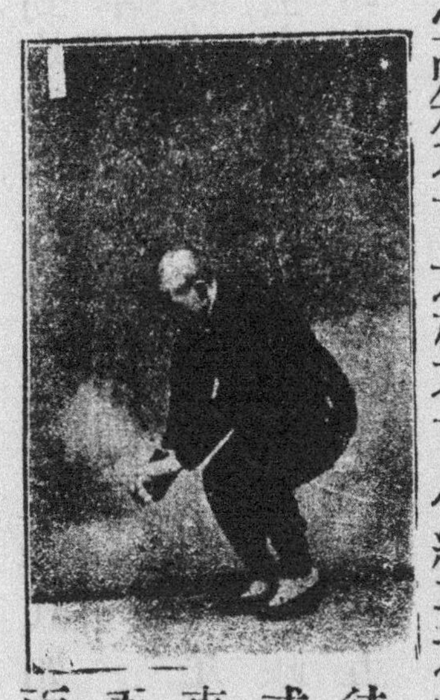

神氣。及各處之勁。均如前式。微停。停住之形式。如圖是也。

第八十七章　退步懶扎衣學圖解

先將左足極力往後撤。右足尖。次起兩手與左足撤時、同時往回來。隨即再往前推出去。左足再與兩手推出時。同時跟步。兩手往回來。及推出去並跟步。一切之形式。均與第三章。懶扎衣五節式相同。

第一節 退步懶扎衣圖　見第三章五節懶扎衣圖

第八十八章　開手學圖解

第一節 開手圖　見第四章開手圖

第八十九章　合手學圖解

第一節　合手　見第五章合手圖

第九十章　單鞭學圖解

第一節　單鞭　見第六章單鞭圖

第九十一章　單鞭下式學圖解

先將右手腕往外撑住勁、手心朝下着。往右胯處來。左手心亦朝下着。與右手同時往下落。胳膊仍直着。身子與兩手同時往下蹾去。一切之形式。並神氣鼓鑄之情意。均與第七十章下式相同。

第一節　單鞭式圖　見七十章下式圖

第九十二章　上步七星學圖解

先將右手從右胯處。如畫下弧線。往左手腕下邊出去。左手與右手到下邊手腕時。同時兩手收進懷裏。離心口三四寸許。兩手上下相交如十字形式。兩手指俱朝上着。兩手心亦朝外着。右足與右手往前去時。同時邁在左足處。右足裏脛骨與左足後根挨否勿拘。兩腿要灣曲着。身子直着。腰塌住勁。停住之形式。如圖是也。

第一節

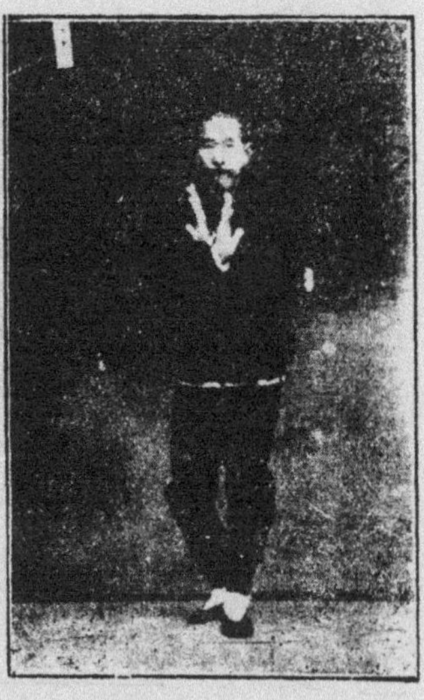

上步七星圖

第九十三章　下步跨虎學圖解

先將兩手皆往下摟。左手摟在左胯處。右手摟在右胯處。不停。右足與兩手往下摟時。同時極力往後撒落地半八字形式。隨後右手心朝裏着。即速從右胯處往上起至眼前邊。再從眼前手心朝下着。如按氣球相似往下按去。左足與右手往下按時。同時往後來。足尖着地。足後根離右足寸許。右手往下按時。身子同時往下曲腿塌腰。再右手心仍朝下着。即速往上起。起時如同按着大氣球。往上鼓起之意。左腿與右手起時。同時極力往上台起。足尖仰着。身子與手足亦同時往上起。全身亦如同按着氣球。往上起之意。式微停。

第一節
下步跨虎圖

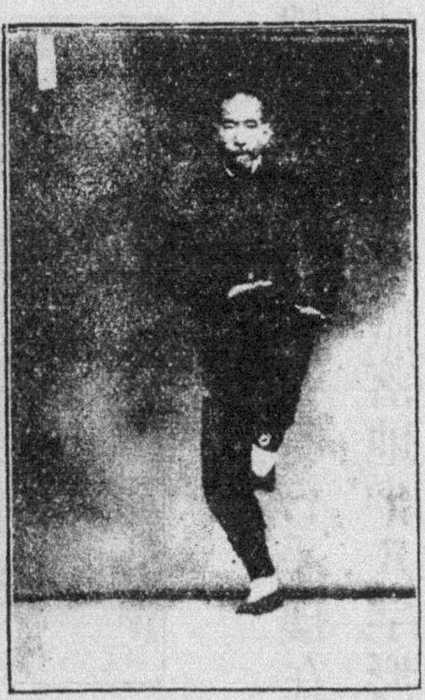

第九十四章　轉角擺蓮學圖解

先將左足極力扣着。往右足尖前邊落去。左手與左足落時。同時往右手處。來左手心扣在右手背上。兩手離心口一二寸許。右足與左足落時。同時足後根欠起。足尖着地。足後根往裏扭。身子同時亦極力往右轉。再先將左足極力往裏扭扣。隨即右腿台起。極力往右邊擺去左時再與右腿擺時。同時足掌極力往裏扭。兩手與右足往外擺時。同時用兩手拍右脚面。拍時先用右手。次用左手。要用兩下拍。響發連聲不要間斷。身子是整右轉一匝式不停。

第一節
轉角擺蓮圖

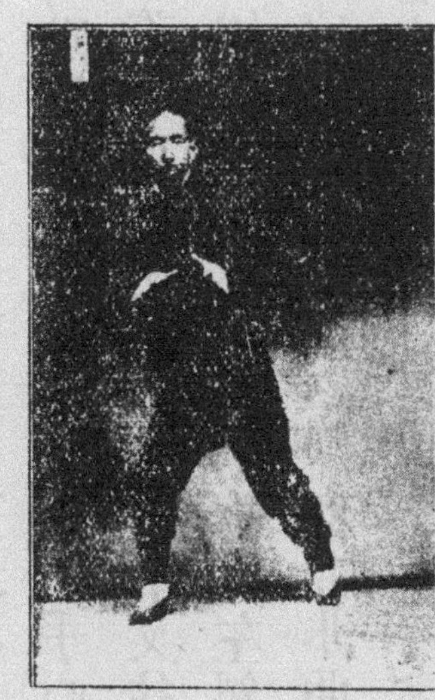

第九十五章　彎弓射虎學圖解

先將右足往右邊斜角。擺着往下邁去。落地兩足斜順着兩腿之形式。右腿膝往前弓着點。似曲非曲。似直非直。兩手心相對。如同抱着四五寸高之皮球。一氣着與右足落時。同時往下又往左邊如轉一圓圈。轉至上邊。與上脖項相平。兩手心皆朝下着往左斜角伸去。左手在前右手在後錯綜着。仍與脖項相平。兩胳膊似曲非曲似直非直。兩眼望着兩手中間前邊看去。此形式之勁。各處要均平。不要有一處專用力。心內虛空氣往下沉。式微停。

第一節

彎弓射虎圖

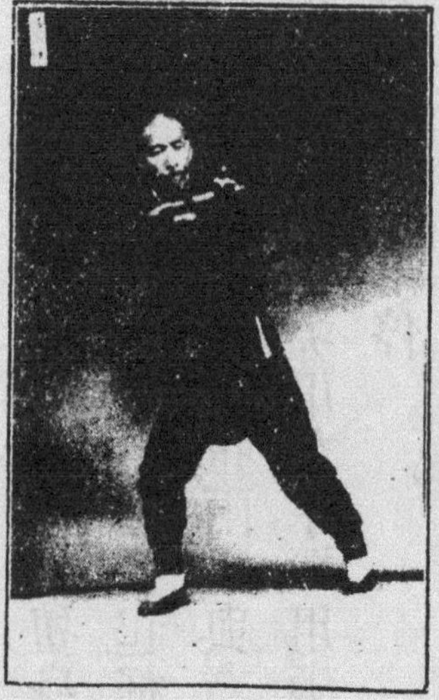

第九十六章　雙撞捶學圖解

先將左足極力往前直着邁去、足後根落地、再將兩手輕輕捲上拳、手背朝上着與左足往前邁時同時用意拉回胸前一二寸許。兩手相離二三寸許、隨後兩拳手背仍朝上着如前邊有一物、即速往前直着撞去、兩胳膊似曲、非曲斜直非直、心口對着嘴角。兩眼望着兩拳當中、直着看去、右足與兩拳往前撞時。同時往前跟步。足尖落地半八字形、與左足後根相離一二寸許。左足與兩拳往前撞時。滿足着地、腰塌住勁、兩腿皆灣曲、着身子、要直着點式、

第一節　雙撞捶圖

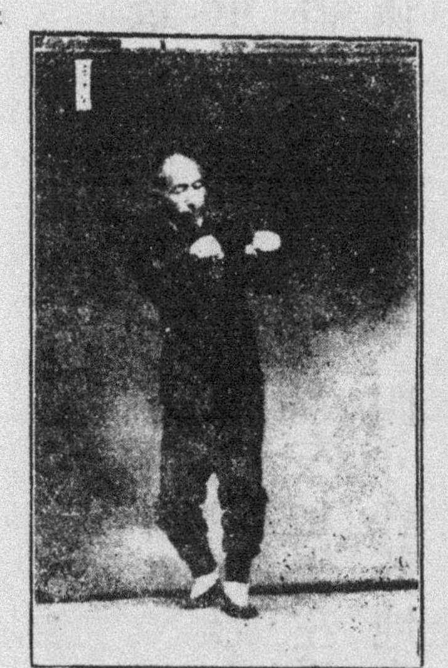

徵停。

第九十七章　陰陽混一學圖解

先將左手[illegible]往裏裹。裹至手心朝上。似半月形。拳與脖項相平。右手在心口處一二寸許。略將肘靠着脇。再左足與左手往裏裹時。同時往裏扭直。再右足即速往後撤。撤至三四寸許。落地半八字形式。再左拳往胸前來。右拳與左拳往胸前來時。同時往裏裹着往前伸去。左拳在裏邊。右拳在外邊。兩手腕相離半寸許。此時兩手心皆斜對着胸。式不停。即將左拳往右手腕下邊。往外挽去。挽至右手外腕。左手裏腕與右手外腕相挨。腰再往下塌勁。兩腿要灣曲。兩手外腕與腰塌時。同時一齊往外扭。兩手腕與心口平。兩手腕如十字形式。左手裏腕離心口三四寸許。左足與兩手腕往外扭時。同時略往前邁點步。足後根着地。此時右足作爲全體之重心。兩腿仍灣曲着。兩肩及兩腿裏根。與腹內。均宜鬆開。頭要虛靈頂住勁。舌頂上腭。穀道上提。意注丹田。將元陽收斂入於氣海矣。

第一節

陰陽混一圖

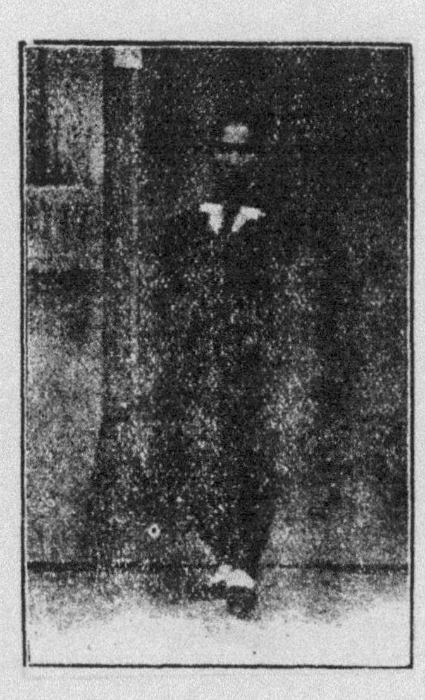

第九十八章　無極還原學圖解

將兩手同時。如畫下弧線往下畫去。左手至左胯處。右手至右胯處。兩手心挨住兩胯。左足與兩手往下落時。同時撤至右足處。兩足裏根相挨仍還於起點九十度之形式、身子與左足往回撤時、同時往上起直、此時全體不要用力、腹內心神意具杳無一毫之思想、空空洞洞、仍還於無極、所謂神行是也。

第一節

無極還原圖

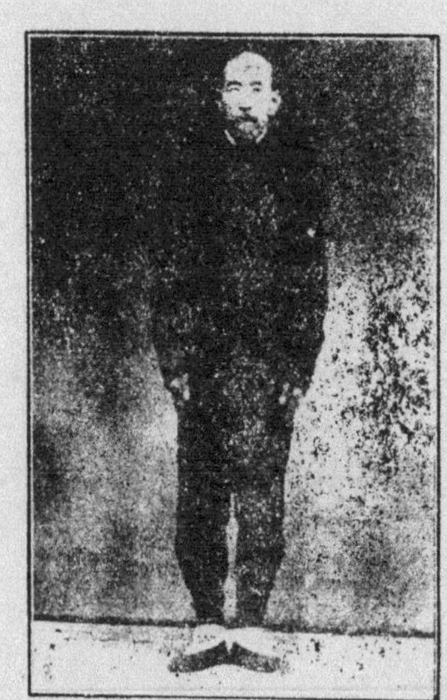

太極拳上卷終

下編第一章太極拳打手用法

上卷諸式。以無極太極陰陽五行操練。將神氣收斂於內。混融而爲一。是太極之體也。此卷以八勢含五行諸法。動作流行。使神氣宣布於外。化而爲八。是太極之用也。有體無用。弊在無變化。有用無體。弊在無根本。所以體用兼該。乃得萬全。以練體言。是知已工夫。以二人打手言。是知人工夫。練體日久純熟。能以徧體虛靈。圓活無礙。神氣混融而爲一體。到此時、後天之精自化。先天之氣自然生矣。即使年力就衰。如能去其人慾、時時練習。不獨可以延年益壽。直可與太虛同體。 先賢云。固靈根而靜心。謂之修道。養靈根而動心。謂之武藝。是此意也。以操手練用工。純能以手足靈活。引進落空。四兩撥千斤。神氣散布而爲十三式。至此時。血氣之力自消。神妙之道自至矣。所以人之動靜變化。誠僞虛實機關未動而我可預知，無論他人如何暗發心機，總不能逃我之妙用。妙用維何，即打手之著法，掤攦擠按，採挒肘靠八法也。總以掤攦擠按四手。爲打手根基正手。故先以掤攦擠按四手長長練習，須向不丟不頂中求立妙，與不即不離内討消息，習之純熟，手中便有分寸，量彼勁之大小。分釐不錯，權彼來之長短，毫髮無差，前進後退，處處恰合，以後採挒肘靠四法，以及千萬手法，皆由掤攦擠按四法中之變化而出，至於因熟生巧，相機善變，非筆墨所能盡，此不過略言大概耳。古人云，行遠自邇，所以先將四手淺近之打法，作個起點，入門亦不過使學者先得其打手之門徑，若欲深求法中之奧妙，仍宜訪求明師，用手引領，得其當然之路。（深通此技者，蓋不乏人矣）終朝每日，長長打手。不數月，可以得其引進落空，四兩撥千斤之要道，得其要道。可以與形意拳八卦拳並行不悖矣。並行不悖，合二家並用，能丟而不丟。頂而不頂矣。學者須細參悟之。

第二章　打手步法

打手之步法有四，有靜步，（即站步也）有動步。（即活步也）有合步。（即對步也又甲乙皆左皆右均是也）有順步。（甲乙甲乙右左左右）皆是也。初學打手，先以靜步為根，以後手法習熟，再打動步為宜。合步。順步。靜動皆可用。勿拘。若打熱之後，動靜合順之步隨時所變。並起點之手法，左右隨便所出，左右之式，亦隨便所換。均無可無不可矣。古人云頭頭是道，面面皆眞，此之謂也。

第三章　打手起點學圖解

（甲乙二人對面合步打手）

（甲上手）（乙下手）

（甲乙二人皆站無極式）

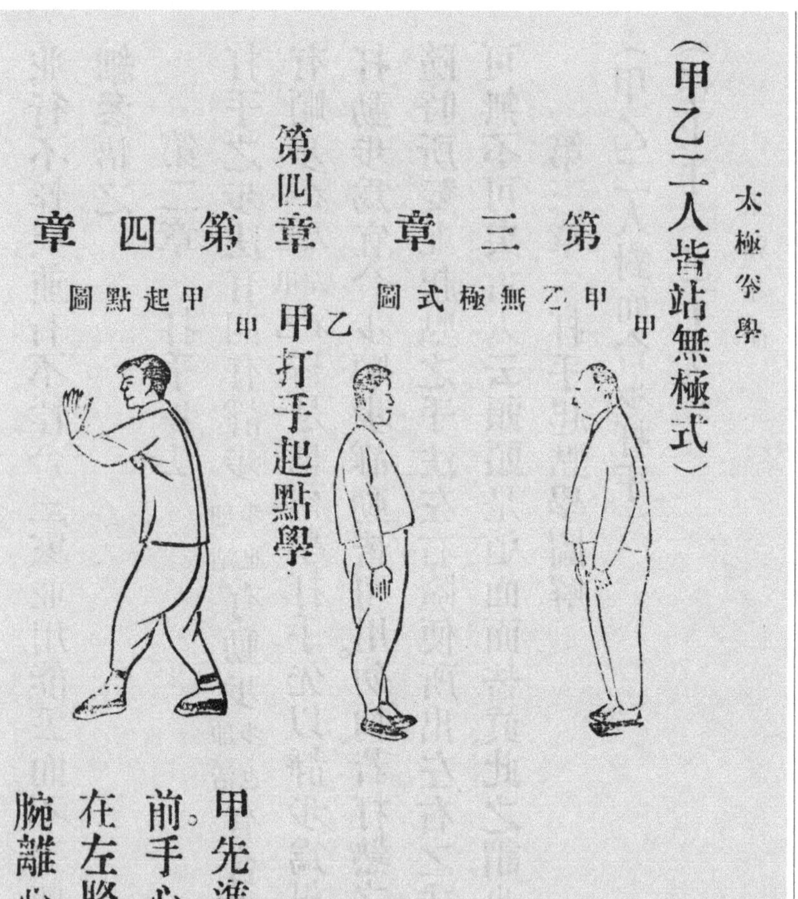

第四章 甲打手起點學

甲先進左步直着左手在前。手心對着胸。右手心扣在左胳膊下節中間。右手腕離心口四五寸許。如左單陰陽魚形式。

第五章　乙打手起點學

乙亦先進左步直着左手在前。手心對着胸。右手心扣在左胳膊下節

間。

中間右手腕離心口四五寸許如右單陰陽魚形式。

第五章

乙起點圖

乙

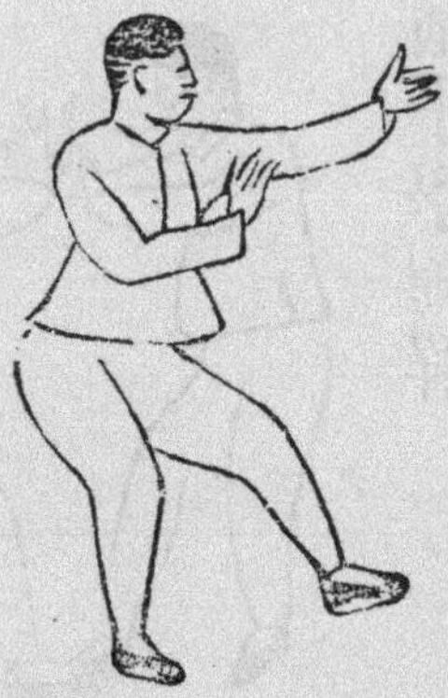

第六章　甲乙打手合一圖學

甲乙二人。將兩形以合。正是兩個陰陽魚。合一之經極圖也。所以形式。

動之則分。靜之則合。是也。動靜者亦卽易經。陰陽相摩。八卦相盪之理

耳。

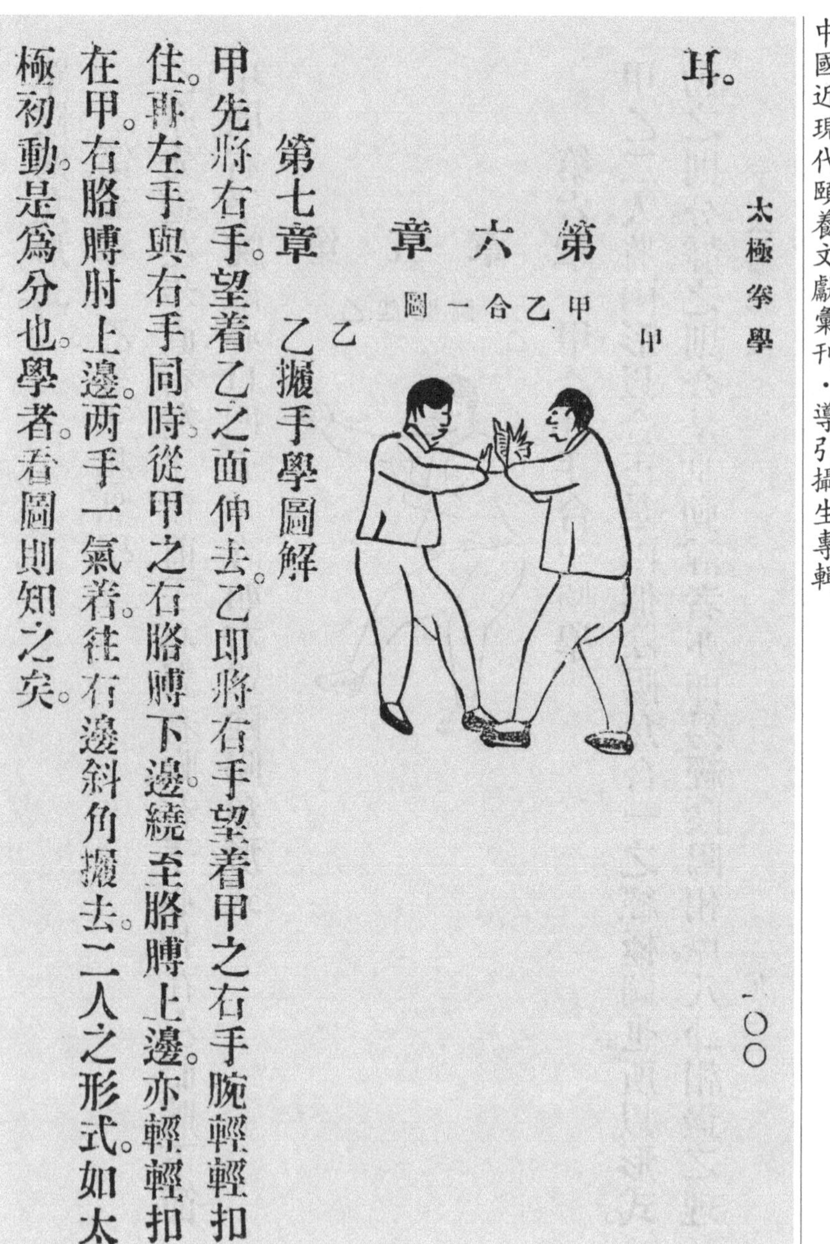

第七章　乙攦手學圖解

甲先將右手望着乙之面伸去。乙即將右手望着甲之右手腕輕輕扣住。再以左手與右手同時從甲之右胳膊下邊繞至胳膊上邊。亦輕輕扣在甲右胳膊肘上邊。两手一氣着。往右邊斜角攦去。二人之形式如太極初動。是爲分也。學者。看圖則知之矣。

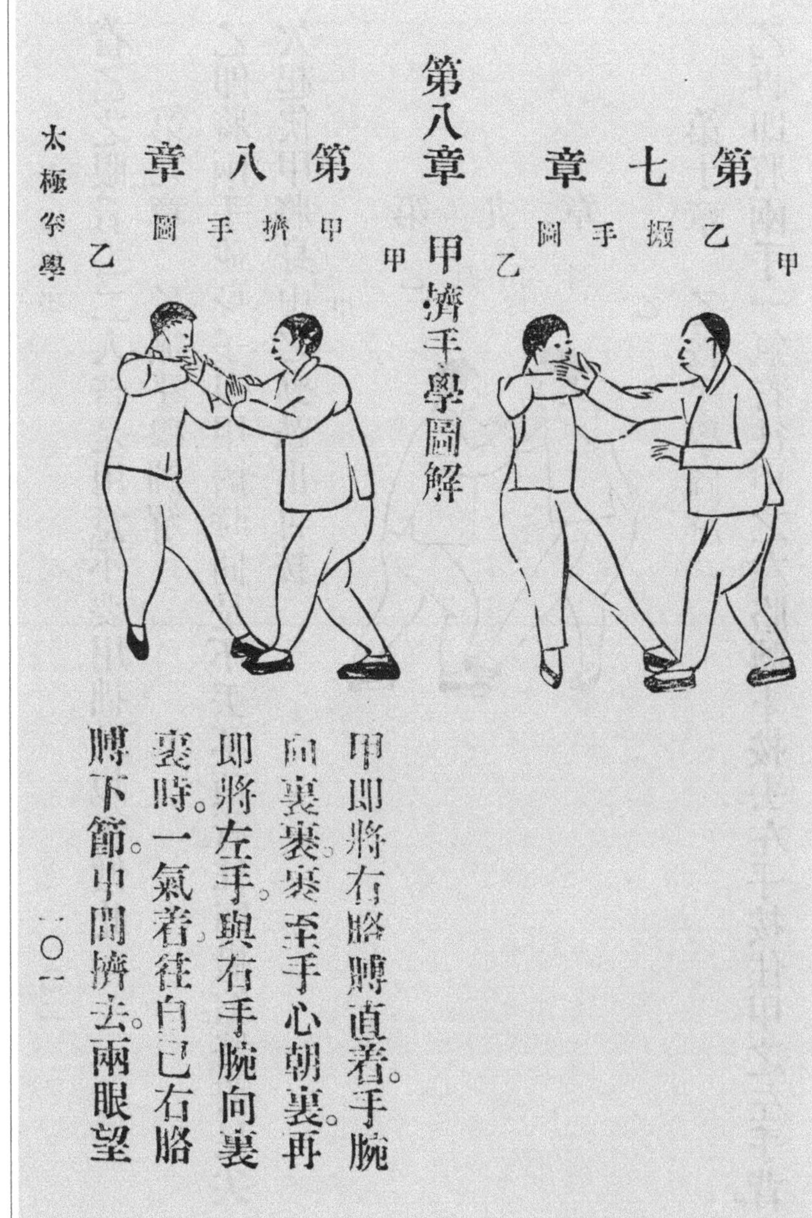

第八章 甲擠手學圖解

甲即將右胳膊直着。手腕向裏裹裹。至手心朝裏。再即將左手與右手腕向裏裹時。一氣着往自己右胳膊下節。中間擠去。兩眼望

太極拳學　一〇一

着乙之眼看去。二人皆是用意。不要用拙勁。以後倣此。

第九章　乙掤手學圖解

乙即將兩手並身子。與甲擠時。同是不丟不頂着往回撤縮。將前足尖欠起。俟甲將身中之勁跌出。再按。

第九章乙掤手圖

甲　乙

第十章　乙按手學圖解

乙再即將兩手一氣着往甲之左胳膊上按去。左手按住甲之左手背。

右手按住甲之左胳膊肘上邊。兩手一氣着往前按去。與形意拳虎撲子柔勁。撲法相同。

第十章　乙按手圖

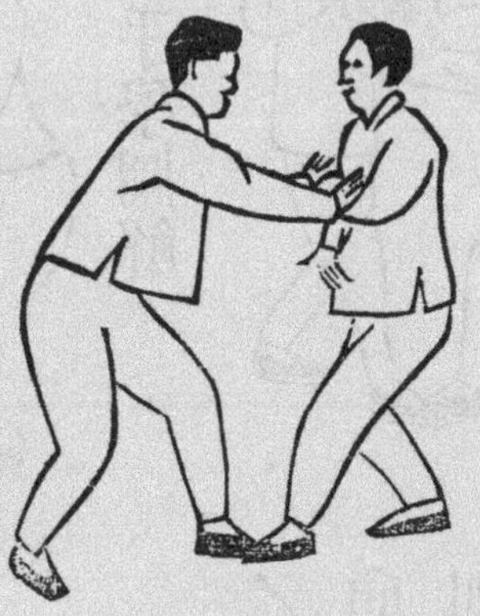

甲

乙

第十一章　甲攦手學圖解

甲俟乙兩手按時。身子往回縮。用左手輕輕扣住乙之左手腕。右手與左手同時。從乙之左胳膊下邊。繞至上邊。亦輕輕扣在乙之左胳膊肘上邊。兩手亦一氣着往左邊斜角攦去。

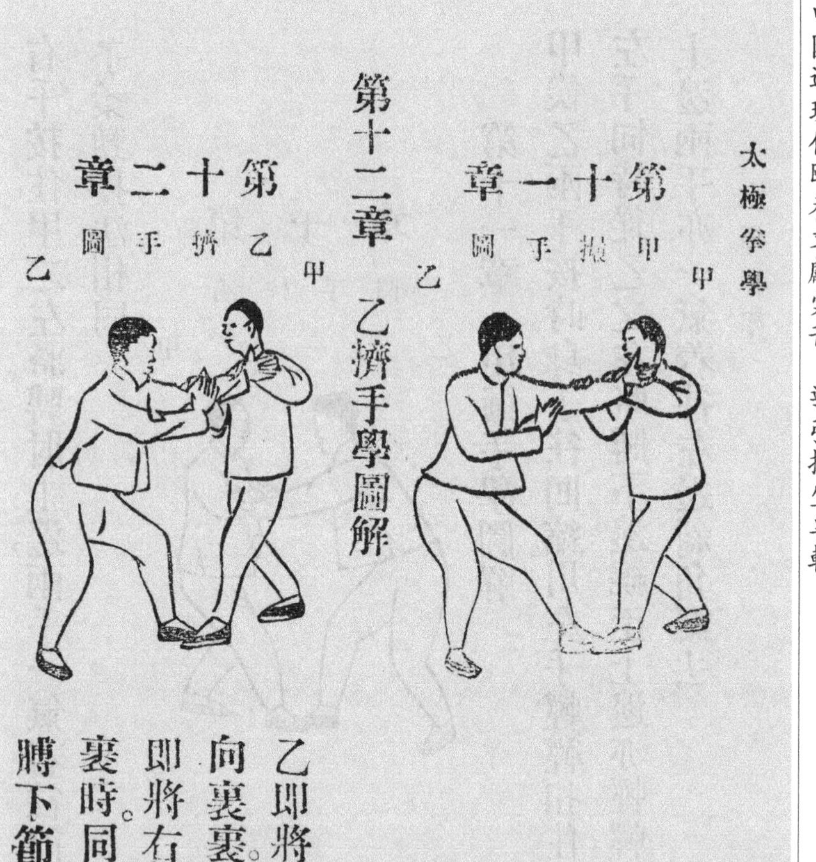

第十二章　乙擠手學圖解

乙即將左胳膊直着手腕向裏裹。裹至手心朝裏。再即將右手。與左手腕向裏裹時。同時一氣着往左胳膊下節中間擠去。兩眼望

着甲之眼看去

第十三章　甲掤手學圖解

甲即將兩手並身子。與乙擠時。同時不丟不頂着。往後縮。將前足尖欠起俾乙將身子之勁跌出。再按。

第十三章　甲掤手圖

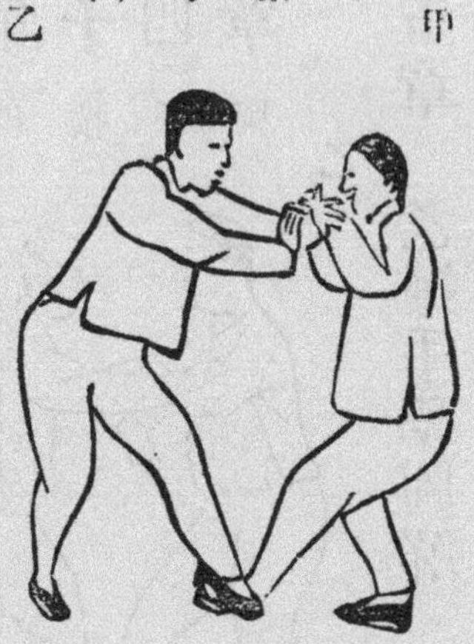

甲　乙

第十四章　甲按手學圖解

甲再即將兩手。往乙之右胳膊上按去。右手按住乙之右手背。左手按往乙之右胳膊肘上邊兩手一氣着往前按去。

第十四章　甲按手圖

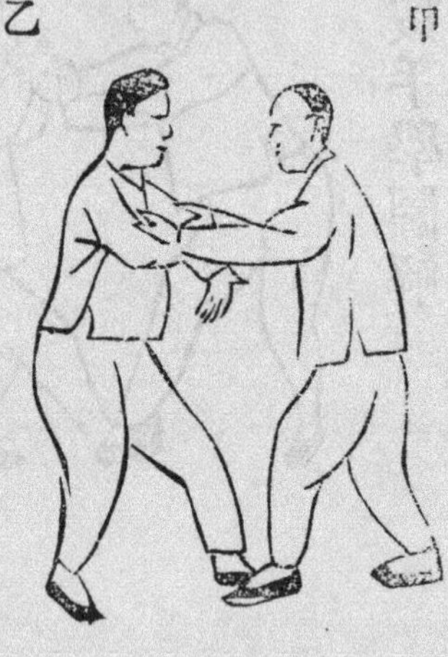

第十五章　乙攦手學圖解

乙再攦仍與第七章攦法相同

第十六章　甲擠手學圖解

甲再擠亦仍與第八章擠法相同

第十七章　乙　手學圖解

乙再掤按。甲再攦。按着前章之次序、打去、循環不窮、周而復始。一氣貫通。二人如同一個太極圖形。動作相似。返來復去。不要有一毫之間斷。休息要隨便。

第十八章　二人打手換式法

要換右式打法、右式二人換爲右足在前打手、俟乙攦時。甲不用擠手、速用自己之右手。將乙之右手往回帶。將左手亦即速繞在乙之右胳膊肘上邊。兩手如前左式。攦法相同攦去左足與右手往回帶時。同時撤至右足後邊。落下與左式步法相同。◯乙亦即速進右足用擠法兩手如左式擠法相同。以後甲再打攦法。按法。◯乙再打攦法。仍與左式循環無端之式相同。此亦是初學打手換式之法。俟熟習之後。亦可以左右式。隨便更換。不拘矣。

第十九章　二人打手活步法學圖解

靜步熟習後。練時合步順步。皆可隨便。手法仍與前靜步打法相同。惟是足往前進時。先進前足。往後退時。先退後步。足無論合步順步。前進後退。皆是三步。足進退與上身手法。要相合。往前進步之人。是按擠二式。往後退步之人。是掤攦二式。往來返復。亦是循環無窮。此手法步法。亦不過初學入門之成式。將此式練習純熟之後。手法步法。進退往來。隨時隨便所發。亦不拘矣。

太極拳下卷終

附五字訣亦畬先生著附錄於此

心靜

心不靜則不專一舉手前後左右全無定向故要心靜起初舉動未能由己要息心體認隨人所動隨曲就伸不丟不頂勿自伸縮彼有力我亦有力我力在先彼無力我亦有力我意仍在先要刻刻留心挨何處心要用在何處須向不丟不頂中討消息從此做去日積月累便能施之於身此全是用意不是用勁久之則人爲我制我不爲人制矣

身靈

身滯則進退不能自如故要身靈舉手不可有呆像彼之力方覺侵我皮毛我之意已入彼骨裏兩手支撑一氣貫穿左重則左虛而右已去右重則右虛而左已去氣如車輪週身俱要相隨有不相隨處身便散

亂便不得力其病在於腰腿求之先以心使身從人不從已後使身能從心由已仍從人由已則滯從人則活能從人手上便有分寸量彼勁之大小分釐不錯權彼來之長短毫髮無差前進後退處處恰合工彌久而技彌精

氣斂

氣勢散漫便無含蓄身易散亂務使氣斂入脊骨呼吸通靈周身罔間吸爲合爲蓄呼爲開爲發蓋吸則自然提得起亦拿得人起呼則自然沈得下亦放得人出此是以意運氣非以力運氣也

勁整

一身之勁練成一家分淸虛實發勁要有根源勁起脚根主於腰間形於手指發於脊背又要提起全付精神於彼勁將出未發之際我勁已接

入彼勁恰好不後不先如皮燃火如泉湧出前進後退無絲毫散亂曲中求直蓄而後發方能隨手奏效此謂借力打人四兩撥千斤也

神聚

上四者俱備總歸神聚神聚則一氣鼓鑄練氣歸神氣勢騰挪精神貫注開合有致虛實淸楚左虛則右實右虛則左實虛非全然無力氣勢要有騰挪實非全然占煞精神要貴貫注緊要全在胸中腰間運用不在外面力從人借氣由脊發胡能氣由脊發氣向下沈由兩肩收於脊骨注於腰間此氣之由上而下也謂之合由腰形於脊骨布於兩膊施於手指此氣之由下而上也謂之開合便是收開便是放能懂得開合便知陰陽到此地位工用一日技精一日漸至從心所欲罔不如意矣

撒放密訣

擎引鬆放四字

擎開彼勁借彼力（中有靈字）引到身前勁始蓄（中有斂字）鬆開我勁勿使屈（中有靜字）放時腰腳認端的（中有整字）

走架打手行工要言

昔人云能引進落空能四两撥千斤不能引進落空不能四两撥千斤語甚該括初學末由領悟予加數語以解之俾有志斯技者得所從入庶日進有功矣欲要引進落空四兩撥千斤先要知己知彼欲要知己知彼先要舍已從人欲要舍已從人先要得機得勢欲要得機得勢先要周身一家欲要周身一家先要周身無有缺陷欲要周身無有缺陷先要神氣鼓盪欲要神氣鼓盪先要提起精神欲要提起精神先要神不外散欲要神不外散先要神氣收斂入骨欲要神氣收斂入骨先要

兩股前節有力兩肩鬆開氣向下沉勁起於脚根變換在腿含蓄在胸運動在兩肩主宰在腰上於兩膊相擊下於兩腿相隨勁由內換收便是合放即是開靜則俱靜靜是合合中寓開動則俱動動是開開中寓合觸之則旋轉自如無不得力纔能引進落空四兩撥千斤平日走架是知已工夫一動勢先問自已周身合上數項否少有不合即速改換走架所以要慢不要快打手是知人功夫動靜固是知人仍是問已自己按排得好人一挨我我不動彼絲毫趁勢而入接定彼勁彼自跌出如自已有不得力處便是雙重未化要於陰陽開合求之所謂知已知彼百戰百勝也

太極拳全卷終

太極拳學

勘誤表

第幾頁	第幾行	第幾字	少	多	誤	正
二	二	二十四			玉	五
二	三	二			此	八
二	八	三			節	章
五	五	二十三			上	下
十	五	二十一			。	鬆
十	十一	三			貴	貫
十五	一	十九			此	式
十八	五	十四			邊	左
十八	五	十五			左	邊
二十	九	二十四			住	往
二十三	四	二十			腰	胳
二十五	六	十七			。	圖
二十六	二	二十三			孤	弧
二十八	二	二十三			兩	兩
二十六	四	四			右	左
三十六	一	二十			孤	弧
四十三	二	十三			孤	弧
四十三	八	二十			孤	弧
四十三	二	九			孤	弧
七十三	十一	二			孤	弧
七十四	一	二十三			石	右
八十三	三	十三			次	欠
八十四	二	二十七			時	足
八十九	五	九			斜	似
九十一	五	十七			喘	斜
九十一	三	四	迴			
九十二	九	二十			經	太
九十九	十	六	旋			
一〇六	二	二十四			宅	宅
一〇七	二	十五			擊	繫
一一三	八	十五			要	要

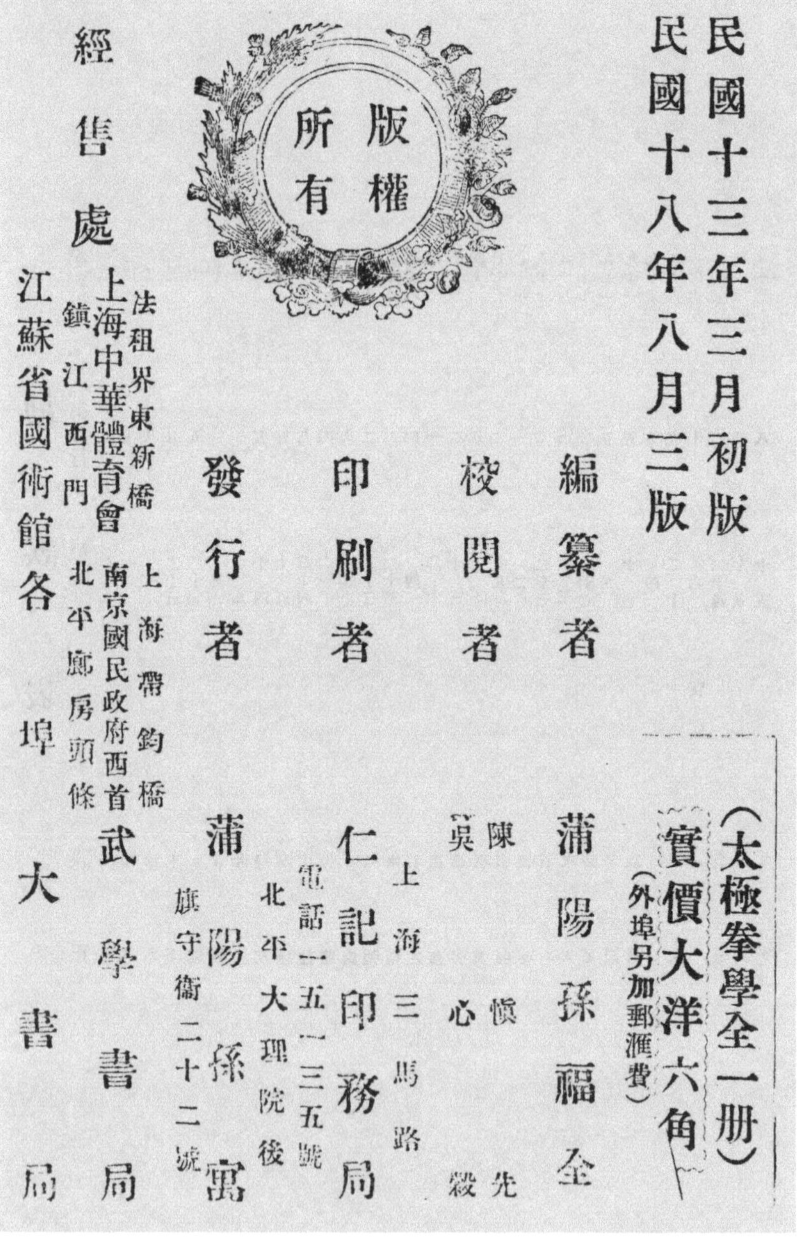

民國十三年三月初版
民國十八年八月三版

版權所有

編纂者　蒲陽孫福全
校閱者　陳微明先生　吳心穀
印刷者　仁記印務局　上海三馬路　北平大理院後　電話一五一三五號
發行者　蒲陽孫寓　旗守衛二十二號

（太極拳學全一册）
實價大洋六角
（外埠另加郵滙費）

經售處
法租界東新橋　上海　帶鈎橋　上海中華體育會　南京國民政府西首　鎮江西門　北平廊房頭條　武學書局
江蘇省國術館　各埠大書局

武當真傳太極拳全書

于化行　編　叔恭製版社　民國二十三年九月初版

左營兵制大觀卷全書

A Complete Valume of Tai-Chi Boxing

武當真傳太極拳全書

甲戌夏韓復榘

韓復榘章

正誤表

三十九頁・・圖式號數，將第八十八號碼遺落，誤印八九號，圖式全對，號數錯之，特改正之

一零四頁・・第二六七圖，印註同一二〇圖錯矣，應同一二二圖對

一四零頁・・合步推手圖，第一二兩圖印錯，二圖一圖係第一二圖

讀者注意

武當眞傳太極拳全書目次

一

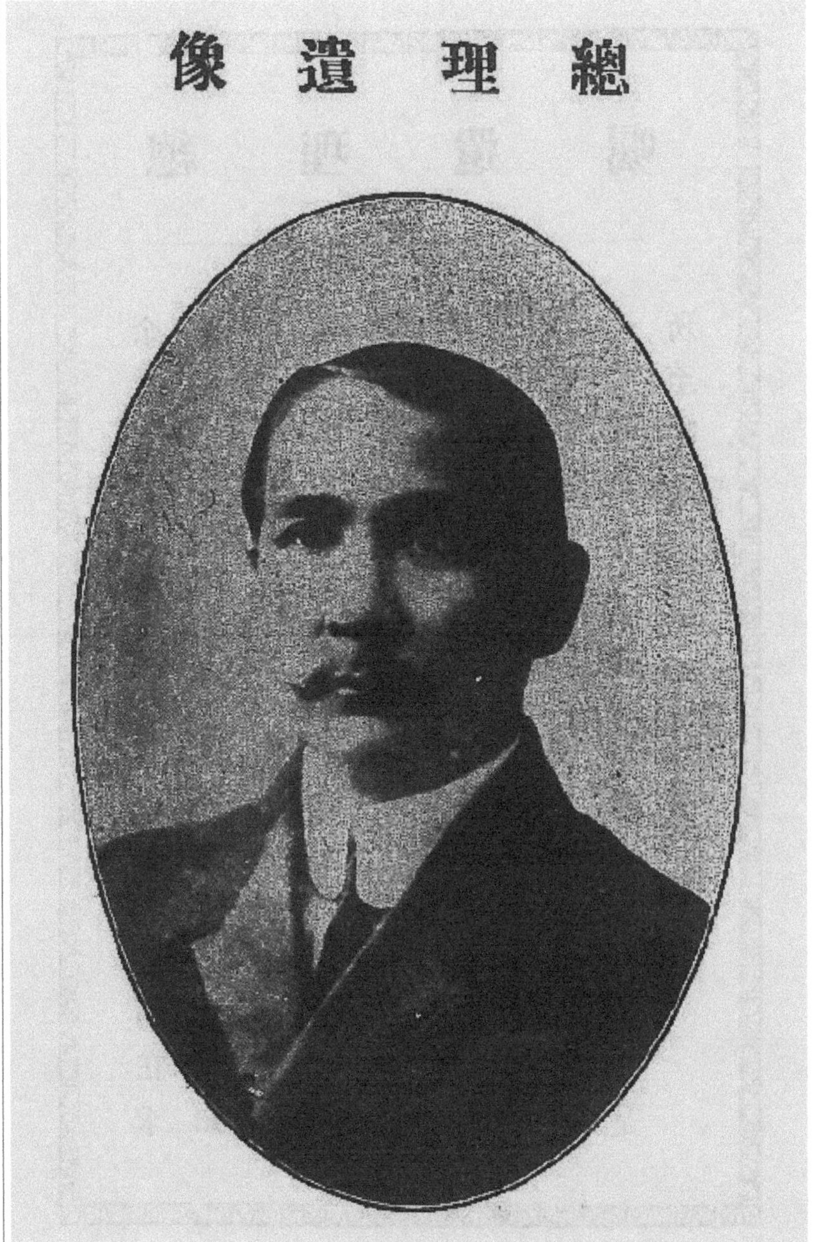
總理遺像

總理遺囑

余致力國民革命凡四十年其目的在求中國之自由平等積四十年之經驗深知欲達到此目的必須喚起民衆及聯合世界上以平等待我之民族共同奮鬥

現在革命尙未成功凡我同志務須依照余所著建國方略建國大綱三民主義及第一次全國代表大會宣言繼續努力以求貫澈最近主張開國民會議及廢除不平等條約尤須於最短期間促其實現是所至囑

韓主席復榘玉照

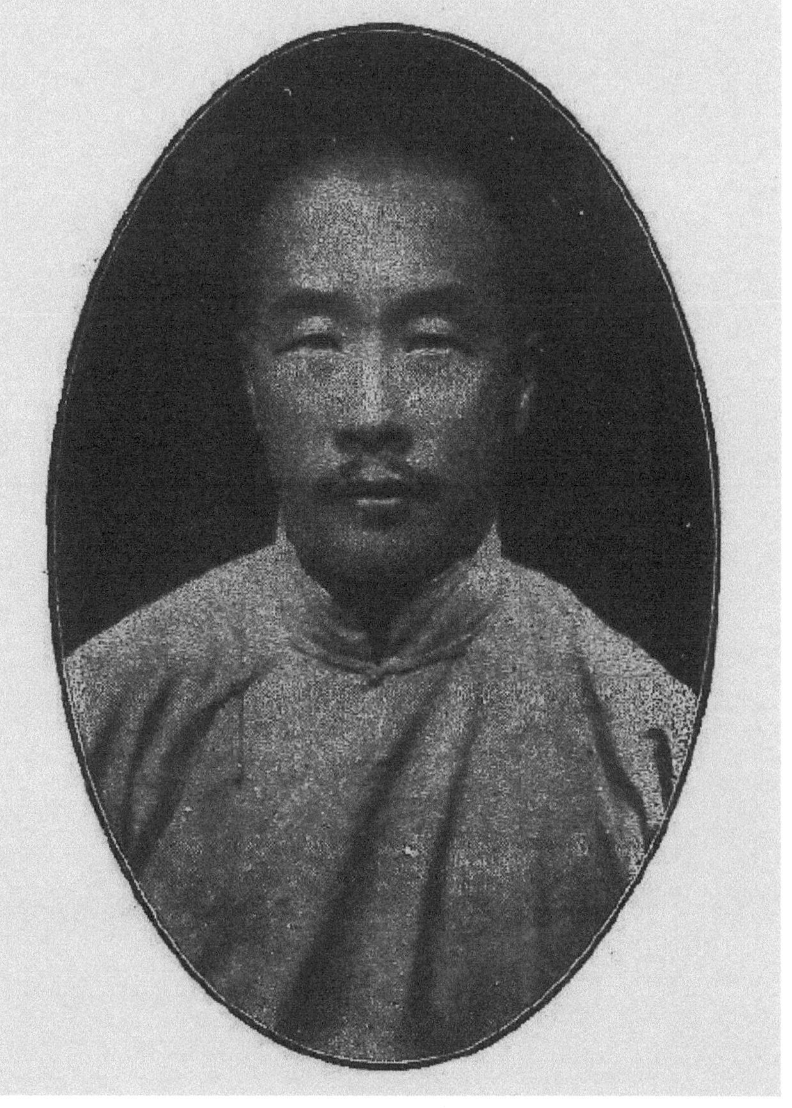

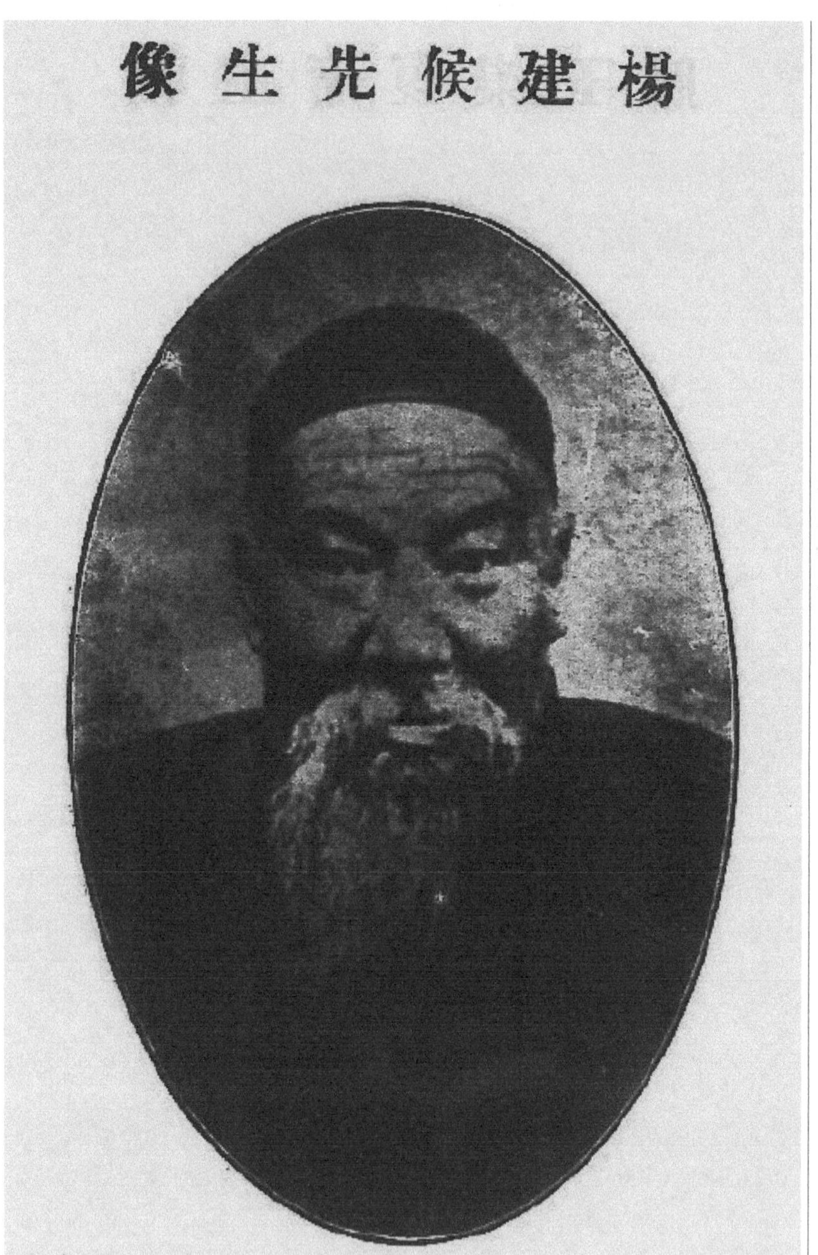

楊建候先生像

楊澄甫先生像

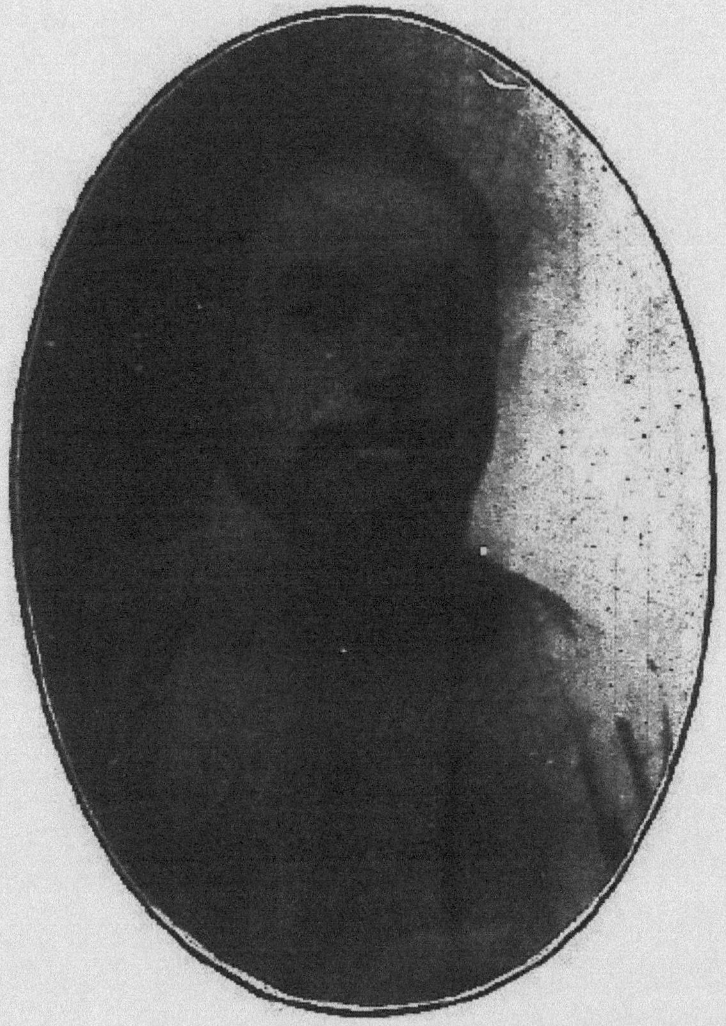

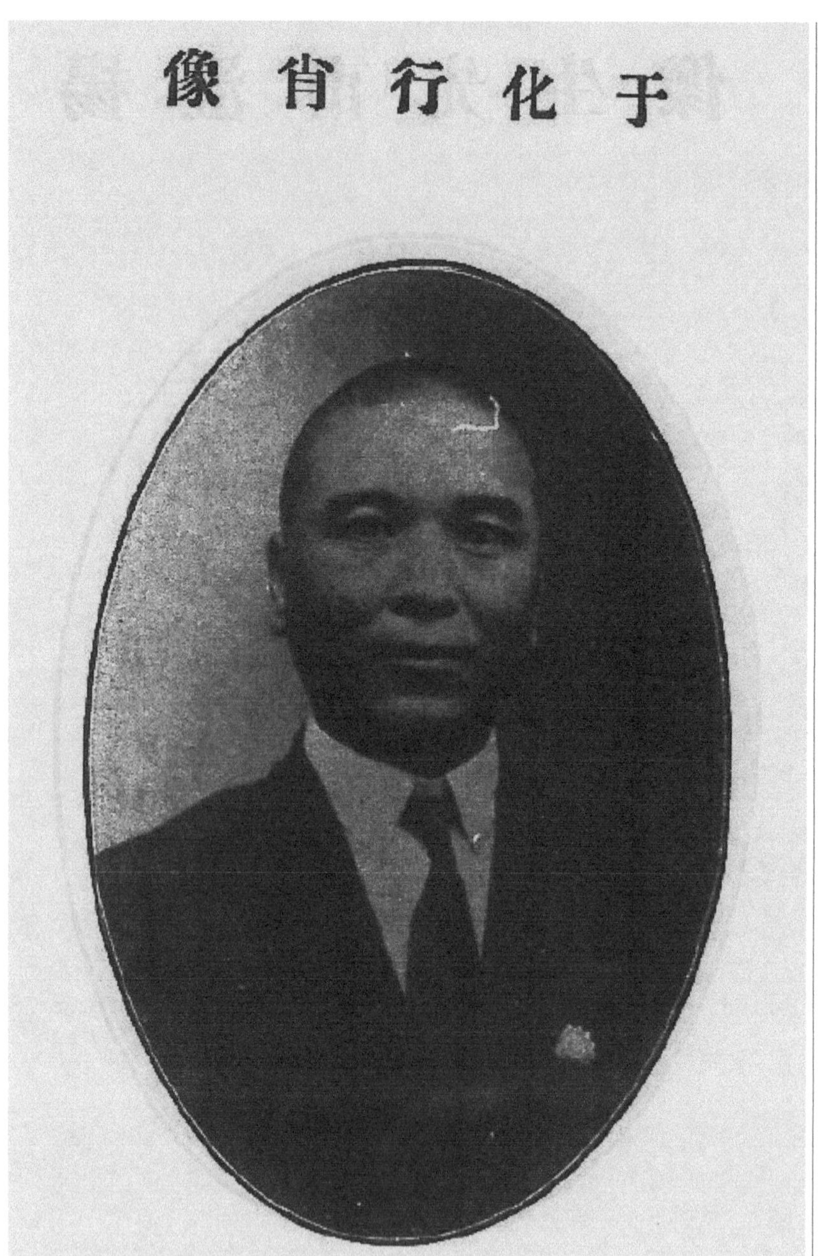

于化行肖像

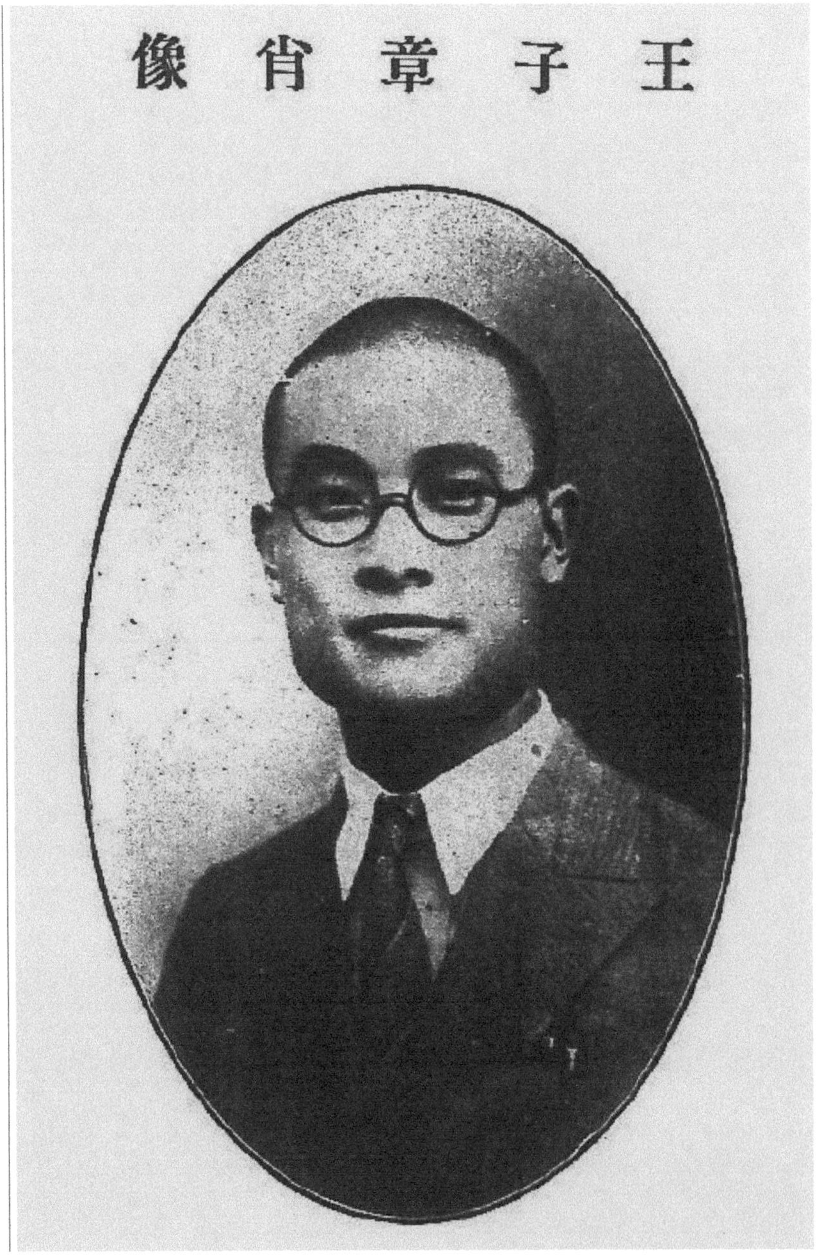

王子章肖像

序

世之言體育者，莫不與德育智育並重，吾謂體育固重於德智也，何以言之，人之懿德本乎心，良知根於性，修而致之，可造其極，至於體力，由弱而壯，壯而老，老而衰，壯之時不及三十年，而終身壯者，百人不得其十，茍非堅固不拔之軀，德與智將無所附麗，則體育尙矣，吾國拳術，即體育也，自唐迄明，代有傳人，武當少林，派分內外，遺民隱士，介乎其間，而緇黃者流，尤造絕詣，遞相師承，間有不傳之秘，乃一二人務爲畸行，趨於任俠，雲幻波譎，輒侈美談，世之人轉疑爲鬼怪神奇，不可測度，視拳術爲不易深入之域，降而及於鬻技生活，或好勇鬬很，拳術之名寖衰，其義漸失，良足惜也，民國肇興，恢復國術，拾墜緒而昌明之，駸駸然日盛，稽其有益於身心，而剛强無害者，厥惟太極拳，是拳也，本太極無爲而生，順人身自然之性，抉陰陽之奧，協動靜之機，內而丹田，外而肢體，柔充力貫，神會心通，巨重千鈞，纖輕一羽，如百鍊剛質，爲繞指之柔，無戕賊杞柳，爲栝棬之害，老子之言曰，天下之至柔，馳騁天下之至剛，孟子謂浩然之氣，塞於天地之間，太極拳之精髓，純乎如是，以之爲唯一之體育也固宜，余於國術，夙所崇尙，而國術教官于君鵬九，精太極拳三十七勢，能闡其姿式，道其義意，所編太極拳一書，深切著明，余心滋愜，爰集公務人員，從事演習，果能神而明之。施於四體，不信而喻，則返虛入渾，積健爲雄，必收鉅效，然後推己以及人，由近以及遠，使人人鍛鍊氣體，團結精神，體育既普，而德與智且俱進於無窮，民族日强，國基益固，不將於斯術覘之哉，是爲序。

二

韓復榘

序

孔子繫易謂太極生兩儀太極者天地絪緼之先炁之元始也人稟天地之中以生外而五官百骸內而臟腑莫非炁之流通宣化而成返本而求原元炁彌綸者太極也其老子所謂天地之始者乎故道家之拳名曰太極發源於張三丰流傳至於今是拳也本自然之性清甯無爲以爲體輕靈柔曲以爲用而其炁乃充塞乎五官百骸臟腑之間不制人而能不爲人所制靜則虛若無物動則足以卻强敵孟賁失其勇烏獲失其力一觸而顚躓比比也此其正炁合於天地之始裨力技擊云乎哉吾國近年中注重國術於太極拳尤所崇尙今于君鵬九著武當眞傳太極拳全書將付梓索序於余余受而讀之意義精湛指導詳確圖說之深切著明集衆說而拔其萃有道德自然之妙順勢利導之功其裨益於學者深矣將見此書一出人手一編融會貫通純修精進浩然之炁眞體內充一旦水到渠成必有不期然而然者民族日强國本愈固於是乎基不禁於斯編三致意焉乃樂而爲之序

中華民國二十三年　月　日　張紹堂

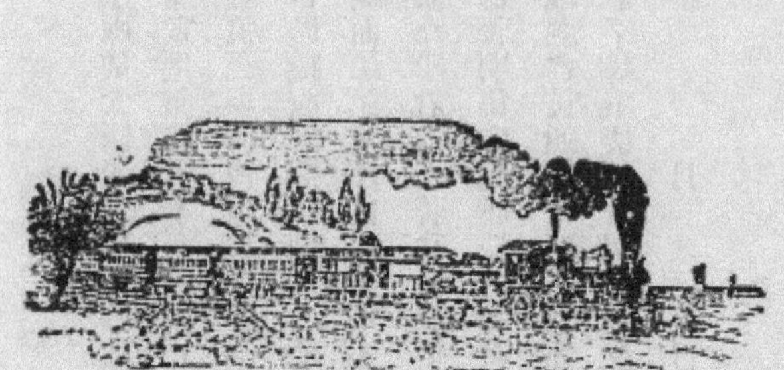

序

拳勇之術　由來久矣　武當少林　向分兩派　武當爲內家　少林爲外家　兩派各有獨到之處　而以柔制剛　由內及外　則尤以武當爲最著　老子曰　天下之至柔　馳騁天下之至堅　又曰　善爲士者不武　善戰者不怒　善勝敵者不爭　得其道者　其惟武當之太極拳乎　蓋是拳也　以柔爲主　以意導氣　本太極無爲而出　隨人身自然之性　流行不息　極其緩和　四體百骸　一氣貫注　此眞有百益而無一害者也

于鵬九先生　精於拳術　以所著武當眞傳太極拳全書見示　宗唐受而讀之　講論詳明　易於了解　圖式說明　尤爲精細　吾意此書一出　人手一編　從事練習　小之有益一己之身心　大之可挽國家之危弱　民族復興　此其基矣　爰綴數語以誌欣慕

中華民國二十三年　八　月招遠李宗唐謹序於濟南省府退一步想齋

振我國魂
劉書香

編者例言

一、本書以發揚國術，鍛鍊體魄，修養心身，强壯精神，征服病魔爲要旨；并期望達到强種救國且能自衛之目的。凡書內一切圖解，姿勢，動作，其爲學者便於練習起見竭力求其顯著，使學者了解。

一、本書注重生理衛生學，與自衛奮鬬之精神。以鍛鍊技術立其體，闡明科學致其用。故運用諸法，均合生理之運動。

一、本書中之經解，皆王宗岳先生之遺註，又經太極專家李公景林，審查校正；惟恐理深意奧，不易了解，故再重加贅述，使學者易於領悟。

一、本書中所云，各式之解說用法，僅擇其一端，略加說明，使初學者易於參悟，而太極拳之廣義，非止於此。若以狹義擊技而視之，未免有負此太極拳之眞義。

一、此拳無男女老幼之別，無短衣擇地之戒，習之既久，自可强身健腦，塡精補髓，有百益而無一害。有健全之身體，才有健全之精神，人生之有爲，端賴此身之培植，凡我同胞，豈可忽視？若以此拳爲强身必需之營養料：鍊習久之，而達隨心所欲之境時，則別趣叢生，誠無上之補品。

一、本書編者學淺陋，囿於見聞，此拳之深奧與神妙，理難窮盡，惟恐記一而漏萬，又因倉

二

卒付印，而踈忽錯訛處在所難免，深望海內賢達之士，不吝賜教，則不勝馨香祝禱！而

跂望之。

張三丰先生傳

先生遼東懿州人也，姓張，名君寶，字元元，號三丰子，又號昆陽，或云姓張，名玉，字君寶，號元元子，宋末時人，生有異質，龜形鶴骨，大耳圓目，身長七尺餘，修髯如戟，頂作一髻，常戴偃月冠，一笠一衲，寒暑御之。不飾邊幅，人皆目爲張邋遢，所啖升斗輒盡，或避穀數月自若，隨即謂張眞人之稱，延祐間，年六十七，入嵩南，遇呂純陽鄭六龍，得金丹之旨，或云入終南得火龍眞人之傳，秦淮漁戶沈萬山，好善樂施，眞人傳以點石成金之術，元末，居寶鷄金台觀，至正丙午九月二十日，自言辭世，留頌而逝，士民楊軌山，置棺殮訖，臨窆復生，時年百三十歲矣，入蜀至太和山，結茅於玉虛庵，庵前古木五株，嘗棲其下，猛獸不傷，鷙鳥不搏，衆皆驚異，有人問仙術，絕不答，問經書，則論說不倦，常語武當鄉人曰，此山當大顯，明永樂年間，勑修武當，眞人隱於傭工，人皆不識，孫眞人碧雲爲武山住持，與張眞人來往，多受其教，永樂帝聞之，遣使屢召不赴，以詩詞託碧雲奏之，後以道授道士丘元靖，不知所終，世傳太極拳術，乃張眞人所傳也。

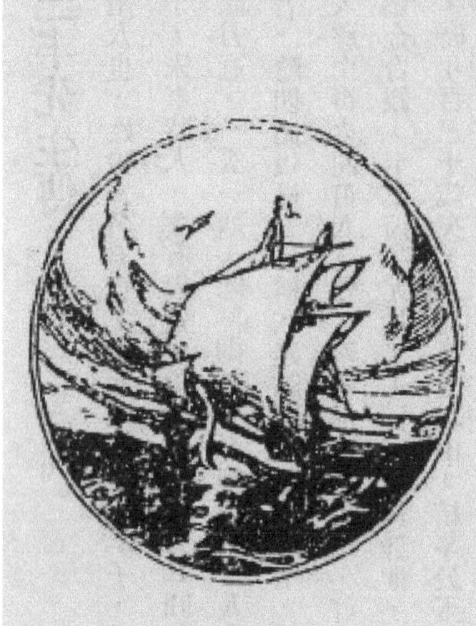

二

太極拳源流

夫太極拳者，乃至柔之道也，老子曰：「天下之至柔，馳騁天下之至堅」孟子曰：「浩然之氣吾善養也，」其氣嵤嵤然於胸，於是乎充溢於四肢百骸之至微處，而太極拳亦純練氣之道也。孟之道，本於孔，孔曾問道於老聃，太極拳之萌芽時期足徵源於老子。延至唐時有許宣平，及李道子。考許氏係江南徽州府歙縣人。隱城陽山；結簷南陽辟穀。身長七尺六，髯長至臍，髮長至足，行急奔馬，每負薪賣於市。所練太極拳之功，太極拳三十七式。而李氏，亦產於長江流域，祖籍安慶與許氏同時人也，或云，李壽命最長，與宋代時建陽人太常博士游酢交善。至明代嘗居武當山南岩宮。不火食，此恐神奇之談，而史冊實無所載，而以爲唐時人則然也。由許李繼續相傳，至宋代武當丹士張三丰徽宗召之，道梗不得進，夜夢元帝授之拳法，厥明，以單丁獨身殺賊百餘人。張三丰之術，百年後流傳於陝西，元始祖時，西安人王宗名得其傳，名著海內，有溫州（卽今浙江永嘉縣舊治也）陳州同者；從學宗名，至此太極拳則傳入溫州。至明嘉靖時傳於張松溪，當時以張松溪爲最著。張松溪今浙江省鄞縣人，松溪爲人，性質恂恂如儒者，遇人則恭切謹。有人求其術輒遜謝而避之去之。有少林僧數輩，以拳勇名海內，聞松溪名，至鄞縣訪之，松溪則避匿不出，後偶遇於酒樓，一僧跳躍來蹴，松溪稍側身，舉手送之，僧如飛丸隕空，墜重樓下，幾死，衆僧始服而駭散。松溪傳於其徒，四明，葉繼美，而繼美則獨優，繼美字近泉，近泉傳於吳崑山，周雲泉，單思南，陳貞石，孫繼槎等。吳崑山傳李天目，徐岱岳。李天目傳余波仲，吳七郎，陳茂宏。周雲泉傳盧紹岐。陳貞石傳董扶輿，夏枝溪。孫繼槎傳柴元明，姚石門，僧耳，僧尾。單思南傳王來咸字征南，征南搏人，每點其穴，有死穴，暈穴，啞穴三種之別，其術要訣，為敬，緊，徑，切，勤五字。明亡，終身菜食，以明此志，識者哀之腕惜，至淸傳至山右(即今山西)王宗岳。得其眞傳名聞海內，著有——太極拳論——數傳至河南蔣發，蔣發傳河南懷慶府陳家溝子陳長興。長興立身，常中正不倚，形若木鷄，當時因此稱之謂牌位先生。長興授徒數十人，有廣平(即今河北省鷄澤縣)楊先生露禪，名福魁，傾貲從學，居數載，與同門諸人較，輒負，偶夜起，聞隔垣有呼聲，遂越垣，見廣廈數間。即破窗隙窺之，其師正指示提放之術，大驚，於是每夜必竊往，久之，盡得其奧妙，隱而弗言，長興以露禪誠實敦篤，一日召授其意，師所言者無不領會，長興異之，謂諸徒曰，傾心授爾，爾不能得，楊生殆天授，非汝等所能及也。厥後。與同門角，無不跌出丈餘，曰吾以報復也，技成乃歸，長興傳楊露禪，李白魁，陳耕芸等諸人，惟露禪最精，露禪傳其子錤，鈺，鑑，及王蘭亭諸人。長子錤早死無傳，次子鈺字班侯，傳萬春，全佑，侯得山，陳秀峯等。三子鑑，字健侯，傳其子兆熊，兆淸，兆元，兆林，兆祥，及徒劉勝魁，張義等。兆熊字少侯，傳田紹麟，尤志學等。兆淸字澄甫，傳武匯川，牛春明，閻仲雁等，豐鱗等亦從學。許禹生亦從少侯，澄甫研究。陳微明，徐茗雪，陳農先，從澄甫先生學，是編乃澄甫先生口授，陳微明執筆述焉。全佑傳其子艾紳，夏貴勳，王茂齋等。近時南北習太極拳者，多由楊氏遞相傳授者。所不知者，倘多遺漏，不及備載。

太極拳十要

一、虛靈頂勁　頂勁者，頭容正直，神貫於頂也，不可用力，用力則項强，氣血不能流通，須有虛靈自然之意，非有虛靈頂勁，則精神不能提起也。

二、含胸拔背　涵胸者，胸略內涵，使氣沉於丹田也，胸忌挺出，挺出則氣擁胸際，上重下輕，脚跟易於浮起，拔背者，氣貼於背也，能含胸，則自能拔背，能拔背，則能力由脊發，所向無敵也。

三、鬆　腰　腰爲一身之主宰，能鬆腰，然後兩足有力，下盤穩固，虛實變化，皆由腰轉動，故曰命意源頭在腰隙，有不得力，必於腰腿求之也。

四、分虛實　太極拳術，以分虛實爲第一義，如全身皆坐在右腿，則右腿爲實，左腿爲虛，全身坐在左腿，則左腿爲實，右腿爲虛，虛實能分，而後轉動輕靈，毫不費力，如不能分，則邁步重滯，自立不穩，而易爲人所牽動。

五、沈肩墜肘　沈肩者，肩鬆開下垂也，若不能鬆垂，兩肩端起，則氣亦隨之而上，全身皆不得力矣，墜肘者，肘往下鬆墜之意，肘若懸起，則肩不能沉，放人不遠，近於外家之斷勁矣。

六、用意不用力　太極論云，此全是用意不用力，練太極拳，全身鬆開，不使有分毫之拙勁，以留滯於筋骨血脈之間，以自縛束，然後能輕靈變化，圓轉自如，或疑不用力，何以能長力，蓋人身之有經絡，如地之有溝洫，溝洫不塞而水行，經絡不閉而氣通，如渾身殭勁，充滿經絡，氣血停滯，轉動不靈，牽一髮而全身動矣，若不用力而用意，意之所至，氣卽至焉，如是氣血流注：日日貫輸，周流全身，無時停滯，久久練習，則得眞正內勁，卽太極拳論中所云：極柔軟，然後能極堅剛也，太極功夫純熟之人，臂膊如綿裹鐵，分量極沈，練外家拳者，用力則顯有力，不用力時，則甚輕浮，可見其力，乃外勁浮面之勁也，外家之力，最易引動，故不尙也。

七、上下相隨　上下相隨者，卽太極論中所云，其根在脚，發於腿，主宰於腰，形於手指，由脚而腿而腰，總須完整一氣也，手動腰動足動，眼神亦隨之動，如是方謂之上下相隨，有一不動，卽散亂矣。

八、內外相合　太極所練在神，故云神爲主帥，身爲驅使，精神能提得起，自然舉動輕靈，架子不外虛實開合，所謂開者，不但手足開，心意亦與之俱開，所謂合者，不但手足合，心意亦與之俱合，能內外合爲一氣，則渾然無間矣。

九、相連不斷　外家拳術，其勁乃後天之拙勁，故有起有止，有續有斷，舊力已盡，新力未生，此時最易爲人所乘，太極用意不用力，自始至終，綿綿不斷，周而復始，循環無窮，原論所謂如長江大河，滔滔不絕，又曰運勁如抽絲，皆言其貫串一氣也。

十、動中求靜　外家拳術，以跳躑爲能，用盡氣力，故練習之後，無不喘氣者，太極以靜御動，雖動猶靜，故練架子，愈慢愈好，慢則呼吸深長，氣沉丹田，自無血脈澎漲之弊，學者細心體會，庶可得其意焉。

太極拳之意義

凡萬物之生，負陰抱陽，有此陰陽之別，上而推之，由無而生有。無者爲無極是也，有者卽太極是也，無極生太極，太極生兩儀，故太極爲陰陽之母，太極卽一氣，一氣亦卽太極，以有體言之則爲太極，以用言之則爲一氣，時陰時陽，活潑無拘，其氣衍溢於四體之中，浸潤於百骸之內，處處皆有，無時不然，內外一氣，流動不息，開合自然，中無停滯，故太極無法，則動卽是法，此卽太極是也，以法而言之，易中所謂陰陽，動靜之理；而運動作勢，純任自然，所謂無中生有者卽所謂無極而生太極也，至其運用非常圓活，如環無端，不知所止；則又太極本無極也，凡每勢勢之中，動作之時，均含一圜形，其動而爲陽，靜而爲陰，及剛柔進退等，均與易理相吻合；故得假借太極易學之理，以說明之，此拳之名稱，所以因此而得來；而以陰陽動靜等喻其作用，非强爲附會也。

吾國昔日學說，往往凡物均以陰陽譬喻之；陰陽無定位，太極拳之譬喻陰陽亦如是，如拳勢所所云：動卽陽，靜卽陰；出手爲陽，收手爲陰；進步爲陽，退步爲陰；剛爲陽，柔爲陰；黏爲陽，走爲陰；伸爲陽，屈爲陰；分爲陽，合爲陰；仰爲陽，俯爲陰；升爲陽。降爲陰；實爲陽，虛爲陰；無論如何變化，均不離陰陽動靜，圜形虛實之規範。

此皆譬喻之說而解，非社會上卜筮迷信所言之太極，切不可作玄虛之談；近代社會科學倡明之日，百端進化之時，尤望學者若能以科學等方法說明解釋之；而不沾於易象，則敝人所企望焉。

太極拳論

一舉一動，週身俱要輕靈。

不用後天之拙力，則週身自然輕靈

尤須貫串。

貫串者，綿綿繼續不斷之謂也。如不貫串則斷，斷則敵人乘虛而入。

氣宜鼓盪，神宜內斂。

氣鼓盪則無間，神內斂則不亂。

無使有凸凹處，無使有斷續處。

有凹處，有凸處，有斷時，有續時，此皆未能圓滿也，凹凸之處，易爲人所制，斷續之時，易爲人所乘，此皆致敗之由也。

其根在脚，發於腿，主宰於腰，形於手指，由脚而腿而腰，總須完整一氣，向前退後，乃得機得勢。

莊子曰：至人之息以踵，太極拳術，呼吸深長，上可至頂，下可至踵，故變動其根在脚，由脚而上至腿，由腿而上至腰，由腰而上至手指，完整一氣，故太極以手指放入，而能跌出者，並非僅手指之力，其力乃發於足跟，而人不知也，上手下足中腰，無處不相應，自然能得機得勢。

有不得機得勢處，身便散亂，其弊病必於腰腿求之。

不得機，不得勢，必是手動而腰腿不動，腰腿不動，手愈有力，而身愈散亂，故有不得力處，必留心注意動腰腿也。

上下前後左右皆然，凡此皆是意，不在外面，有前卽有後，有上卽有下，有左卽有右。

欲上欲下，欲前欲後，欲左欲右，皆須動腰腿，然後能如意，雖動腰腿，而內中有知己知彼，隨機應變之意在，若無意，雖動腰腿，亦亂動而已。

如意要向上，卽寓下意，若將物掀起而加以挫之之力，斯其根自斷，乃壞之速而無疑。

此言與人交手時之隨機應變，反復無端，令人不測，使彼顧此不能顧彼，自然散亂，散亂則吾可以發勁矣。

虛實宜分清楚，一處自有一處虛實，處處總此一虛實，週身節節貫串，無令絲毫間斷耳。

練架子要分清楚了虛實，與人交手，亦須分清虛實，此虛實雖要分清，然全視來者之意而定，彼實我虛，彼虛我實，實者忽變而爲虛，虛者忽變而爲實，彼不知我，我能知彼，則無不勝矣，週身節節貫串，節節二字，以言其能虛空粉碎，能虛空粉碎，則處處不相牽連，故彼不能使我牽動，而我穩如泰山矣，雖虛空粉碎，不相牽連，而運用之時，又能節節貫串，非不相顧，如常山之蛇，擊首則尾應，擊尾則首應，擊其背則首尾俱應，夫然後可謂之輕靈矣，譬如以千斤之鐵棍，非不重也，然有巨力者，可持之而起，以百斤之鐵鍊，雖有巨力者，不能持之而起，以其分爲若干節也，雖分爲若干節，而仍是貫串，練太極拳，亦猶此意耳

長拳者，如長江大海，滔滔不絕也。

太極拳亦名長拳，楊氏所傳有太極拳，更有長拳，名目稍異，其意相同。

十三勢者，掤，攄，擠，按，採，挒，肘，靠，此八卦也，進步退步右顧左盼中定，此五行也，掤挒擠按，即坎離震兌四正方也，採挒肘靠，即乾坤艮巽四斜角也，進退顧盼定，即金木水火土也。

太極拳，各式，及掤攄擠按詳述於後。

原書注云：係武當山張三丰先生所著，欲天下豪傑，延年益壽，不徒作技藝之末也。

太極者，無極而生，陰陽之母也。

陰陽生於太極，太極本無極，太極拳，處處分虛實陰陽，故名曰太極也。

動之則分，靜之則合。

吾身不動，渾然一太極，如稍動，則陰陽分焉。

無過不及，隨屈就伸。

此言與相接相黏之時，隨彼之動而動，彼屈則我伸，彼伸則我屈，與之密合，不丟不頂，不使有稍過及不及之弊。

人剛我柔謂之走，我順人背謂之黏。

人剛我剛，則兩相抵抗，人剛我柔，則不相妨礙，不妨礙則走化矣，既走化，彼之力失其中，則背矣，我之勢得其中，則順矣，以順黏背，則彼雖有力而不得力矣。

動急則急應，動緩則緩隨。雖變化萬端，而惟性一貫。

我之緩急，隨彼之緩急，不自爲緩急，則自然能黏連不斷，然非兩臂鬆淨，不使有絲毫之拙力，不能相隨之如是巧合，若兩臂有力，則喜自作主張，不能捨己從人矣，動之方向緩急不同，故曰變化萬端，雖不同，而吾之黏隨，其理則一也。

由着熟而漸悟懂勁，由懂勁而階及神明，然非用力之久，不能豁然貫通焉。

着熟者，習拳以練體，推手以應用，練習既久，自然懂勁，而神明矣。

虛靈頂勁，氣沉丹田，不偏不倚，忽隱忽現。

無論練架子及推手，皆須有虛靈頂勁，氣沉丹田之意，不偏不倚者，立身中正，不偏倚也，忽隱忽現者，虛實無定，變化不測也。

左重則虛，右重則右杳。

此二句，卽解釋忽隱忽現之意，與彼黏手覺左邊重，則吾之左邊，與彼相黏處，卽變爲虛，右邊亦然，杳者，不可捉摸之意，與彼相黏，隨其意而化之，不可稍有抵抗，使之處處落空，而無可如何。

仰之則彌高，俯之則彌深，進之則愈長，退之則愈促。

彼仰則覺我彌高，如捫天而難攀，彼俯則覺我彌深，如臨淵而恐陷，彼進則覺我愈長而不可及，彼退則覺我愈偪而不可逃，皆言我之能黏隨不丢，使彼不得力也。

一羽不能加，蠅蟲不能落，人不知我，我獨知人，英雄所向無敵，蓋由此而及也。

羽不能加，蠅不能落，形容不頂之意，技之精者，方能如此，蓋其感覺靈敏，已到極處，稍觸卽知，能工夫至此，舉動輕靈，自然人不知我，我獨知人。

斯技旁門甚多，雖勢有區別，槪不外壯欺弱，慢讓快耳，有力打無力，手慢讓手快，是皆先天自然之能，非關學力而有爲也。

以上言外家拳術，派別甚多，不外以力以快勝人，以力以快勝人，若吏遇力過我快過我者，則敗矣，是皆充其自然之能，非有巧妙如太極拳術之不恃力不恃快而能勝人也。

察四兩撥千斤之句顯非力勝，觀耄耋能禦衆之形，快何能爲。

太極拳之巧妙，在四兩撥千斤，彼雖有千斤之力，而我順彼背，則千斤亦無用矣，彼之快乃自動也，若遇精於太極拳術者，以手黏之，彼欲動且不能，何能快乎。

立如平準，活似車輪。

立能如平準者，有虛靈頂勁也，活似車輪者，以腰爲主宰，無處不隨腰運動圓轉也。

偏沉則隨，雙重則滯。

何謂偏沉則隨，雙重則滯，譬兩處與彼相黏，其力平均，彼此之力相遇，則相抵抗，是謂雙重，雙重則二人相持不下，仍力大者勝焉，兩處之力平均，若鬆一處，是謂偏沉，我若能偏沉，則彼雖有力者，亦不得力，而我可以走化矣。

每見數年純功，不能運化者，率自爲人制，雙重之病未悟耳。

有數年之純功，若尚有雙重之病，則不免有時爲人所制，不能立時運化。

若欲避此病，須知陰陽，黏卽是走，走卽是黏，陰不離陽，陽不離陰，陰陽相濟，方爲懂勁。

若欲避雙重之病，須知陰陽，陰陽卽虛實也，稍覺雙重，卽速偏沉，虛處爲陰，實處爲陽，雖分陰陽，而仍黏連不脫，故能黏能走，陰不離陽，陽不離陰者，彼實我虛，彼虛我又變爲實，故陰變爲陽，陽變爲陰，陰陽相濟，本無定形，皆視彼方之意而變耳，如能隨彼之意，而虛實應付，毫釐不爽，是眞可謂之懂勁矣。

懂勁後，愈練愈精，默識揣摩，漸至從心所欲。

懂勁之後，可謂入門矣，然不可間斷，必須日日練習，處處揣摩，如有所悟，默識於心，心動則身隨，無不如意，技日精矣。

本是捨已從人，多悞舍近求遠。

太極拳不自作主張，處處從人，彼之動作，必有一方向，則吾隨其方向而去，不稍坻抗故彼落空，或跌出，皆彼用力太過也，如有一定手法，不知隨彼，是謂捨近而求遠矣。

斯謂差之毫釐，謬之千里，學者不可不詳辨焉。

太極拳與人黏連，卽在黏連密切之處而應付之，所謂不差毫釐也，稍離則遠，失其機矣。

此論句句切要，並無一字敷衍陪襯，非有夙慧，不能悟也，教師不肯妄傳，非獨擇人，亦恐枉費時間光陰耳。

太極拳之精微奧妙，皆不出此論，非有夙慧之人，不能領悟，由是可見此術不可以技藝視之也。

十三勢歌

十三總勢莫輕視，命意源頭在腰隙，變轉虛實須留意，氣遍身軀不少滯，靜中觸動動猶靜，因敵變化示神奇，勢勢揆心須用意，得來不覺費工夫，刻刻留心在腰間，腹內鬆淨氣騰然，尾閭中正神貫頂，滿身輕利頂頭懸，仔細留心向推求，屈伸開合聽自由，入門引路須口授，工夫無息法自休，若言體用何爲準，意氣君來骨肉臣，想推用意終何在，益壽延年不老春，歌兮歌兮百四十，字字眞切義無遺，若不向此推求去，枉費工夫貽嘆息，

（十三勢歌之意義，於太極拳論篇已講明，故不再註解）

十三勢行功心解

十三勢者，掤，攦，擠，按，採，挒，肘，靠，進，退，顧，盼，中定，是也。

以心行氣，務令沉着，乃能收斂入骨，以氣運身，務令順遂，乃能便利從心，

以心行氣者，所謂意到氣亦到。卽氣與意合，以意行氣，意要沉着，則氣可收斂入骨。並非格外運氣也。

氣收斂入骨，戒輕浮，貴沉着，工夫旣久，自能塡髓壯骨，則骨日沉重，內勁長矣，以

氣運身者，所謂氣動身亦動，氣要順遂，則身能便利從心。只要姿勢平順，自然氣動身至，故變動往來，無不從心所欲，毫無阻礙停滯之處矣。

精神能提得起，則無遲重之虞，所謂頂頭懸也。

有虛靈頂勁，則精神自然提得起，精神提起，則身體自然輕靈。不受拙力之支配，始無遲滯之患。由此觀之，可知捨精神而用拙力者，身體必爲力所驅使。不能轉動如意矣。

意氣須換得靈，乃有圓活之妙。所謂變轉虛實也。

與人相黏，須隨機應變，腦中得隨時而換意，仍不外虛實分得清楚，則自然有圓活之妙，例如與敵人相黏，彼力在左，我當擊其右，如果我似發未發手之際，彼已知覺，我當隨機變換，以別法信手而應，攻其不備，出其不意，此卽變換靈妙之意。

發勁須沉着鬆淨，專主一方。

發勁之時，必須全身鬆淨，不鬆淨則不能沉着，沉着鬆淨，自然能放得遠，專主一方者，隨彼動之方向而直去也，隨敵者之勢，如欲打高，眼神上望，則視力注於上，如欲打低，眼神下望，則視力注於下，如欲打遠，眼神遠望，則視力注於遠處，神至則氣到，全不在用力也。

沉着，乃拳術家最大關重之要訣，時時不可忽略，偶一失愼，則必驚慌失錯，不知所措，誠爲害甚烈，嘗聞某拳術家，所學者亦得法，工夫亦純，力量亦大，偶而鬥毆，交手之時，受傷數處，忽有人告之曰：『拳術汝忘之乎』，彼隨即再較，大獲勝利，此皆心神忙亂：手足失措，不知沉着爲何物，以致有此極大之失敗也。

立身須中正安舒，撐支八面。

頂頭懸，則自然中正，鬆淨，則自然安舒，穩如泰山，若身鬆氣淨發勁，自然發無不中，其發也，則自然能撐支八面。

行氣如九曲珠，無微不到。

九曲珠，言其圓活也，如四肢百體，無處不有圓珠，無處不是太極圈子，故力未有不能化也，此即一氣流動，長行不息之意也，有隙皆通，遂微空而必至，能達四梢，可通九竅。

運勁如百練鋼。何堅不摧。

太極拳雖不用力。而其增長內勁，可無窮盡，勁者氣之至也，未發蘊於內，既發突於外，如炮火然，其彈脫口而出，凡所擋者皆傾，此即一氣蒸發其之力也，太極之勁如百練之鋼，無堅不摧。

形如搏兎之鵠，神如捕鼠之貓。

搏兔之鶻、盤旋不定。捕鼠之貓，待機而動，鶻之敏捷，盤旋不定之時，兩眼覘準機會，猛然進攻，突擊而中，貓之爲物，最能審機待勢，蓄而後發，其精妙處，全在用神，其功用處，以靜制動，則太極拳行動之時，倏忽制敵，亦此理也。

靜如山岳，動若江河

靜如山岳，言其沉重不浮，動若江河，言其周流不息，山岳之重，人莫撼動，故言此拳以沉實爲主，以川流不息爲用。

蓄勁如張弓，發勁如放箭。

蓄勁如張弓，以言其滿，發勁如放箭，以言其速，弓張越圓滿，箭放越速，弓乃富有彈力，箭執於中而後發，發而之先，必須蓄之，故太極拳誠於中，而發於外，亦此意也。

曲中求直，蓄而後發。

曲是化人之勁，勁已化去，必向彼身求一直線，勁可發矣，曲能化勁，直乃發勁，蓄則意之中，發則意之至矣。

力由脊發，步隨身換。

含胸拔背，以蓄其勢，發勁之時，力由背脊而出，非徒兩手之勁也，身動步隨，轉換無定，脊爲內腎之源，又是發勁之關鍵，氣由尾閭上騰，由脊而肩而肘而手指，此皆發勁之意也。步隨身換，則上下相隨也。

收即是放，放即是收，斷而復連。

黏化打雖是三意，而不能分開，收即黏化，收者內含搓黏，外示弱點；彼身微動，我即放之，此乘機而發也，放是打，放者內蘊彈簧，彼抗我縮，（縮即誘也）彼走我放，所謂若即若離，斷而復連，勁放人之時，勁似稍斷，而意仍續而不斷。

往復須有摺疊，進退須有轉換。

摺疊者，亦變虛實也，其所變之虛實，最爲微細，太極截勁，往往用摺疊，外面看似未動，而其內已有摺疊，進退必變換步法，雖退仍是進也，摺疊乃是灣曲截勁之意，必須由轉換中，含有進退，似退非退，似進非進，亦即此理。

極柔軟，然後極堅剛，能呼吸，然後能靈活。

老子曰：天下之至柔，馳騁天下之至堅，其至柔者，乃至剛也，吸爲提爲收，呼爲沉爲放，此呼吸乃先天之呼吸，與後天之呼吸相反，故能提得人起，放得人出，週身柔軟，氣自暢達，偶一用力，氣必阻礙，堅硬者，氣之所至也，戒拙力，呼吸自能深長，遍體自能靈活，偶一用力，呼吸自必短促，遍體亦必遲滯。

氣以直養而無害，勁以曲蓄而有餘。

孟子曰：吾善養吾浩然之氣，至大至剛，以直養而無害，則塞乎天地之間，太極拳蓋養先天之氣，非運後天之氣也，運氣之功，流弊甚大，養氣則順乎自然，日習之養之而不覺，數十年後，積虛成實，至大至剛，至用之時，則曲蓄其勁，以待發，既發則沛然莫之能禦也，人之健壯者，氣必深長，人之薄弱者，氣必短促，如不信可詳察定知之，氣生命也，有限制之之氣，豈容一絲之消耗，凡練習過拳術者皆知有傚氣之名辭，或練氣功者，有發生其他之病症，此皆有限制之氣，用於不適宜之處，而應行流動之氣，自必虧損，故拳術家，更當戒之慎之，勁直無存，勁曲有餘，此當然之理，不再贅述。

心爲令，氣爲旗，腰爲纛。

心爲主帥以發令，氣則爲表示其令之旗，以腰爲纛，則旗中正不偏，決無致敗之道也。

先求開展，後求緊湊，乃可臻於縝密矣。

無論練架子及推手，皆須先求開展，開展則腰腿皆動，無微不到，至功夫純熟，再求緊湊，由大圈而歸於小圈，由小圈而歸於無圈，所謂放之則彌六合，卷之則退藏於密也，此即拳術家之上乘也。

又曰：先在心，後在身，腹鬆淨，氣斂入骨，神舒體靜，刻刻在心。

太極以心意爲本，身體爲末，所謂意氣爲君，骨肉爲臣也，腹鬆淨，不存絲毫後天之拙力，則氣自斂入骨，氣斂入骨，其剛硬可知，神要安舒，體要靜逸，能安舒靜逸，則應變整暇決不慌亂。

切記一動無有不動，一靜無有不靜。

內外相合，上下相連，故能如此。

牽動往來，氣貼背，斂入脊骨，內固精神，外示安逸。

此言與人比手之時，牽動往來，須涵胸拔背，使氣貼之於背，斂入脊骨，以待機會，機至則發，能氣貼於背，斂於脊骨，則力能由脊發，不然，仍手足之勁耳，神固體逸，則不散亂。

邁步如貓行，運勁如抽絲。

此仍形容綿綿不斷，待機而發之意也。

全身意在精神，不在氣，在氣則滯，有氣者無力，無氣者純剛。

太極拳以神行，不尚氣力，此氣者所謂後天之氣力也，蓄發氣之氣，爲先天之氣，運氣之氣，爲後天之氣，後天之氣有盡，先天之氣無窮。

氣如車輪，腰似車軸。

氣爲旗，腰爲纛，此言其靜也，氣如車輪，腰似車軸，此言其動也，腰爲一身之樞紐，腰動則先天之氣，如車輪之旋轉，所謂氣遍身軀不少滯也。

打手歌（按打手即推手也）

掤攦擠按須認眞，上下相隨人難進，任他巨力來打我，牽動四兩撥千斤，引進落空合即出，粘連黏隨不丟頂。

認眞者，掤攦擠按四字，皆須按照老師所傳之規矩，絲毫不錯，日日打手，練習功夫既久，自然能上下相隨，一動無有不動，雖巨力來打，稍稍牽動，則我以四兩之力，可撥彼之千斤，彼力既巨，必長而直，當其用力之時，不能變動方向，我隨彼之方向而引進，則彼落空矣，然必須粘連黏隨，不丟不頂，方能引進落空，此謂以四兩之力可撥千斤也。

又曰：彼不動，己不動，彼微動，己先動，似鬆非鬆，將展未展，勁斷意不斷。

打手之時，彼不動則我不動，以靜待之，彼若微動，其動必有一方向，我意在彼之先，隨其方向而先動，則彼必跌出矣，似鬆非鬆，將展未展，皆言聽敵者之勁，蓄勢待機，機到則放，放時勁似斷而意仍不斷也。

以上相傳，爲王宗岳先生所著，余略加註解，太極拳之精微奧妙，已包蘊無餘，就管見所及，已加說明，然仁者見仁，智者見智，功夫愈深者，論之愈得其精妙處，深望繼起者，發揮而廣大之焉。

太極與老說合解

老子曰：「常無欲以觀其妙，常有欲以觀其徼」，與之黏隨，觀其化之妙，忽然機發，是謂觀其徼。

老子曰：「有無相生，前後相隨」，是謂左重則左虛，右重則右杳，進之則愈長，退之則愈促。

老子曰：「天地之間，其猶橐籥乎」，虛而不屈，動而愈出，故太極無法，動即是法

老子曰：「綿綿若存，用之不勤」，綿綿若存者，內固精神，用之不勤者，外示安逸。

老子曰：「後其身而身先，外其身而身存」，後其身而身先者，即彼不動己不動，彼微動己先動也，外其身而身存者，由己則滯，從人則活也。

老子曰：「上善若水，居善地，心善淵，事善能，動善時，夫惟不爭，故無尤」，居善地者，得機得勢，心善淵者，斂氣斂神，事善能者，隨轉隨接，動善時者，不後不先，太極之無敵，惟不爭耳。

老子曰：「抱一，能無離乎，專氣致柔，能嬰兒乎，」是謂極柔而至剛，萬法而歸一。

老子曰：『曲則全，枉則直，』是謂曲中求直，蓄而後發。

老子曰：『將欲歙之，必固張之，將欲弱之，必固強之，將欲奪之，必固與之，是謂微明，』太極黏連綿隨，不與之抗，彼張我歙，彼強我弱，彼奪我與，然後能張，能強，能奪。

老子曰：『反者道之動，』故有上必有下，有前必有後，有左必有右。

老子曰：『天下之至柔，馳騁天下之至堅，』無有入於無間，又曰：『不爭而善勝，不召而自來，』是謂引進落空，四兩撥千斤也。

太極拳之眞義

無形無象（己身忘之）全身透空（內外如一）應物自然（隨心所欲）西山懸磬（海闊天空）虎吼猿鳴（鍛鍊陰精）泉清水靜（心沉神活）

翻江鬧海（氣血流動）盡性立命（神充氣足）

八字歌

掤擴擠按世界稀，十個藝人十不知，若能輕靈並堅硬，粘連黏隨俱無疑。

採挒肘靠更出奇，行之不用費心思，果得粘連黏隨字，得其環中不支離。

心會論

腰脊爲第一之主宰，喉頭爲第二之主宰，心地爲第三之主宰。丹田爲第一之賓輔，指掌爲第二之賓輔，足掌爲第三之賓輔。

（註）喉頭——在喉間氣管之上端，上通咽頭，爲空氣出入之道。

心地——道德之根於心猶農產物之出於地，故爲天賦之厚薄曰心地。

週身大用論

心性與意靜，自然無處不輕靈。遍體氣流行，一定繼續不能停。喉頭永不拋，問盡天下衆英豪。大功因何得？表裏精粗無不到。

十六關論

蹬之於足，行之於腿，縱之於膝，活潑於腰，靈通於背，神貫於頂，流行於氣，運之於掌，通之於指，斂之於髓，達之於神，凝之於耳，息之於鼻，呼吸往來於口，渾噩於身，全體發之於毛。（註）渾噩——後世因稱上古爲渾噩之世，渾噩於身者言完全包括於身之意也。

功用歌

輕靈活潑求懂勁，陰陽相濟無滯病，

若得四兩撥千斤，開合鼓盪主宰定。

用功五誌

博學 是多用功夫　**審問** 不是用口問是聽勁　**愼思** 時時思念　**明辨** 生生不已淵淵不斷　**篤行** 如天行健篤行而不倦

（註）審問——聽勁是也，聽勁者例如與敵人相遇，各現身手，敵若出手擊之，則吾以手迎之，手與手觸，則吾聽其用勁，遂變換而擊之。

太極拳各勢圖解

（1）預備式

意義：預備式——（又名謂無極式）是太極拳未動之形式第一式，渾渾灝灝，如吾寂然無思，萬善未發，然此心未發，自昭然不昧之本體，微一着意，卽是太極，此所謂由無極而太極是也，此不過以易理推之，心理作用，然皆一預備式而已，此式爲太極拳中各式之主，注重於神，揣摩於氣，順其自然之呼吸，務須凝神，拋除雜念，俟自覺心與氣已至沉靜不浮，始可動作第二式，此卽謂由靜而動也。

功用：拳術有內家外家之別，外家拳以肉體支配技術，以肉體爲主，內家拳以精神支配肉體，此不同之點於此，神凝而氣斂，氣斂而精固，使之混元一氣，氣達丹田，能使氣血暢達不滯，袪病延年，無論男女老幼，皆可練習，此功効之大深矣。

要點：頭動作時頭宜項勁而正，神貫於頂，後身向前微攏抱勁，係堅固命門之意，因命門爲週身開閉戶，齒扣而唇微閉，扣齒則生力，項要豎勁，兩肩要下沉用勁，氣歸注於丹田，足跟蹂勁，足尖抓勁，週身須靈活敏捷，特別注意，絲毫不要用拙力，處處總以想像運之於神。

（2）太極拳起勢

意義：太極拳起勢，即所謂預備第二勢，預備式乃渾渾淪淪，無我無他，所謂無極是也，即起字意義，乃是一動詞，以此推之，微一着意，起而動之，即爲太極，太極拳起勢者，亦即爲太極拳預備動作之姿勢，

功用：前如第一圖預備式，乃未動作之姿式，以想像力運用之，純一靜字，太極拳起勢之功用與預備式相同，不過較預備式已起始動作，實在以精神去支配肉體，神凝氣歛，氣達丹田，呼濁吸清之氣，可遞換腹部汚濁鬱結之氣呼出，使清鮮之氣而吸入，順生理之自然，合衞生之要義，

注意：一任自然，不可牽强，守我之靜，以待人之動，則内外合一，體用兼備，往往人皆於此勢易爲忽略，殊不知練法用法，俱根本於此勢，望學者首當於注意焉。

（3）左右斜飛式攬雀尾

意義：攬雀尾爲太極拳體用兼備之總手，太極拳體用有（推手）一節，卽推手所謂黏連粘隨，往復不離不斷，遂以雀尾比喻手臂，故總名之曰，攬雀尾。其法有四，曰掤攦擠按。

功用：設若敵人以手臂擊之，則我之手臂應之，攬之以挨敵人前進攻擊之力，乘勢進之近切而擲之，此稍加解說，若練日久功深，以意揣之，由靜而待動，一旦豁然貫通，無不從心所欲。

注意：練習動作時，純以神與意行之，切莫用以拙力，手指路綫皆成一圓形，二曰須隨手足腰而變動，胯與背鬆解勿用拙力，尾閭中正，每逢至足跟時，足跟切忌離地，若發手時，心與意須達於手指尖，勿加絲毫之拙力，切忌勿做些微之氣，凡一動作，須沉肩墜肘，腰鬆腿坐，攬雀尾爲太極拳中之基楚，練習時須加十二分注意。

（4）單鞭

意義：單鞭以字義解釋之，單者，單手之意，鞭者，卽擊人之器具曰鞭，凡太極拳中之椿步，卽弓登步是也，姿勢卽兩足一前一後，足尖俱向前，在兩點上，前後斜度及左右距離，宜照個人身軀高矮，以爲伸縮之標準，蹲身亦不可過度，若過度則費力，費力則易呼吸卽不平均，實與沉氣調息有莫大之障礙也。

功用：單鞭此名詞，以鞭擊人之意，且有種種之擊法，而太極拳兩足與手忽然變爲虛，忽然變爲實，此即使週身重量與中心點由兩腿輪流値時負擔責任，幷能調劑疲勞，週身骨節活動是有相當之步驟，故此太極拳與生理衛生學深有密切之關鍵。

要點：單鞭勢之前手與臂向前伸出時，須用內部之勁運之於臂而手，而兩肩須成一水平直線，足動則手亦相隨，宜動作一致幷敏捷一致，凡弓登步，後足之足跟用力向下蹬勁，而足跟不可稍微離地拔起，因後足足跟蹬時亦爲週身之根，否則全身鬆解，故爲領氣發勁之源，項要豎勁，足跟要蹬勁，則氣自然由脊而發，前腿之膝，切記不可超過前足足尖。

（5）提手上式

意義：提者上提之意，如手提物狀，幷無深意，以字之表面可勿解瞭然，此式發者內勁而緩，

功用：提手上式雖極簡單，善能應敵，設敵人由右側或左側或迎面來擊時，即隨敵人而轉移方向應之，將兩手爲一合勁，左右手隨方向置之前後，則兩腕提至與敵人之肘腕相啣接時，須含蓄敵勢，以待敵人之變，用腕擠出之，身法步法，與擠亦有相通處。

要點：此式係練習脊骨之伸縮力，與物理學中之力學有關係，動作此勢時，頭宜頂勁，兩臂

宜鬆勁，須含胸拔背，腰宜鬆，兩足踏實，尾閭中正，氣沉丹田。

(6)白鶴晾翅

意義：此勢兩手一上一下，兩腿前後一伸一屈，兩臂斜開，作鳥翼狀，形如鶴之展翅，故取此意，此式有斜展正展之別，斜則爲展翅，正則爲晾翅，兩足有左虛右實之分，如鶴獨立之狀，右手浮起，左手下沉，又如鶴展翅，故以象形取義而得名。

功用：白鶴晾翅此勢善能運動伸縮胸背各部，設若敵人從我身左側，用雙手來擊，右足收回，左足邁出，兩手隨起隨沉，則敵之力卽分散而不整矣，此勢幷能氣慣頂，神靈通，週身氣血暢達不止，則百病不生，而精神倍足矣。

要點：此勢善能運動胸部，及背部之伸縮力，動作此勢時，注意項勁虛領，人之頭部，大腦是種種神精中樞，各司入體之各部，頭容正直，切忌用力，用力則肌肉收縮，其弊至矣，不但有礙於血液暢行，與呼吸之順適，且能使大腦皮質與腦脊髓間之連絡，在無形中則發生幾許之障礙，凡學者豈不愼乎。

(7)摟膝拗步

意義：摟膝者，卽以手摟膝蓋之意，拗步，卽順步之反，如出左足，伸右手，出右足，伸左手，此之謂拗步，其他拳術亦有此步，然其內勁不同。

功用：蓋太極拳重意不重形，明能以舒筋骨，暗能以調和氣血，一切姿式，純任自然，平正簡易毫不費力，實與人體各部之發達，有補助之能，無妨害之弊也，如遇敵由下方用拳或腿擊來時，即可以順手向旁摟開，拗步前進，以手推擊其胸。

注意：練習時，注意說明可也。兩臂之動作，全憑腰力運轉，兩肩塌力，前肋墜力，發出之手切莫伸直，足踵蹬勁，故此式係運動兩臂腰膝之屈伸力。

（8）手揮琵琶

意義：兩手如抱琵琶以指撫絃者然，此式雖極簡單，而意想極其複雜，蓋凡是一種運動，應確信其必有當然之效果，而加以想像之，如意欲行氣，則應作行氣想；如意欲沉重，則應作沉重想；如意欲沉氣，則應作氣沉丹田想；推之一切方法，皆應作如是想，此種方法，一經說明，固極簡單，然其宏效，則非常迅速也。

功用：增進臂力，力能達梢，能延長右腿之支撑力，遇敵能久持。如敵當胸擊來時，吾即將右手向懷內後撤，以柔化其力，同時用左掌按其肩，猛向前推，此謂登堂入室，敵則必應手而仆矣。

要點：進後足時，全身勿稍上聳；抬左手時，以全身之力，由脊，而肩，而肘，而手，發之於梢。肘向下沉，手向下塌；右胯與右足踵成一垂直線。

（9）左右摟膝拗步

說明：此式意義，功用，要點，均與前摟膝拗步同，故不再贅述，不過左右方向不同耳。

（10）手揮琵琶

說明：此式意義，功用，要點與前同故不再贅述，

（11）進步搬攔錘

意義：搬攔錘者，卽搬開敵人之手，而攔阻之；復用拳迎擊之稱，南方人稱拳爲錘，此錘乃太極拳五錘之一。五錘者，則肘底看錘，撇身錘，進步栽錘，摟膝指膽錘，是也。

功用：敵拳當胸擊來時，卽順手向外搬開，敵外逃，卽攔之，乘勢且可直擊敵胸。此式善能活潑兩膀，並能延長腿力，明足以舒展筋骨，暗足以調和氣血，於人體各器官之發達，有密切關係也。

要點：此式係運動脊椎，活潑肩膀，練習時，須空腋鬆肩。擊出之拳，不可握緊，蓋握緊則氣滯，而內力亦無由發出，發拳須用脊力擊出，後腿彎切莫蹬直，不可探身向前，蓋探身則僅爲腰力，易向前傾。

（12）如封似閉

意義：封閉者，卽封鎖敵人之意。與外家拳種種封敵之勢。

三一

功用：用搬攔錘時，敵若以左手截吾右拳，卽以左手從下方攔其手，右拳撤囘，復出雙手向前推之，此式專能運動腰胯，伸縮兩臂，而太極拳有治病特效之原因，實由不使呼吸與循環絲毫失其常度，故雖有肺病者，亦可練習，定能成效，其他可治之病，自然不此再言。

要點：撤拳時，須將拳帶囘，全身後坐，切不可僅屈臂彎，搭腕時不可停滯，應須分開前推，分開時，兩肘須微曲，肘尖下垂近脇，不宜旁開，使勁分散，前推時，手掌宜前伸，掌心吐力，不可用正掌。

（13）十字手

意義：十字手者，兩手交叉相搭如十字之謂也。凡兩式相連，轉折不便者，均可加十字手，以資銜接。

功用：能運用兩臂，引勁達梢，增長足步之抓力，與全身之坐力。

要點：此式坐身時，上身切莫前傾，右臂抽囘時不可過頂，身體站起時須連接下式不可稍有停頓。

（14）抱虎歸山

意義：抱虎歸山者，假若敵人爲虎，抱而擲之也，亦可名謂抱虎推山，如敵思逃走，卽乘勢前推，而訣均皆合理，學者多於此式不加注意，以致與後式之擠按，誤為攬雀尾，凡學者宜慎之！

功用：敵人若自吾右後側擊來，宜以右手下按其臂，以左掌迎面擊之，若敵以左臂乘勢上抬，而左轉擊吾頭部，應即進身以臂承接其臂根，圈右臂後以抱敵身，設敵欲遁逃時，可回身以右手外捌，雙手向前推其胸。

要點：此式須以腰身運動肩臂，宜貫串一氣，相連如抽絲為妥，弓右足時背椎萬勿前挺！否則成為上重下輕之勢，最易受擊而倒，無論任何姿式，皆宜沉肩含胸為主，其氣自然暢達丹田也。

（15）肘底看錘

意義：亦名謂肘底錘，又名謂肘下錘，有謂此式意在看守門戶，防敵襲擊之意，則又有內藏衝擊之勢，進可攻，退亦可守，學者對於此式，萬勿忽視，應詳加注意焉。

功用：此式善能活潑週身之關節，與暢達血液之循環，久練既熟，自可從心所欲，以宿其勢，向機而發，未有不應聲而倒。

要點：宜注意三合，即肩與胯合，肘與膝合，手與足合，於出拳時，身須隨之微向前含胸之意，同時尤宜鬆腕舒身。

(16)倒攆猴

意義：倒攆猴者，則取其輕靈，敏捷，進退自如之意，以其退步之速，能追逐於猴而故名。

功用：設敵以拳擊，或足踢時，即以前手攔下，後手迎面擊出。

要點：兩腿彎須微曲，頭部宜頂，身軀宜正，穀道內提。

(17)斜飛式

意義：此式如鳥之展翅而飛，因而名。

功用：要點皆與前式同，故不再贅述。

(18)提手

說明：此式意義與功用，要點皆與前者同，不再贅述。

(19)白鶴晾翅

說明：此式意義與功用要點均與前同，參看前註便可明瞭。

(20)摟膝拗步

說明：此式意義與功用，要點，均與前同，參看前註便可明瞭。

(21)海底針

意義：此式有云係向下刺海底穴者，則不然。蓋海底針爲太極拳中最難練之姿勢，爲蓄以待發之勢，重緊湊、戒開展，譬如蠶虫，向前進行，尾若實，中部起，前部向後收縮，學者宜加注意。

功用：含胸乃使心窩微向內凹，俾內部橫膈被，因胸部向內壓迫自能降下，拔背，乃使背部微如弓背之突出，回復初生時之垂直性，則內氣自能下降，鬆腰，則腰自能下沉，腰沉氣亦必沉，使兩足增力，下盤穩固。

要點：含胸，拔背，鬆腰，萬勿拔腰，拔腰，有提氣之弊。

（22）扇通臂

意義：通臂者，使脊背之力通於兩臂也，或云扇通臂擬兩臂爲扇幅，脊椎爲扇軸，如扇之分開狀，故而名之。

功用：練習肩背之力，能達於梢，設敵以右手擊來，即上左腿以右手反刁敵腕，舉臂上提，以左掌擊敵脇下，或以右手反刁，左手上托，則敵肘必斷。

要點：此式係練習腿力及肩背之力，蹲身上起時，宜使臂部下垂，則尾閭自然中正，蓋初練時之人稍一蹲身，便將臀部外突，致使脊椎骨間受不自然之壓迫，實與氣之流通有極大之阻礙。

（23）撇身捶

意義：撇身捶者，使身折疊，腰部後撇，復用腕進擊之謂，此捶爲太極拳五捶之一。

功用：靈活腰脊，堅實內腎，以意行氣，勁能直達於梢，倘敵人自後方擊來，吾可向後撇身，屈肘擒制敵臂，乘勢抬步握拳迎擊。

要點：撇身時，手腿動作，須以腰脊爲樞紐，方能靈活自如。

（24）上步搬攔捶

說明：此式意義，功用與要點，均與前同，參照便可明瞭。

（25）進步攬雀尾

說明：此式意義，功用要點均與前同，參照便可明瞭。

（26）單鞭

說明　此式意義，功用，要點，均與前同，參照便可明瞭，

（27）雲手

意義：雲手者，則手之運動，盤旋回轉如雲之謂也，此爲太極拳中最要之姿勢，兩手之旋轉運行，與少林拳之左右攀援手略同。

功用：蓋進退，虛實，變化，有不得力處，亦全恃腰部轉動，以資補救，故此式善能增進腰

部之靈活，久之自可運用自如，設敵以左手自前面擊來時，即以右手向右運開，乘勢進擊，若自後襲擊吾右肩，即可以右手迎觸敵手，踩掌發勁擲出之。

要點：雙手運行須回轉如輪，眼神與腰與手均須一致，兩腿須竭力下坐，上體不宜搖擺，頭部不宜左歪右斜，眼須注意視運行之左右手。

（28）單鞭

說明：此式意義，功用，要點，均與前同，參照便可明瞭。

（29）高探馬

意義：高探馬者，即身體高聳，向前探出，如乘馬探身向前之意。

功用：設敵以右手進擊吾胸，即以左手反勢下黏，右手用撲面掌擊敵胸。

要點：此式左足之落點，與右手之擊出，均須起落一致，注意上下相隨。

（30）右分脚

意義：右分脚者，即用脚向右分踢之意，蓋人體各部之發達，在定理上均有一定之程序，而太極拳對於身體各部之發達，可云處處平均，無微不至，而足之一部，更切重要！故太極拳行功時，一動無有不動，一靜無有不靜，於肢體任何部分，皆無偏重之處，故於生理上有補助之功，無妨害之弊。

功用：氣能行之於足，意能達之於梢，上擊下踢，手足齊至，發足之速度，超出他拳一倍以上。

要點：此式須渾身鬆開，須有頂勁，須手步一致動作，踢足時，兩臂宜成水平線，前足尖平，後腿微屈。

（31）左分脚

說明：左分脚者，卽脚向左分踢之意，其意義，功用，要點，均與右分脚同，參照便可明瞭。

（32）轉身蹬脚

意義：此式意義與分脚同，其稍差者，一係足尖用力，一係足踵用力，所不同者，一係直接發力，一係旋轉發力，而轉身蹬脚之練習，實較分脚尤難。

功用：設敵由身後襲擊時，卽轉身避過，並可乘勢用足前蹬，兩手向左右分開，以護膝防敵之摟腿也。

要點：須渾身鬆開，全身之力寄於右足，向左轉身時，上身宜直立，不可前俯。

（33）左右摟膝拗步

說明：此式意義，功用，要點，與前同，參照便可明瞭。

（34）進步栽捶

意義：進步栽捶者，即進步向前使拳由上下栽之謂也，此捶亦爲太極拳中五捶之一。

功用：設敵以足踢吾小腹時，吾可抬足以避其鋒，或以左手向外摟開，右手擊敵之小腹。

要點：栽捶時，須用脊骨力，頭宜頂，不可傾斜，摟左膝時，左手宜浮靠左膝。

（35）翻身白蛇吐信

意義：蓋白蛇乃蘄州之毒蛇，口中有絲吐出，人誤觸之，無有脫者，此式婉轉靈活，又髣髴若蛇，故以此名耳。

功用：此式之用法，與撇身捶略同，其形勢毫無差異，惟此式之轉身係以腰部作軸，著能引化敵來之勁。

（36）上步搬攔捶

說明：此式意義，功用，要點，均與前同，參照便可明瞭。

（37）右蹬脚

說明：此式意義，功用，要點，均與分脚，轉身蹬脚同，參照以上解說，便可明瞭。

（38）左右披身伏虎

意義：此式之氣象，凶猛異常，用法精妙，類似打虎意，故而名之，雖然畜意凶猛，其形體亦甚和緩其氣蘊於內，而不形於外。

功用：活潑腰脊，增進橫勁，善能避敵，又能蓄勢，以守爲攻，以退爲進。

要點：左右兩式之運行路線，宜成圓形。

(39)回身蹬脚

說明：此式意義，功用，要點，均與前之分脚蹬脚同，參照便可明瞭。

(40)雙風貫耳

意義：此式以兩拳自側方貫擊兩耳，敏捷如風之謂也。

功用：第一式爲過渡法，如敵人用足踢來，可抬右足以避之，如敵用拳擊我小腹，即將敵手格出，順勢貫敵兩耳。

要點：兩臂運動須與兩足一致，始可完整一氣，活潑無滯。

(41)左蹬脚

說明：此式之意義，功用，要點，均見前，參照便可明瞭。

(42)轉身蹬脚

說明：此式之意義與前之蹬脚同，惟此式係由旋轉而後蹬出，故名轉身蹬脚。

(43)上步搬攔捶

說明：此式之意義，功用，要點，均見前，參照便可明瞭。

（44）如封似閉

說明：此式之意義，功用，要點，均見前，參照便可明瞭。

（45）十字手

說明：此式之意義，功用，要點，均見前，參照便可明瞭。

（46）抱虎歸山

說明：此式之意義，功用，要點，均見前，參照便可明瞭。

（47）斜單鞭

說明：此式之意義，功用，要點，均與單鞭式同，而在練習時又與前之單鞭無絲毫差異，不過方向斜而已。

（48）野馬分鬃

意義：野馬分鬃者，以此式之運動如野馬奔馳，兩手分展如馬鬃左右分披之謂也。

功用：設敵進擊吾胸時，即可進按敵腕，順步至敵腿後，伸臂自敵腋下斜擊上排，此式又善能活潑腰部，運動脊椎增進梢力。

要點：兩臂分合須腰胯一致，沉肩，鬆腰，運行時須輕靈敏捷，方爲合宜。

（49）上步攬雀尾

說明：此式之意義，功用，要點，均見前，參照便可明瞭。

(50)單鞭

說明：此式之意義，功用，要點，均見前，不再贅述。

(51)玉女穿梭

意義：此式先前進，次後轉，又前進，復後轉，週行四隅，綿綿不斷，如穿梭狀，故而名之。

功用：設敵以右手自正面擊來時，卽可順左步右手上捧，左手隨步向敵臂按出，若敵自後側方擊來時，則可囘身以拗手傍纏敵腕，隨進順步以順臂上捧敵臂，伸手擊敵胸脇等處。

要點：轉身時須腰步相隨，運用一致，方向雖斜而身體姿仍宜中正。切記，發掌時，掌心間表示微有突意，以爲引伸內勁之助，然亦不可誤爲發勁。

(52)上步攬雀尾

說明，此式之意義，功用，要點，均見前，故不再贅述。

(53)單鞭

說明：此式之意義，功用，要點，均見前，故不再贅述。

（54）雲手

說明：此式之意義，功用，要點，均見前，故不再贅述。

（55）單鞭下勢

意義：單鞭下勢者，即由單鞭，而身體下降之謂也。

功用：敵以猛力撲吾身，或以兩手握吾臂，不能抵抗時，則可用蹲身下坐，採避敵力，令其落空，即乘擊其頭胸各部。

要點：蹲身時脊骨須直立，不宜前傾，膝臂屈伸時，與身體之起落務須一致。

（56）金雞獨立

意義：凡鷄皆喜獨立，此式係一足立地，手臂揚起，作展翅狀，若金鷄獨立，故而名之。

功用：此式尊能增進腿之支持力，與膝骨之彈力，和兩足之蹬力。

要點：立地之腿彎不可蹬直，如此則全身之骨骼爲之緊湊，則無全身重量編於骨骼之支撑。

（57）倒攆猴

說明：此式意義，功用，要點，均見前，故不再註。

（58）斜飛式

說明：此式意義，功用，要點，均見前，故不再註。

（59）提手上式

說明：此式意義，功用，要點，均見前，故不再註。

（60）白鶴晾翅

說明：此式意義，功用，要點，均見前，故不再註。

（61）摟膝拗步

說明：此式意義，功用，要點，均見前，故不再註。

（62）海底針

說明：此式意義，功用，要點，均見前，故不再註。

（63）肩通臂

說明：此式意義，功用，要點，均見前，故不再註。

（64）撇身捶

說明：此式意義，功用，要點，均見前，故不再註。

（65）上步搬攔捶

說明：此式意義，功用，要點，均見前，故不再註。

（66）進步攬雀尾

說明：此式意義，功用，要點均見前，故不再註。

（67）單鞭

說明：此式意義，功用，要點均見前，故不再註。

（68）雲手

說明：此式意義功用，要點均見前，故不再註。

（69）單鞭

說明：此式意義，功用，要點均見前，故不再註。

（70）高探馬

說明：此式意義，功用，要點均見前，故不再註。

（71）十字腿

意義：十字腿者，以伸順拳，踢拗腿，之謂也。

功用：設敵由後方擊來時，即可轉身以手攔格，乘勢以足踢之。

要點：此式係運動腿部，活潑腰背，轉身時，左臂須竭力前伸，手指與足尖並齊。

（72）摟膝指膛捶

意義：此式爲太極拳中五捶之一，乃摟膝後乘勢用拳進擊敵膛之意也。

功用：設若敵人用足自下踢來，我急用手，將敵足往膝外摟開，以手隨即握拳向敵襠部指去，敵必應手而倒。

要點：如用右拳前擊時，右肩探出之力，須由肩背發出，方可得其要領。

（73）進步攬雀尾

說明：此式意義，功用，要點均見前，故不再註。

（74）單鞭下勢

說明：此式意義，功用，要點均見前，故不再註。

（75）上步七星

意義：凡拳術家以兩臂相挽，兩手相交叉斜對，皆名七星式。

功用：設敵人用手自上劈下，我即將兩手變拳，同時集合交叉，向外掤去，向敵胸部猛擊。

要點：擊拳之時，不可直擊，宜含有由下向上擊之意，如此則敵之力必失其中。

（76）退步跨虎

意義：凡拳術家以兩臂分開，兩腿蹲屈，一腿着實，一腿點地爲虛，皆名謂跨虎式。

功用：設敵人用手按來，或外摟，敵若踢時即後退，遂成跨虎形，使敵全身之力皆落空，此時調敵雖猛如虎，略一轉動，便受我制矣。

要點：此式全身重量寄於右足，身宜直，頭宜頂。

（77）轉身擺蓮

意義：轉身擺蓮者，卽轉身蓄機待勢，向旁擺踢之謂也。

功用：設敵人自左側擊來，卽閃身上左足以避之，誘敵進擊，再轉身起左足以踢敵脅，腳過似疾風擺盪蓮葉，所謂柔腰百折若無骨，撤去滿身都是手，此功之奧妙，非淺學者所能領略也。

要點：若擺足時，足尖宜內合，以便迴轉迅速。

（78）彎弓射虎

意義：此式如開弓射虎之意，故而名之。

功用：設敵從右搭吾右臂下按時，卽可隨其動作而揉化其力，乘勢且可前擊其胸。

要點：此式係用腰力，兩拳前擊時，須隱合螺旋之意。

（79）上步搬攔捶

說明：此式意義，功用，要點均見前，故不再註。

（80）如封似閉

說明：此式意義，功用，要點均見前，故不再註。

（81）十字手

說明：此式意義，功用，要點均見前，故不再註。

（82）合太極

意義說明：此式爲練習完畢還原之姿勢，以意行氣，直達氣海，神宜內斂，氣宜充盈，意念存一靜。

太極拳各勢

1 預備式 2 太極拳起勢 3 左右斜飛式攬雀尾 4 單鞭 5 提手上式 6 白鶴晾翅 7 摟膝拗步
8 手揮琵琶 9 左右摟膝拗步 10 手揮琵琶 11 進步搬攔錘 12 如封似閉 13 十字手 14 抱虎歸山
15 肘底看錘 16 倒攆猴 17 斜飛式 18 提手 19 白鶴晾翅 20 摟膝拗步 21 海底針 22 扇通臂 23 撇
身錘 24 上步搬攔錘 25 進步攬雀尾 26 單鞭 27 雲手 28 單鞭 29 高探馬 30 右分脚 31 左分脚 32
轉身蹬脚 33 左右摟膝拗步 34 進步栽錘 35 翻身白蛇吐信 36 上步搬攔錘 37 右蹬脚 38 左右披身
伏虎 39 回身蹬脚 40 雙風貫耳 41 左蹬脚 42 轉身蹬脚 43 上步搬攔錘 44 如封似閉 45 十字手 46
抱虎歸山 47 斜單鞭 48 野馬分鬃 49 上步攬雀尾 50 單鞭 51 玉女穿梭 52 上步攬雀尾 53 單鞭 54
雲手 55 單鞭下勢 56 金鷄獨立 57 倒攆猴 58 斜飛式 59 提手上式 60 白鶴晾翅 61 摟膝拗步 62
海底針 63 扇通臂 64 撇身錘 65 上步搬攔錘 66 進步攬雀尾 67 單鞭 68 雲手 69 單鞭 70 高探馬 71
十字腿 72 摟膝指膛錘 73 進步攔尾雀 74 單鞭下勢 75 上步七星 76 退步跨虎 77 轉身擺蓮 78 彎
弓射虎 79 上步搬攔錘 80 如封似閉 81 十字手 82 合太極

第一圖　預備式

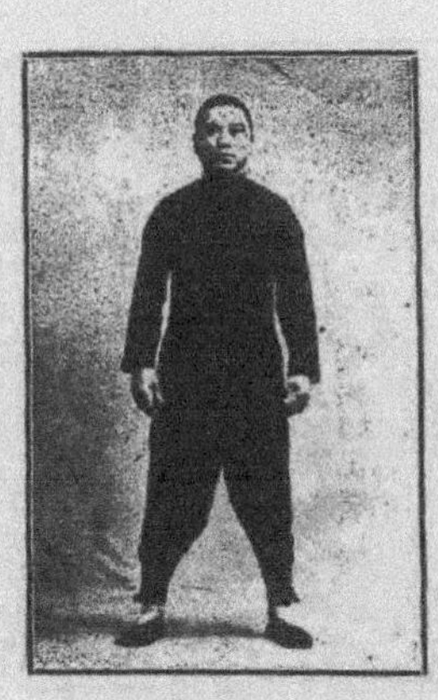

動作圖解：動作未開始時頭與面部正直勿偏斜，身體直立，眼向前平視成一直線，兩手下垂，手掌心向裏，兩足直蹈，平行分開，兩足距離與兩肩相齊，含胸拔背，切記不可前俯後仰，此太極未動之形式也，如第一圖。

第二圖　起式第一式

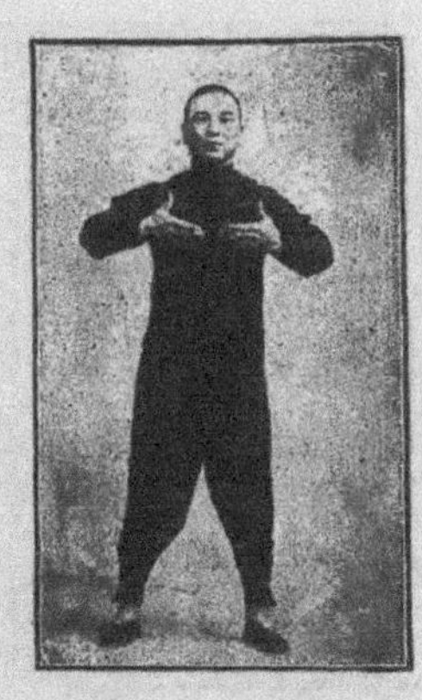

動作圖解：由預備式兩掌心同向上翻，提至胸前相離五寸之遠，氣隨兩手提升時吸入，如第二圖。

一

第三圖

起式第二式

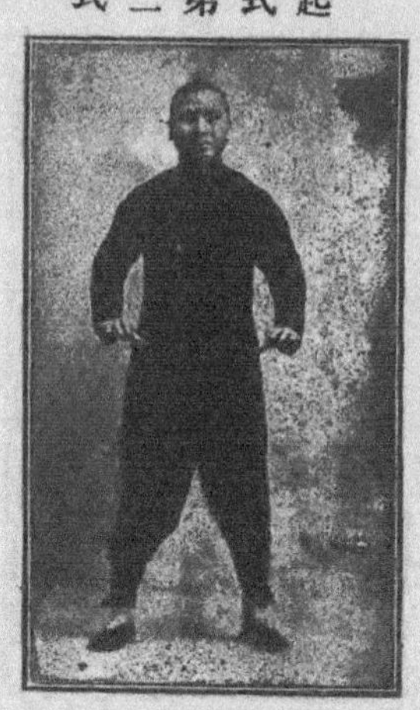

遂卽兩掌向下按之，歸還原式，兩手沉至小腹間，氣再隨兩手呼出，沉肩墜肘，兩手指尖向前，手掌心向下鬆腰胯，兩手距離與肩相寬，尤要精神內固，氣沉丹田，任其自然，不可牽强，如第三圖。

第四圖

左斜飛式第一式

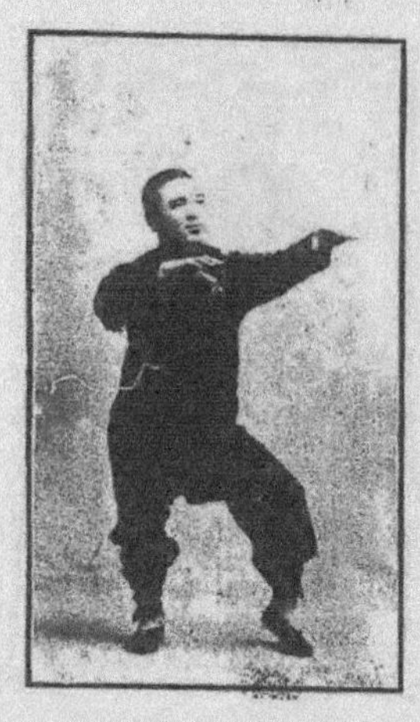

左右斜飛式

動作圖解：：由太極起式姿勢，兩手毫不着力，慢慢向前向上提起，以提與肩平，手掌心向下，左臂伸出向右稍屈，右臂彎曲，置於左手右後方，不可太直，與腰同時下沉，全身微向前左方下蹲，目視左手，全身重量落在右腿爲實，左腿爲虛，左足尖點地，足跟提起，如第四圖。

第五圖 第二式

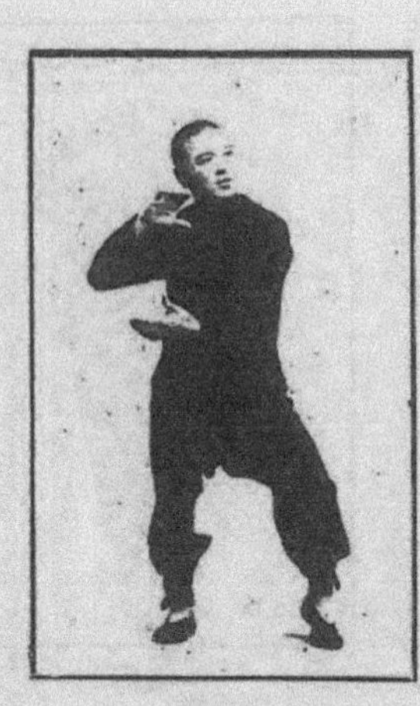

再由前勢原姿式不動，左手稍向右腐摟回，手掌心向裏方面回動，與右手掌心上下相對爲止，兩手上下距離尺許，狀如抱圓球形，如第五圖。

第六圖 第三式

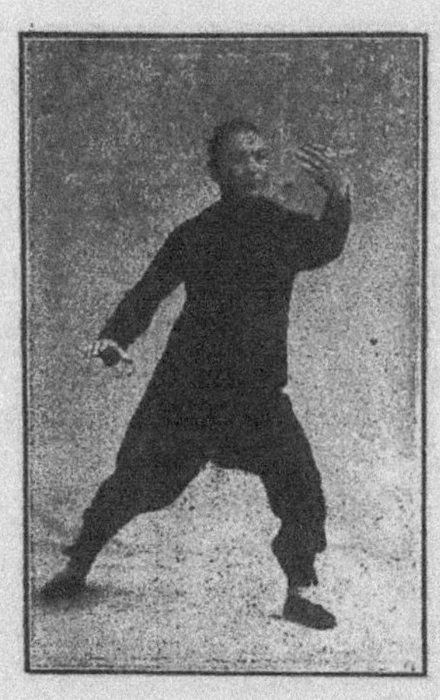

左足遂即提起，離地約一寸許高，左足卽向斜左前方踏出一步，全身之力換坐於左腿，屈膝坐實，右腿蹬直，成一左弓蹬步，同時將左手由胸前向左前方橫勁掤去，略與面部齊，手心向內，右手同時向右下方按去，按至距離小腹右方尺許之遠爲止，手心向下，手指尖向前，目視左臂肘手之間，此勢卽名左斜飛式，如第六圖。

第七圖

右斜飛式第一式

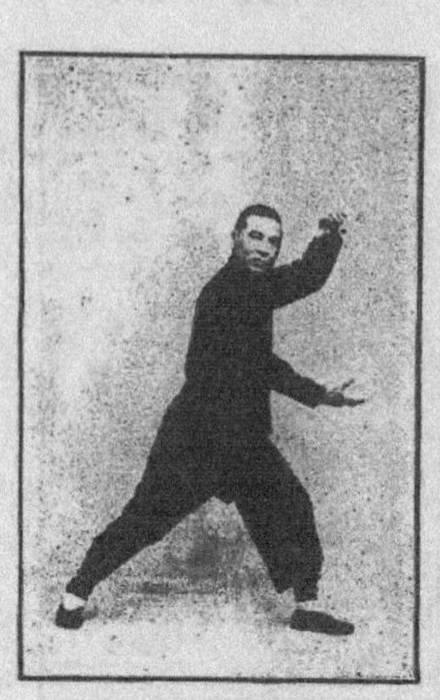

第八圖

第二式

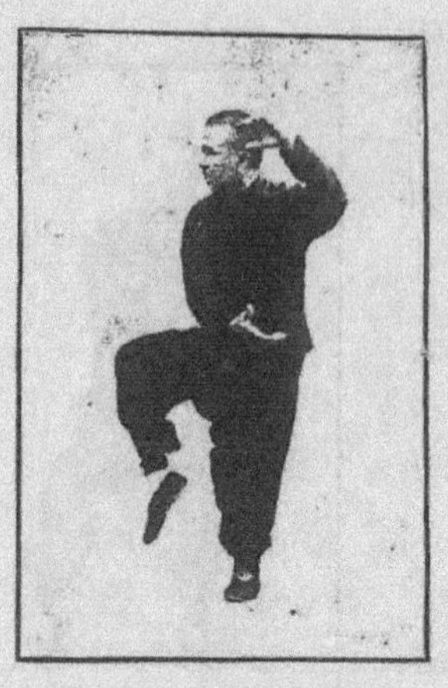

動作圖解・・由左斜飛式變右斜飛式動作，如第六圖之姿勢，在上之左手手心翻轉向下提起，在下之右手手心翻轉向上，向左方旋動，與左手相對爲止，兩手心相對，如抱圓球形，向左方移動，胸部同時向左方轉動，兩足不動，目視右方，如第七圖・

同時左足尖向內扣合，右腿抬起，足尖向下，上部原姿勢不動，微向右方稍轉，面向前視，全身重量落於左腿，如第八圖・

第九圖
第三式

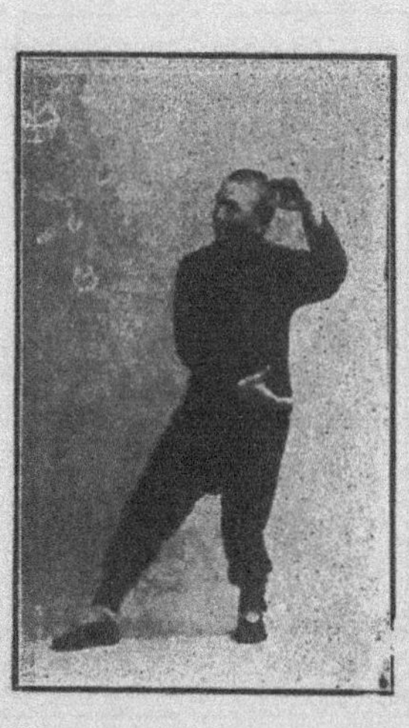

由第八圖之右斜飛式第二式姿勢身體上部不動，抬起之右腿，向右前方邁出一步，足掌着地，成一左實右虛之姿勢，如第九圖。

第十圖
第四式

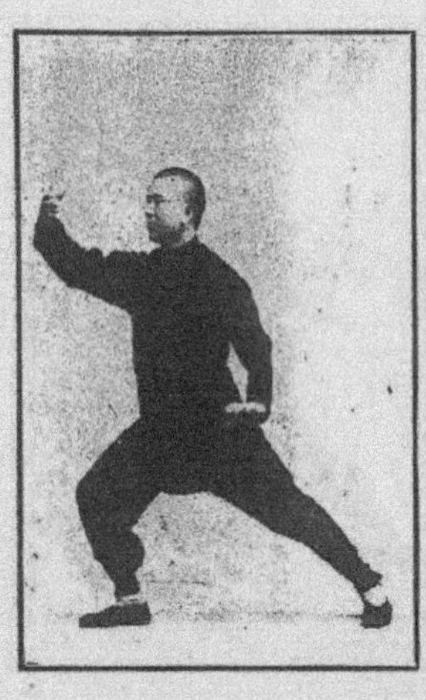

由第九圖第三式姿勢，右腿向前弓勁，變爲右足坐實，左腿向前蹬勁，成一右弓蹬步，兩手遂卽分開，右手向前掤出，左手下按，與左斜飛式右手狀同，此卽變爲右斜飛式，全姿勢與左斜飛式同，如第十圖。

第十一圖

攬雀尾第一式

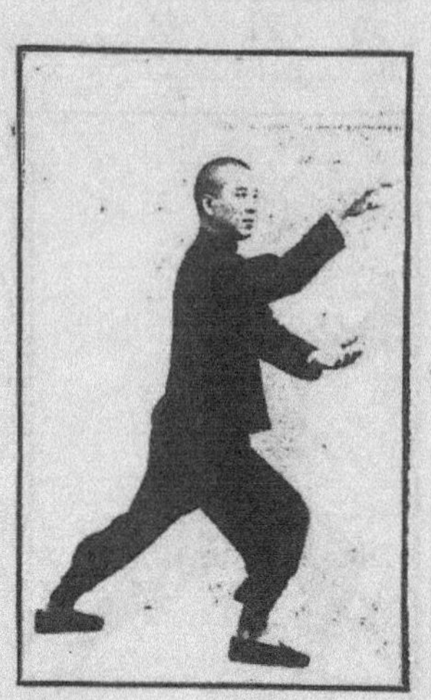

第十二圖

第二式

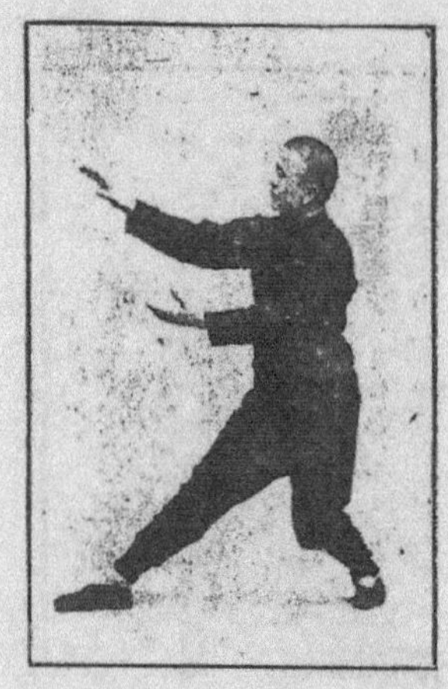

六

動作圖解・・由右斜飛式第四式之姿勢，右手手心轉向下，手指向前伸，左手手心轉向上，左手置於右小臂左下方，兩手如捧一物，下部兩腿姿勢不動，目視兩手距離之間，如第十一圖・

由攬雀尾第一式姿勢，身體上部姿勢兩手隨腰抽回後坐，下部左腿屈實，右腿直伸足尖向前，兩足成一丁字步姿勢，目視右手，如第十二圖・

第十三圖
第三式

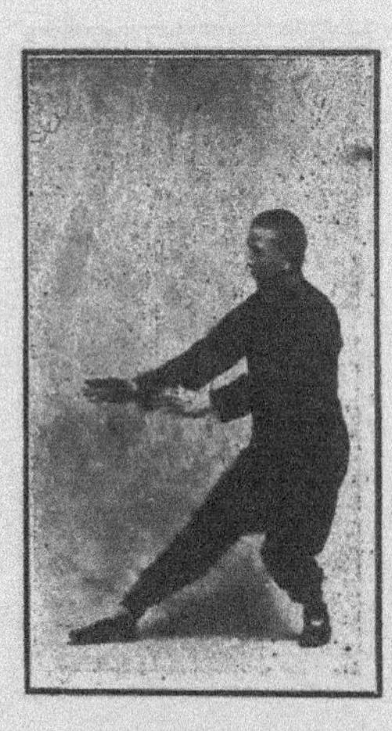

由上圖第二式姿勢，上部兩手慢慢往回櫥按下沉，沉至與腰成平行線爲止，右臂直伸，手心略側向裡合，左臂亦伸左手置於右小臂左側，手心亦略側向裡合，兩手狀若捫一物形，目視右手，如十三圖。

第十四圖
第四式

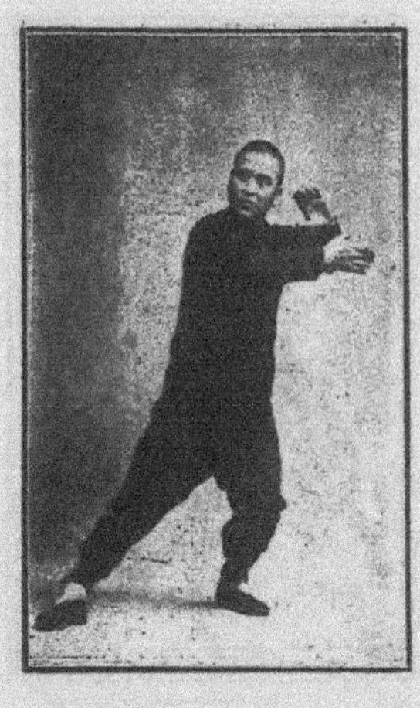

由上圖第三式姿勢，身體下部兩腿不動，成爲左實右虛，兩手同時轉動撤回，提至左頷傍，身體略轉向左側，兩臂攏抱成一扁圓形，左手心向下向外，右手心向內，兩手心仍相對，目向前視如第十四圖。

第十五圖

第五式

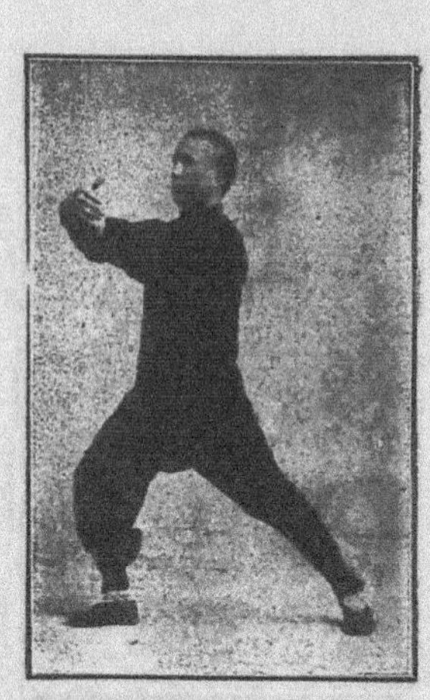

由上圖第四式姿勢，兩手相對同時向前直擠出，行動徐徐，不可太急，左手置於右手脈門處，上部亦隨之前擠出，全身重量徐徐變換到右腿，右腿弓勁，左腿向後蹬直，足跟勿抬起，目注視兩手，如第十五圖。

第十六圖

第六式

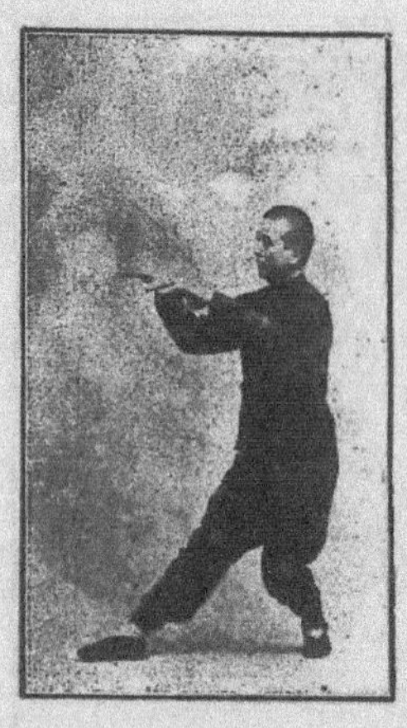

由前姿勢兩手變換均向前伸出，手心向下，手指向前，兩手分開，兩手之距離與肩同寬，此時目視兩手之間，兩肩下沉，兩肘下墜，全身徐徐後坐，兩手亦同時按囘，左腿坐實，右腿爲虛，兩手囘按時，如按物狀，兩手與肩齊，如第十六圖。

第十七圖
第七式

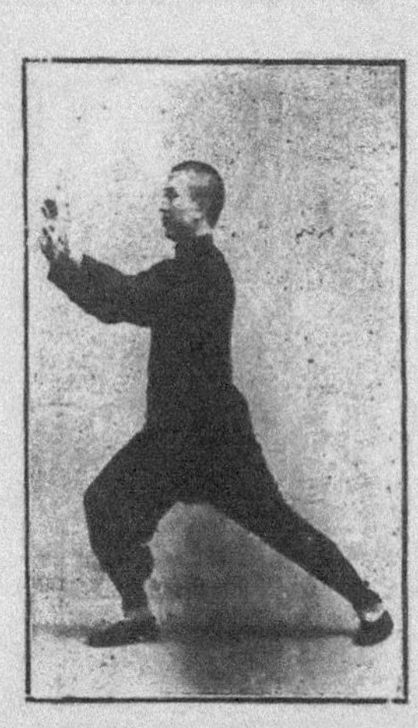

由上姿勢兩手掌再向下向外按力，兩手按到極處，兩手掌向外手指向上，左胯向前送力，左腿亦同時蹬力，兩手掌徐徐向前按出，全身重量移向右腿右腿弓勁，兩臂不可太直，目仍視兩手之間，如第十七圖。

第十八圖
第八式

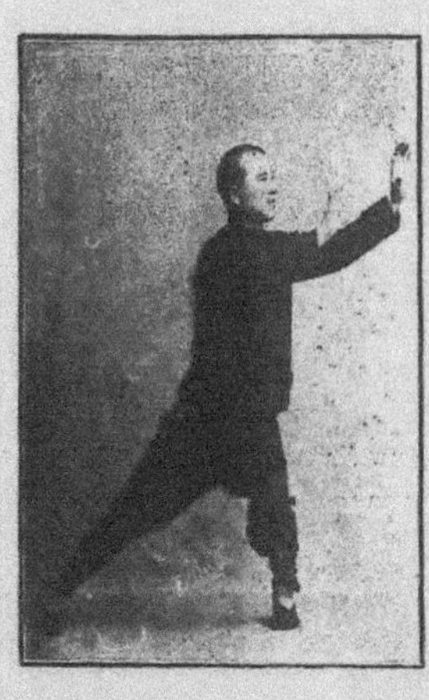

動作圖解：由前式兩手手指向上伸直，左足尖微微挪動，足跟微向內合，全身重量徐徐移於左腿，同時上身以腰作軸，兩手向左轉動，目視右手，轉至左後方時，目卽轉視左手，左手前伸右手下塌，手指翹起，右足在身體轉動時足尖隨向裏扣，右腿直伸，如第十八圖。

第十九圖　第九式

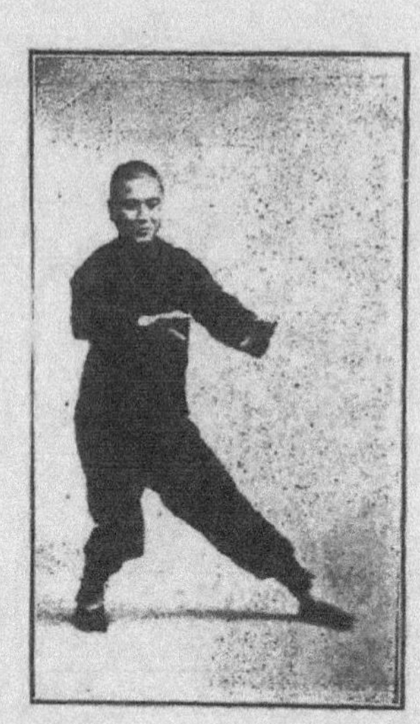

第二十圖　第十式

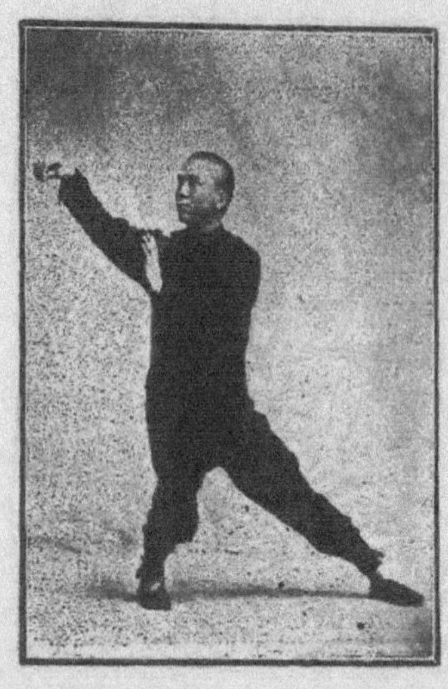

十

繼續上圖姿勢不停，全身重量隨卽向右腿移動，仍是以腰作軸，兩手成一平線，右手微高左手微低，向右徐徐轉動，此時目視右手，全身重量落在右腿，如第十九圖。

由上圖姿勢，不停兩手徐徐轉向右前方，目卽視右手，右臂直伸，右手五指幷攏，五指尖攝在一處，作提吊手式，左手置於右胸前，左手手指同時立起，左臂下乘，如第二十圖。

第二十一圖

單鞭第一式

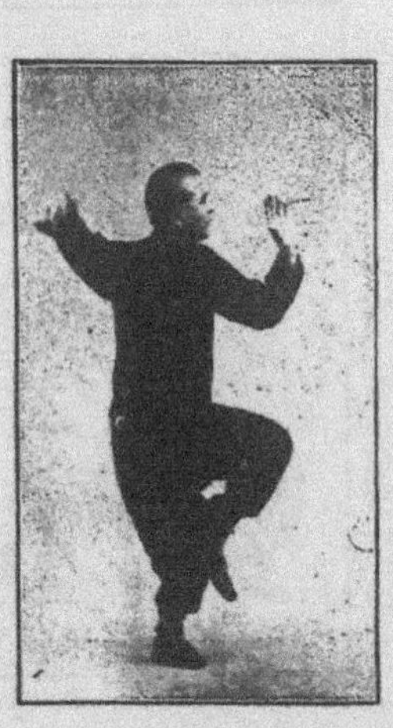

以上圖之姿勢身體向左轉同時左腿提起曲之右手不動左手離開胸前向右轉動臂少曲頭面向左兩眼注前方體重在右腿上如二十一圖·

第二十二圖

第二式

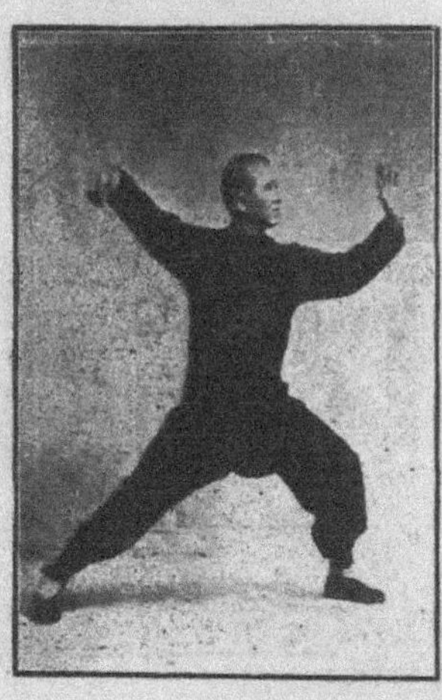

由上圖姿勢左腿向左前方伸出，踏出一步，左膝向前弓勁右腿蹬直，足跟不可抬起，同時左臂向左前方打出，手心向外，右手不動如第二十二圖·

第二十三圖

提手上式第一式

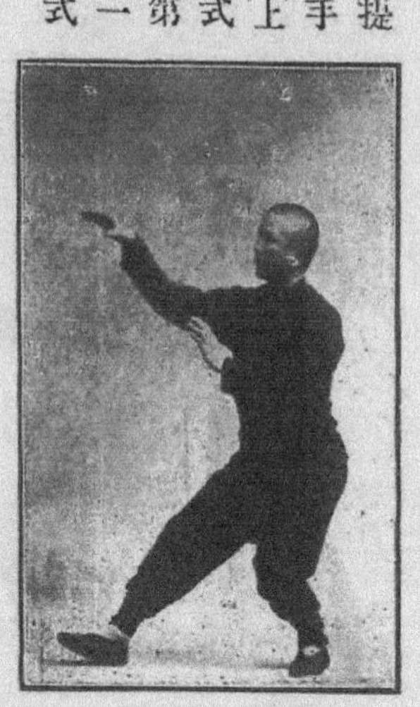

第二十四圖

白鶴晾翅第一式

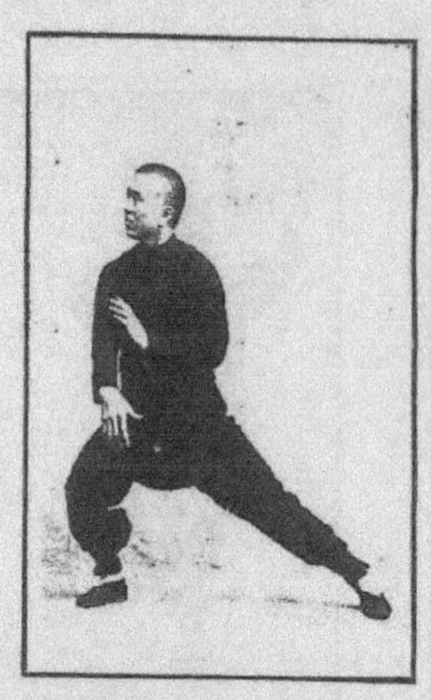

動作圖解・・連接上勢單鞭第二式，卽將身由左向右側轉囘，左足跟作軸，左足隨向右側移轉，右足提起向前邁出一步，足跟着地，足尖虛懸，腿稍屈，全身重量坐在左腿，目前視，同時將兩手亙相向裡提合，右手在前高，左手在後低，兩手心左右相向，右手之吊手隨身體移動與右足同時向左前方轉動，對準胸前爲止，卽將吊手鬆開，肘往下沉，左手與左足同時一致向右移動，左手至右胸前爲止，左手亦稍沉右肩微前，左肩微後，成一側面形，目視右手，如第二十三圖。

動作圖解・・由前勢速將右足尖向內合起右進半步踏實，膝向前弓，全身重量坐在右腿，左腿蹬勁，兩手隨腰轉動，左手不動，右手往下沉，右臂垂直，手心向內，上身微向前靠，目視右方，如第二十四圖。

第二十五圖

第二式

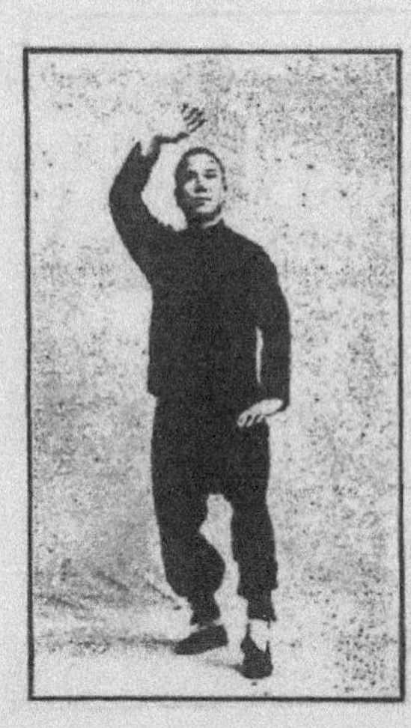

由上圖，姿勢不停，左腿抽回，足尖着地，貼近右足向前邁進半步，足尖着地，膝稍屈，右腿不動，全身抬起，右手心向外，由下向上翻動，翻至頭部上前方爲止，手心向外，臂彎曲，左手向下按力至小腹左方爲止，目平視，如第二十五圖。

第二十六圖

左摟膝拗步第一式

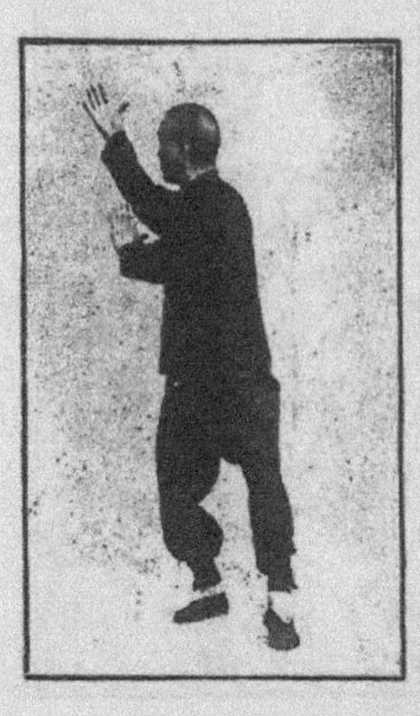

動作圖解：：由前勢姿勢右臂由上下沉，向後旋動，與頭平，手心向前，上身隨右臂向右轉動，左手貼近身膚，隨上身往右移動，臂彎曲手心向後，置於右胸前，兩手心遙遙相對，目視右手，兩腿姿勢不動，如二十六圖。

第二十七圖

第二式

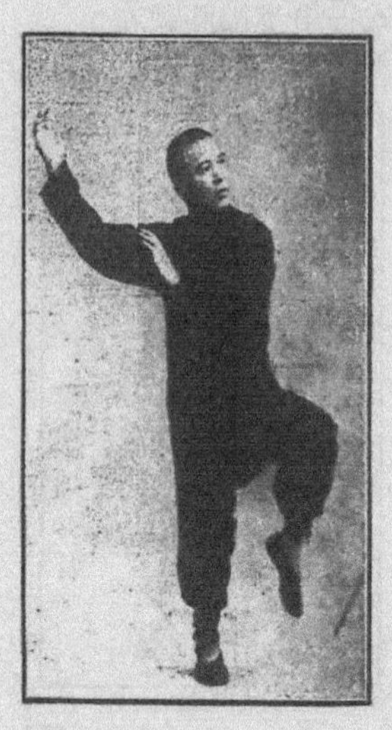

由上圖姿勢兩臂兩手不動，頭部回轉向前視。右腿不動踏實，左腿提起膝屈，足尖向下，全身重量坐在一右腿上，如第二十七圖。

第二十八圖

第三式

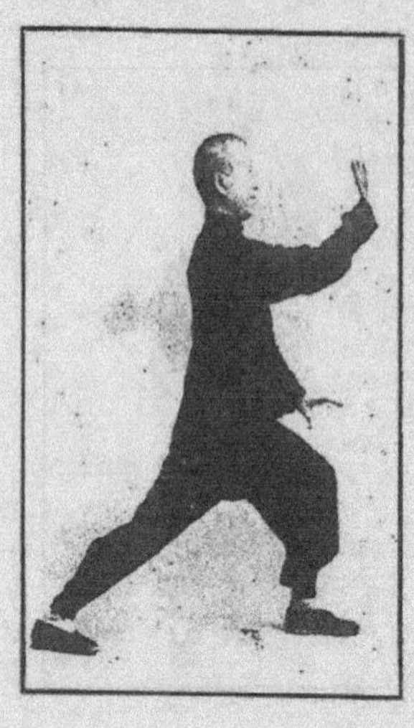

由上圖姿勢不停，左腿往前邁出一步踏實，屈膝向前弓勁，右腿直伸向後蹬勁，足跟不可提起，左手隨左腿同時向左膝摟過，停於膝之左上部，手指向前，手心向下，右手由右耳旁發出，發手時肘宜沉力，臂稍曲，掌心向外用力打出，手指向上，目視右手，如第二十八圖。

第二十九圖

手揮琵琶第一式

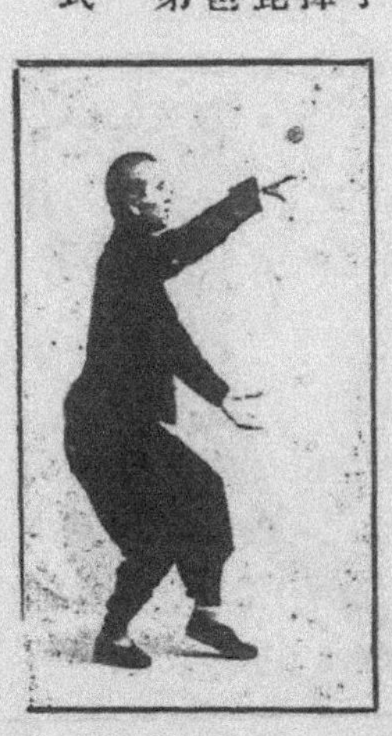

第三十圖

第二式

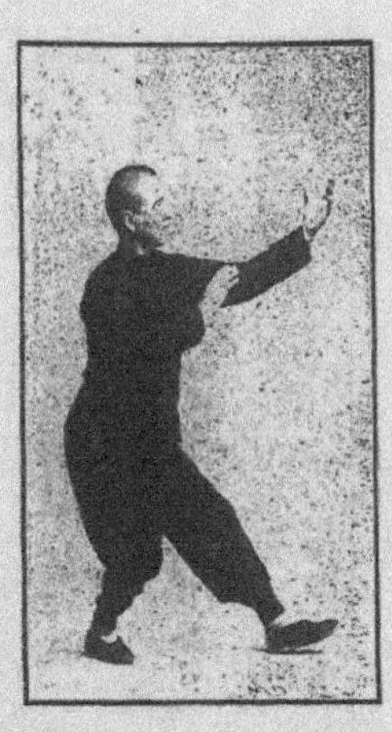

動作圖解：由上圖姿勢，左足不動，右足向前進半步屈膝坐實，左足跟提起，不動，上身向右腿實坐，左手心向裡翻上，右臂直伸，手指向前，手心向下，兩手如捧一物，目前視，如第二十九圖。

由上姿勢左足往前邁半步，足跟點地，足尖抬起，腿稍屈，左手向上提起與面部，成平行線，臂稍曲，手心向內，右臂向後抽回墜肘，右手置於左胸前，貼近左臂肘之右方，手心向外，目視左手，如第三十圖。

第三十一圖

左摟膝拗步第一式

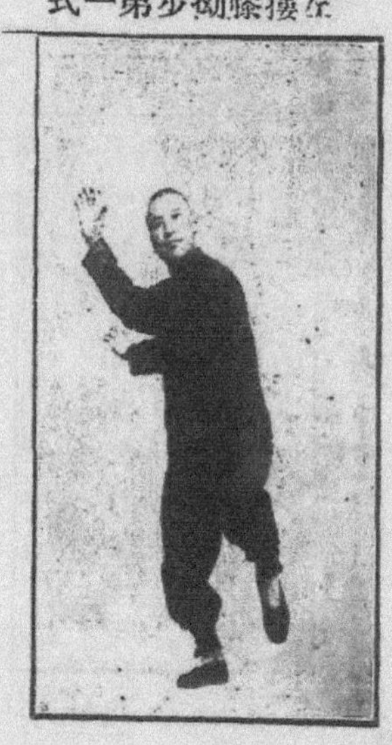

動作圖解・・由上圖姿勢右足踏實不動，左腿提起屈膝足尖向下，上身向右方轉動，左右兩手亦隨上身移轉沉下不停遂即向右後方提起，右手高提，手心向前，置於頭部右後方，左手置於右胸前，手心向後，目前視，如第三十一圖・

第三十二圖

第二式

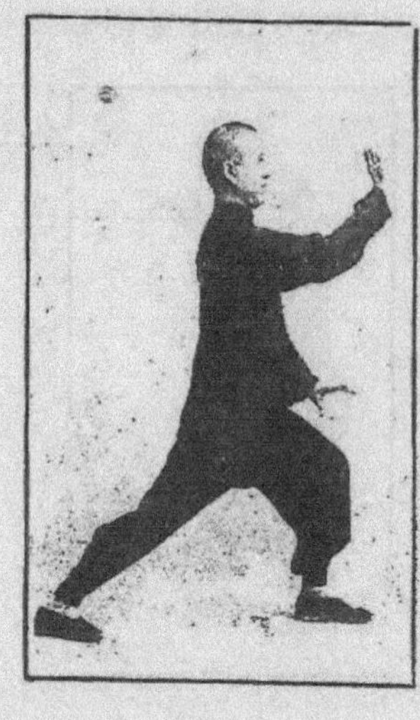

此式與前二十八圖第三式同故不再贅述・

第三十三圖

右摟膝拗步第一式

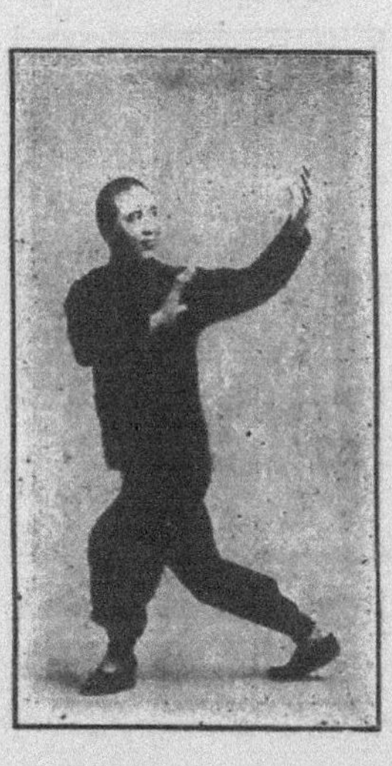

由上圖兩足之姿勢不動，左足尖稍向外撇，全身重量寄於左腿，同時左手順原方向往後橫出，上提，手心向前，右手抽回貼近左胸前，用腰力轉向左方，目視後左手，後腿似屈非屈，似直非直，足跟拔起，足尖點地，如第三十三圖。

第三十四圖

第二式

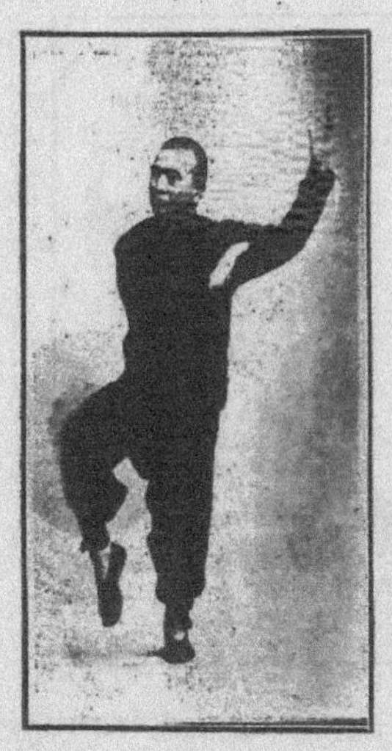

由上圖姿勢兩手不動，目轉向前視，右腿由後向前提起屈膝，足尖向下，全身重量坐在一左腿上，如第三十四圖。

第三十五圖

第　三　式

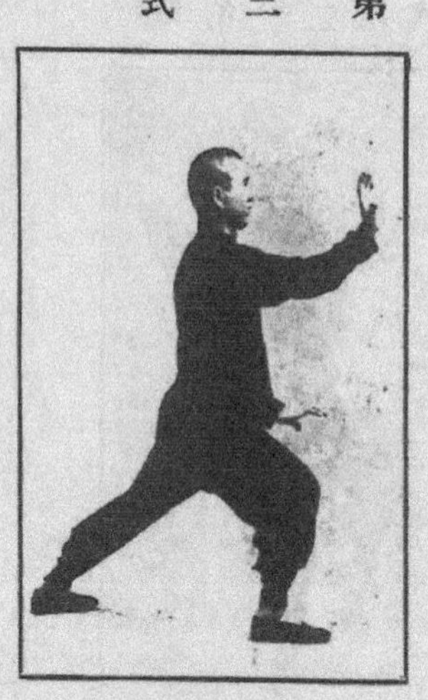

第三十六圖

左摟膝抝第一式

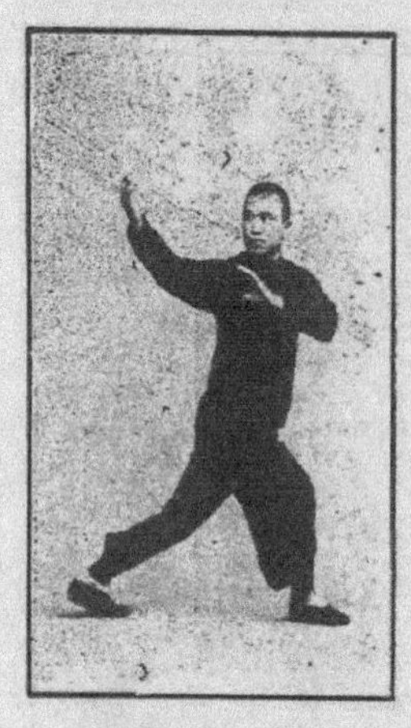

由上圖姿勢不停，右腿往前邁進一步踏實，屈膝向前弓勁，左腿直伸向前蹬勁，足跟不可拔起，右手隨右腿同時向右膝摟過，停於膝之右上部，手指向前，手心向下，左手由左耳旁發出，發手時肘宜沉力，臂稍曲，掌心用力向外打出，手指向上，目視左手。如第三十五圖。

由上圖兩足姿勢不動，右足尖微向外撇，全身重量寄於右腿。同時右手順原方向往後橫出。手心向前，左手抽囘，貼近右胸前，用腰力轉向右方，目視後右手，後腿似屈非屈似直非直，足跟拔起，足尖點地，如第三十六圖。

第三十七圖
第二式

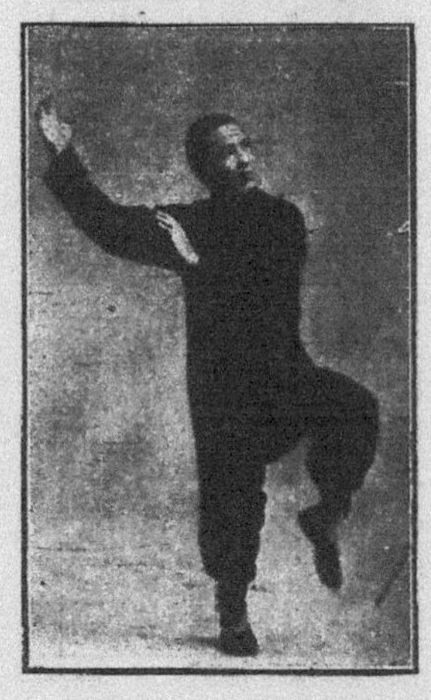

（此式與前第二十七圖同故不再贅述。）

第三十九圖
手揮琵琶第一式

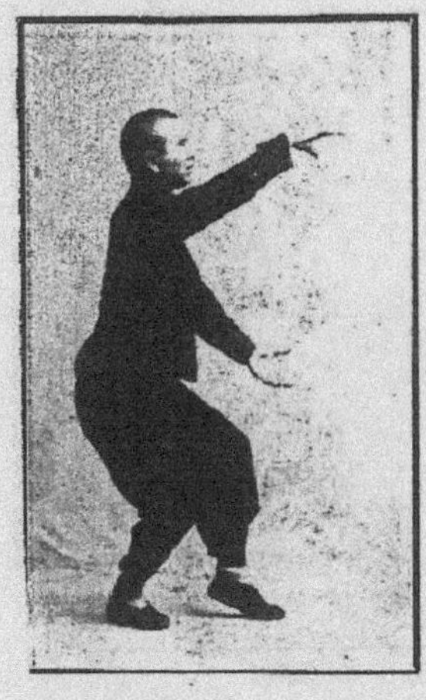

（此式與前第二十九圖同故不再贅述。）

第三十八圖
第三式

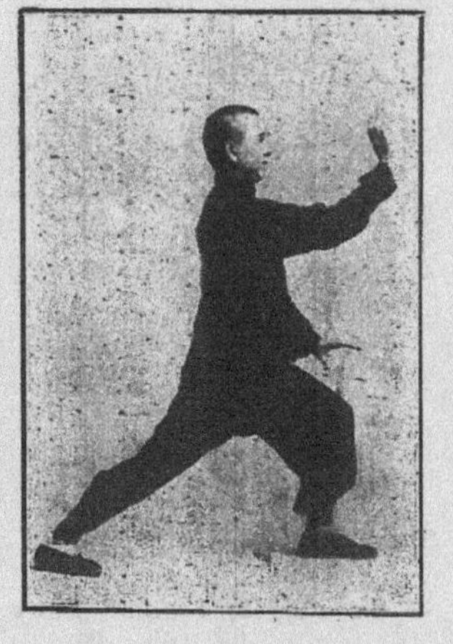

（此式與前第二十八圖同故不再贅述。）

第四十圖
第二式

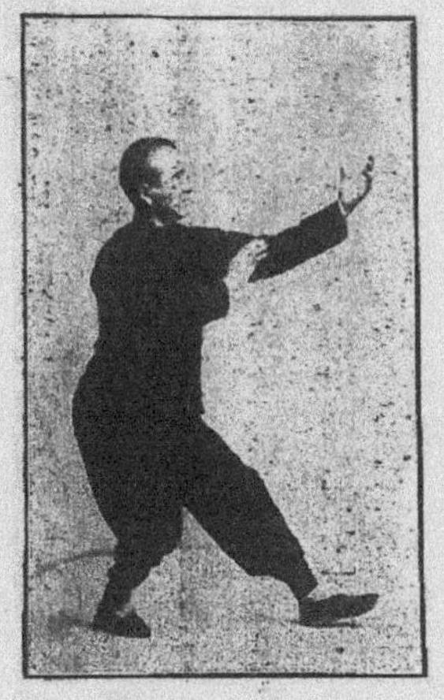

（此式與前第三十圖同故不再贅述。）

第四十一圖

進步搬攔捶第一式

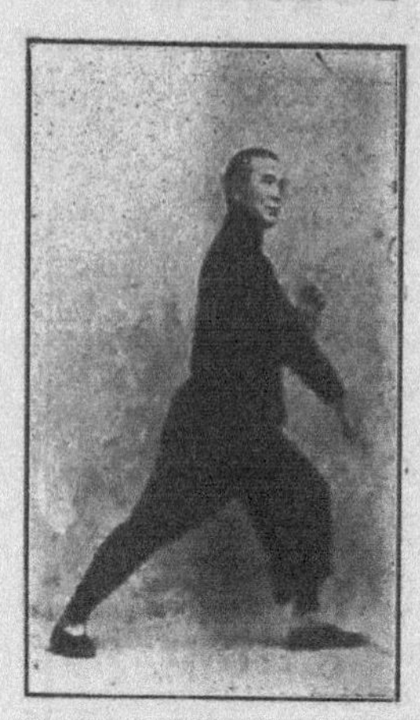

第四十二圖

第二式

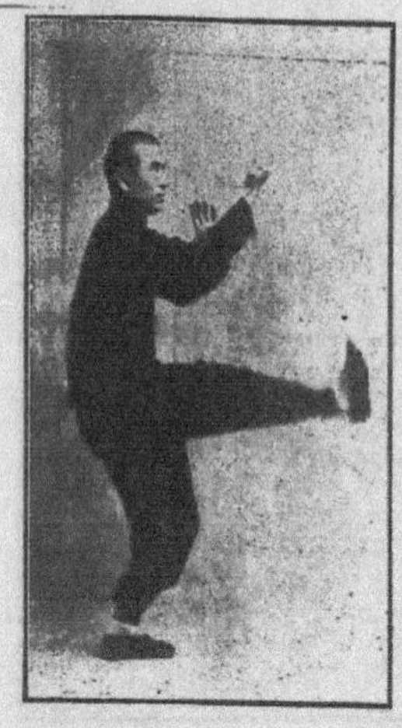

動作圖解・・由上圖第二式兩足姿勢方向不動，左足實着地，左腿向前弓勁，右腿向前蹬直用力，全身重量換在左腿，上身隨向前進，左手抽回貼近腹前右臂左方，手掌直立，右手握拳隨向下沉，目視右斜方，如第四十一圖・

由上圖姿勢左足不動，右腿抬起伸直，成一直線，足尖向上拘起，全身重量坐一左腿上，同時右手由下往內貼身向上回前翻轉翻至距離面部尺許時，手背向外臂屈鑒肘左手掌仍貼近右小臂左旁・目視右拳　如第四十圖二・

第四十三圖

第三式

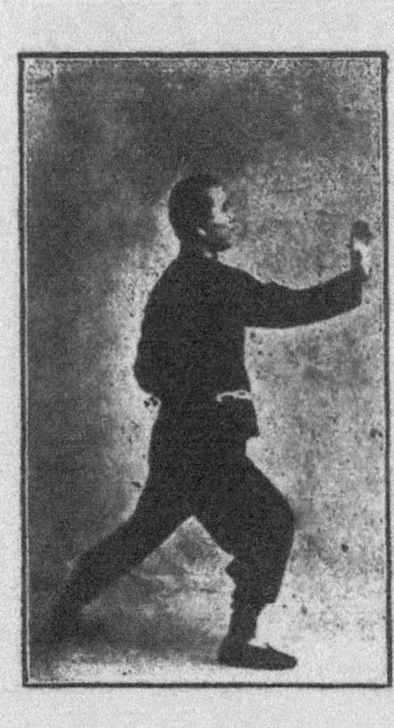

由上圖姿勢不停，右腿向右前方邁出一步踏實，屈膝弓勁，左腿向後蹬勁，右拳同時抽回，貼近右脇下爲止，左掌直向前發出，手掌面右側，手指向上，目視左手，如第四十三圖。

第四十四圖

第四式

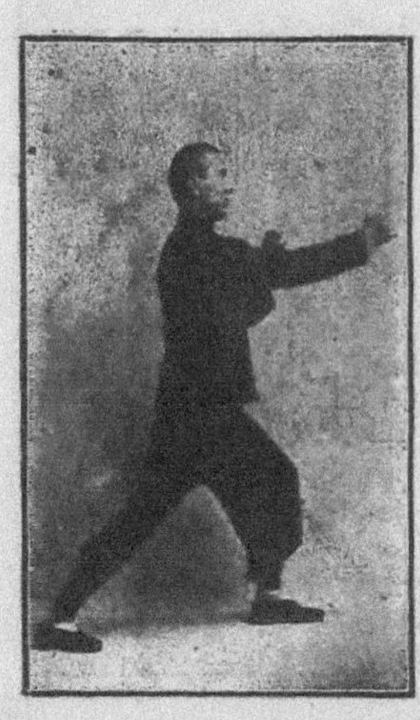

由上圖姿勢左手不動，右手所握之拳順左手，所指之方向往前打出，拳眼向上，右足不動，左足亦同時向前邁出一步，左掌抽回，靠在右臂裡肘左旁，手指仍向上，目視右拳，如第四十四圖。

第四十五圖

如封似閉第一式

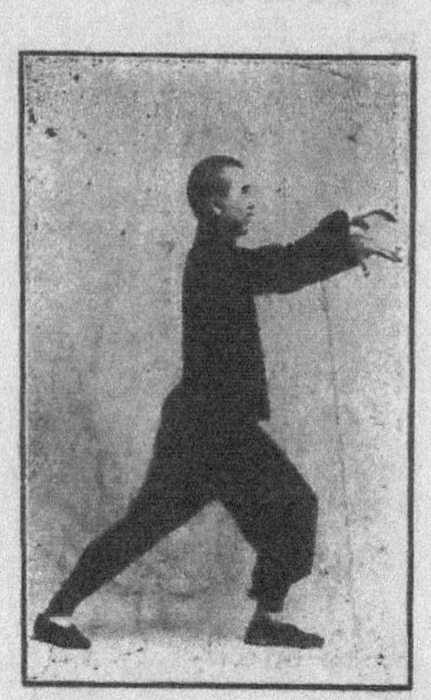

第四十六圖

第二式

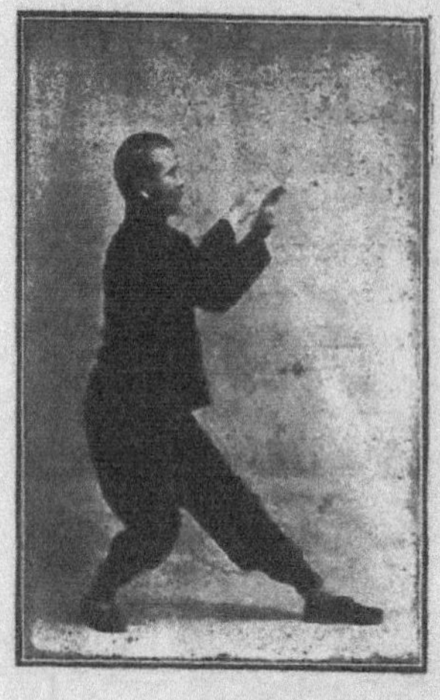

動作圖解・・由上圖姿勢身體下部兩腿原方向不動，右手將拳鬆開，手心向下，由左旋轉抽回，左掌同時手心向下穿出右肘向外旋動，兩手漸動不停徹離，上下相疊，兩臂彎曲，目前視，頭宜正，如第四十五圖・

承接上圖姿勢，上體向後坐身，全身體重坐在右腿屈膝爲實，左腿向前直伸，同時兩手隨腰後坐時亦向後抽回，兩手掌漸漸分離，兩手心向外，兩肘下沉，若觸狀，目視兩手之間，如第四十六圖・

第四十七圖

第三式

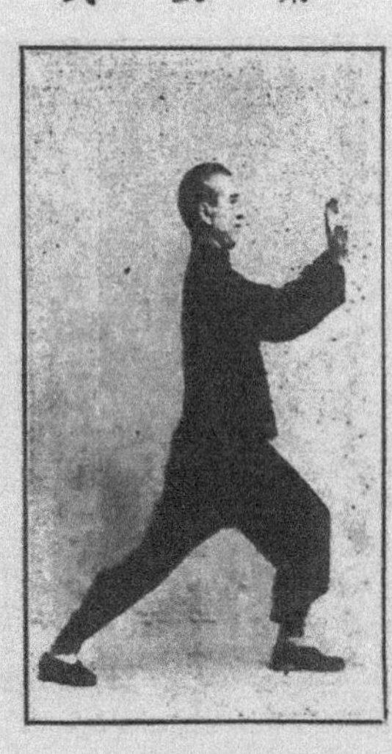

承接上圖姿勢，漸漸兩掌近於胸際爲止，此時右腿變實，然後兩掌復隨腰前按，至左膝蓋上下相齊爲止，又成一弓蹬步，目仍視兩之間，如第四十七圖。

第四十八圖

十字手第一式

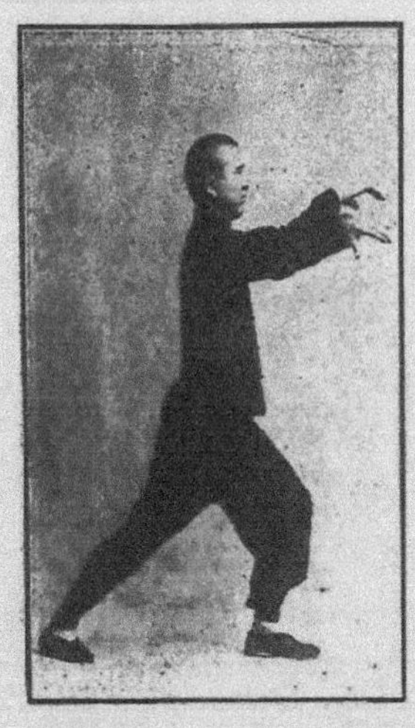

此式與前圖四十五圖故不再贅述。

第四十九圖
第二式

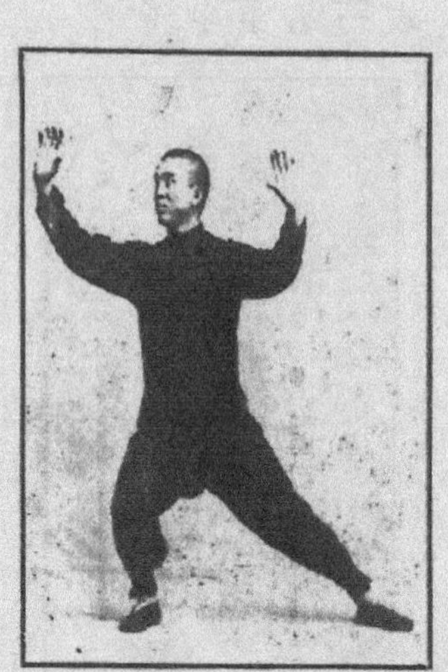

第五十圖
第三式

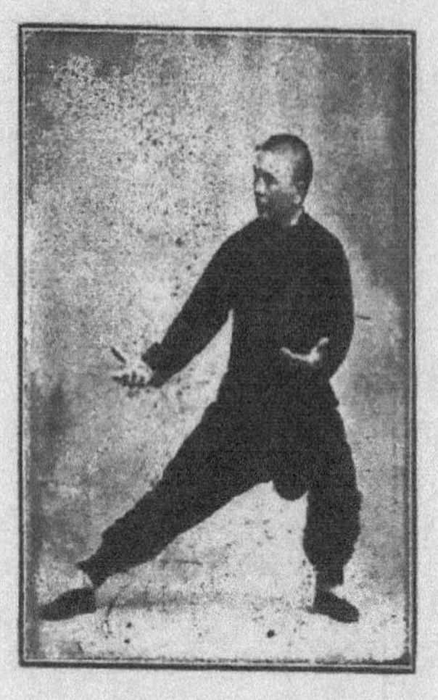

二十四

由上圖姿勢兩手相疊、身體向右方轉動，右足尖外撇，右腿屈膝，左腿直伸，兩手隨身一致動轉，漸漸往上分開，由上而下圓轉畫一半圓形，手心向外，面向後目視右手，如第四十九圖。

承按上圖姿勢不停，兩手漸沉而下，身體同時亦向左方移動，又換至左腿坐實，左腿屈膝，右腿直伸，左臂貼近左脇，右臂離右脇稍伸直，兩手心向上狀若托物形，目視右方，如第五十圖。

第五十一圖

第四式

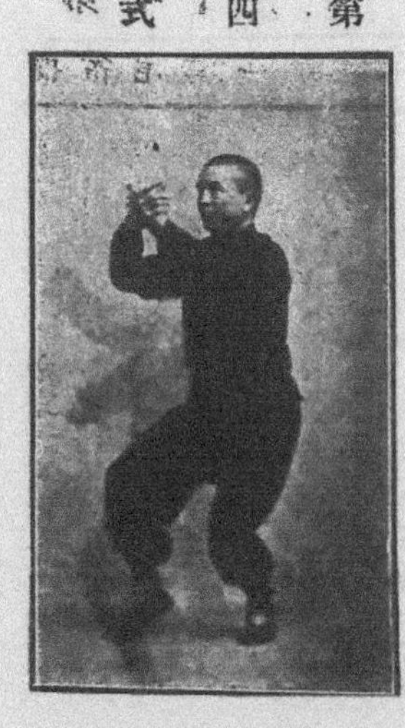

承接上圖姿勢兩手由下而上，復合爲斜十字形，手心向內，右足隨同時移近左足，右方尺許距離，足跟提起，足尖點地，腰下沉，兩膝彎屈，目視十字手，如第五十一圖。

第五十二圖

抱虎歸山第一式

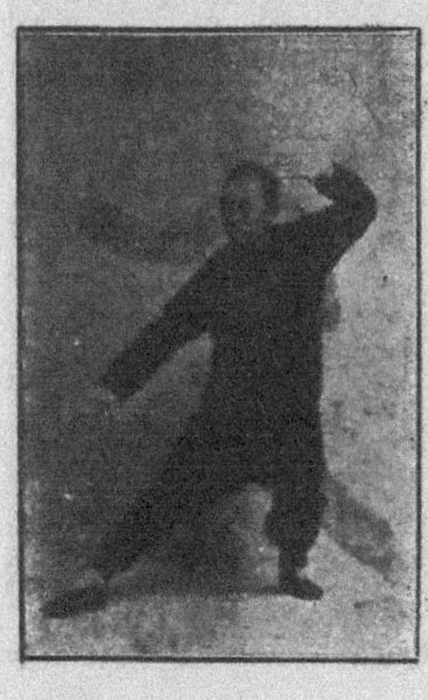

動作圖解：承上式兩足用力，身體向下蹲，右手向右前方，左手向左後方分開，右足隨右手往右前方邁步，此時全身尙坐在左腿，左手分開後，旋卽轉上，提至額角上部，手心向外，肘向左後沉，右臂向前伸，手心向下，目視右前方，如第五十二圖。

第七十八圖
第二式

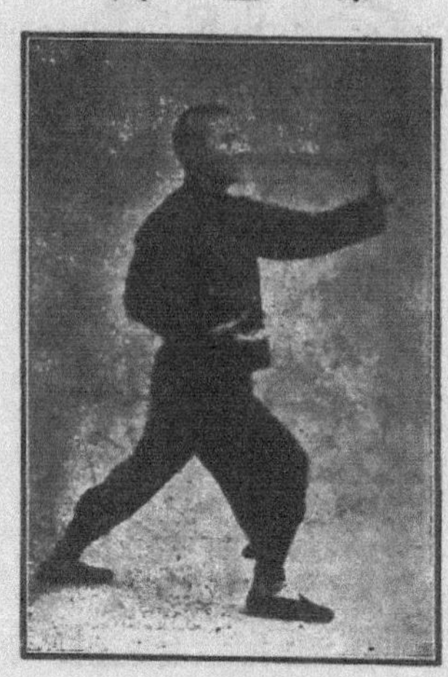

二十六

承接上圖姿勢兩足方向不動，左手由耳邊向右前方按出，腰亦隨之前進，即坐在右腿上，屈膝前弓，手心向外，右手同時轉至右脇旁手心翻向上，左腿向前蹬勁，目視左手，如第五十三圖。

第七十九圖
攬雀尾第一式

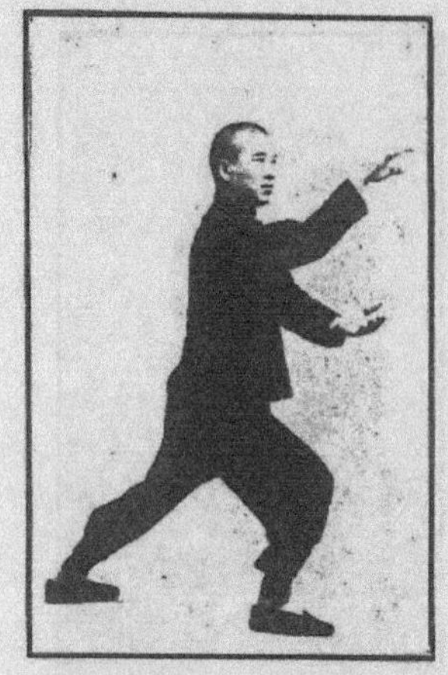

此式同前十一圖故不再贅述。

第五十五圖
第二式

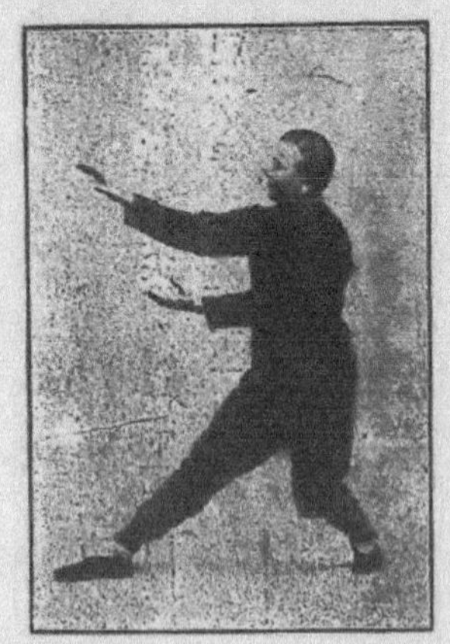

此式同前十二圖故不再贅述。

第五十六圖

第三式

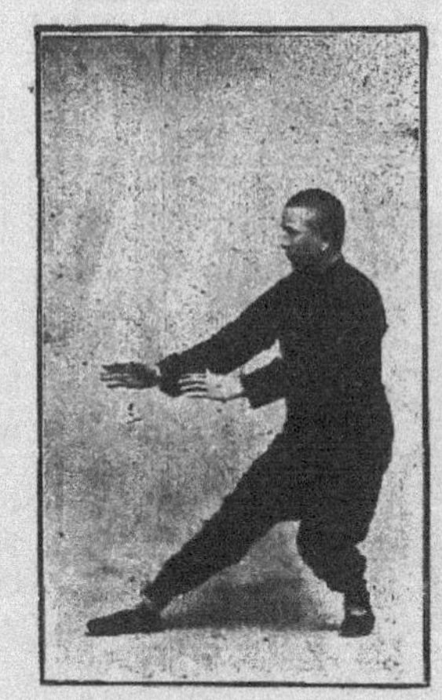

此式同前十三圖故不再贅述・

第五十七圖

第四式

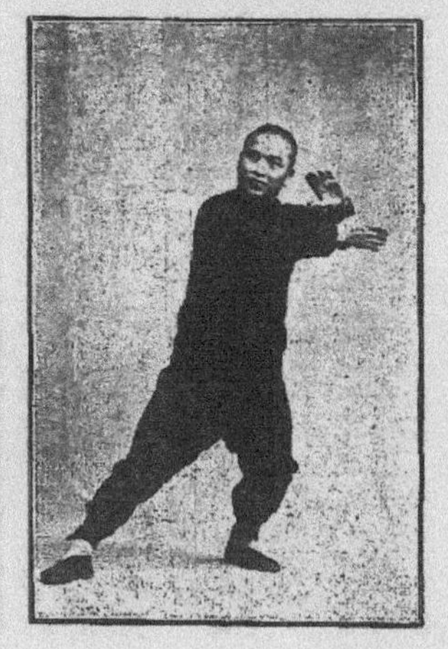

此式同前十四圖故不再贅述・

第五十八圖

第五式

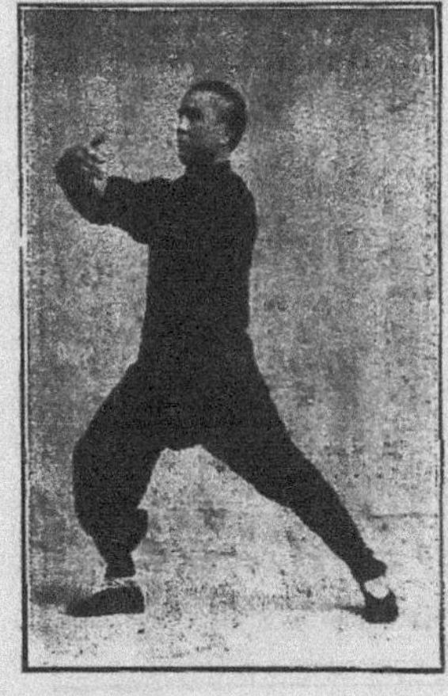

此式同前十五圖故不再贅述・

第五十九圖

第六式

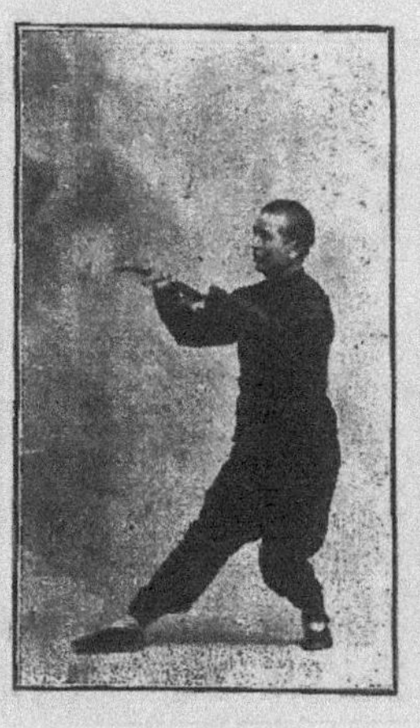

此式同前十六圖故不再贅述・

第六十圖

第七式

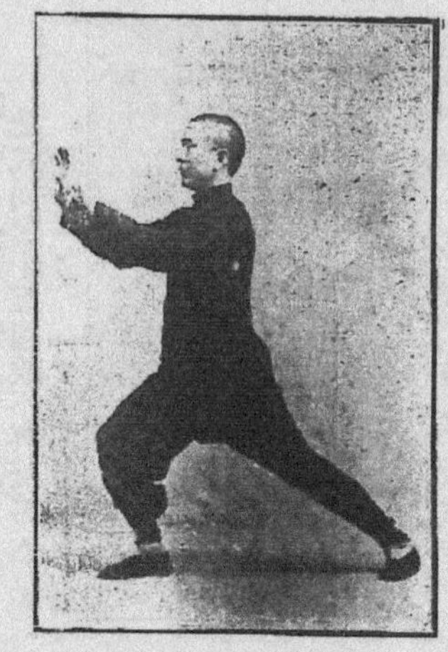

此式同前第十七圖故不再贅述。

第六十一圖

肘底看錘第一式

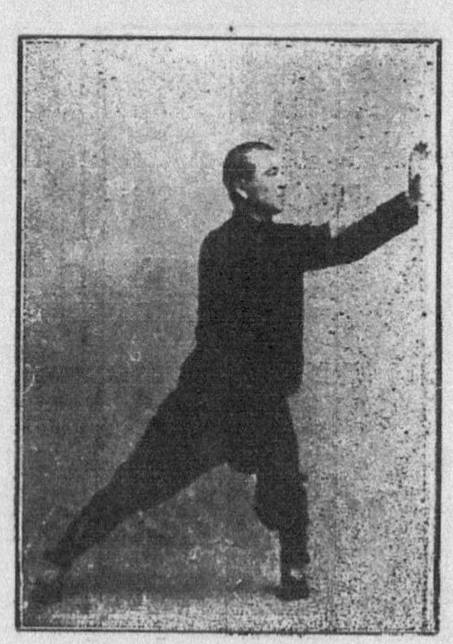

此式同前第十八圖故不再贅述。

第六十二圖

第二式

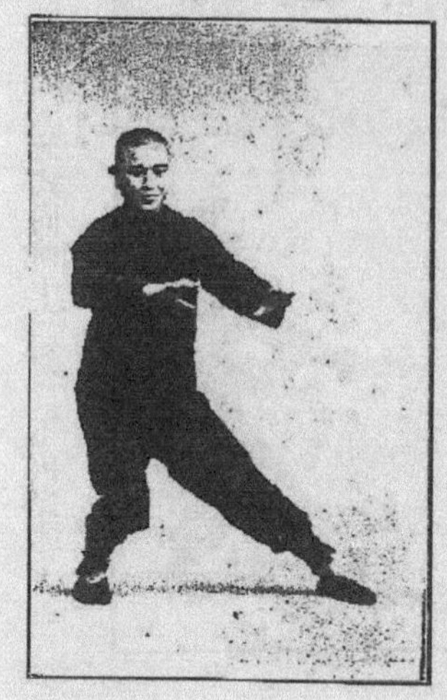

此式同前第十九圖故不再贅述。

第六十三圖

第三式

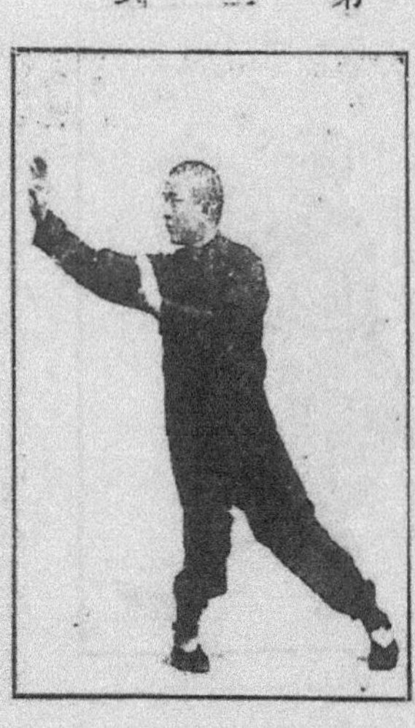

第六十四圖

第四式

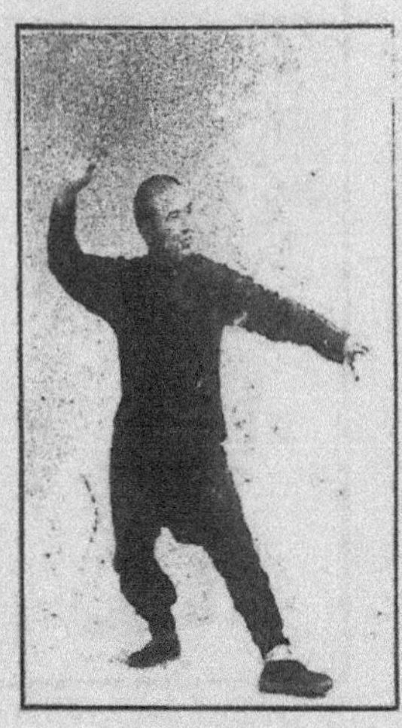

由上圖姿勢不停，左足尖向內扣合，右足不動，兩手漸漸轉向右方，目即視右手，右臂伸出手心向外，左手置於右胸前，左手心亦向外，如第六十三圖。

承接上圖姿勢右足不動，左足尖向左前方轉動不停，足跟着地，向左旋轉開出一步，左手與左手皆爲同一動作，手心向外，手足所行之線成一半弧形，右手不動，目轉視左方，如第六十四圖。

第六十五圖

第五式

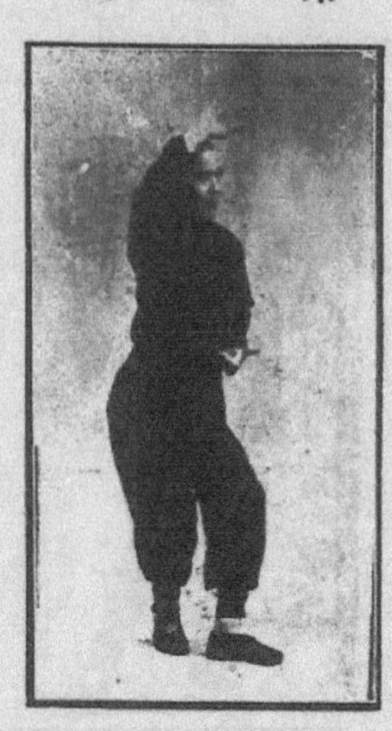

承接上式左足不動，膝向前屈，右足向前提至左足跟後約半步，左手轉回，貼近左胸下部，手心向上、上身隨右腿前進，右手置於頭上方，手心向上，目前視，如第六十五圖。

第六十六圖

第六式

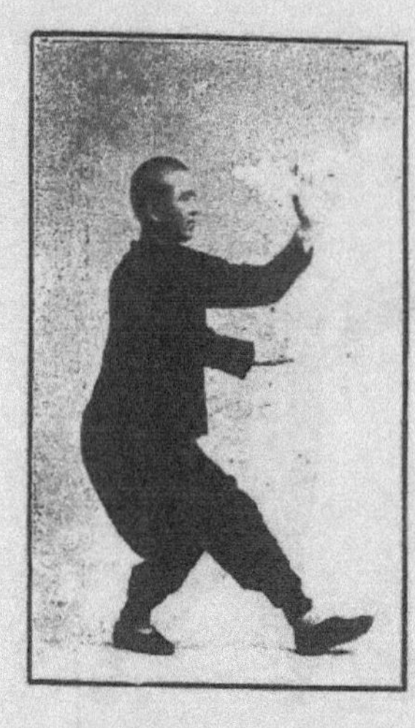

承上式不停，右手下沈至胸前時，遂握拳收回，左手由右臂的彎內伸出手心向外，右手所握之拳藏於左肘下，右足不動，左足同時提起向前進半步，足跟點地，足尖翹起，目視左手，如第六十六圖。

第六十七圖
倒攆猴第一式

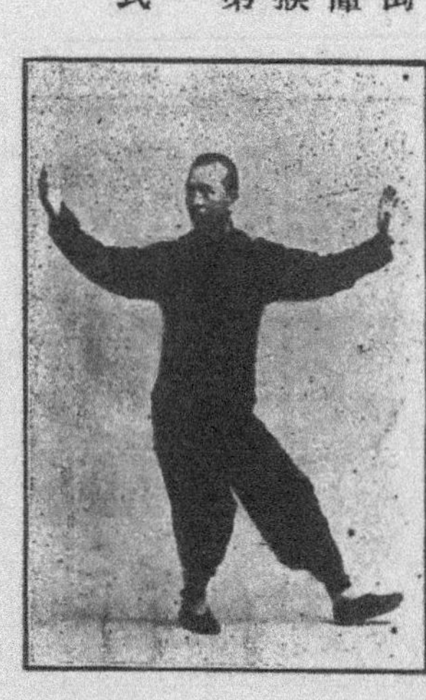

第六十八圖
第二式

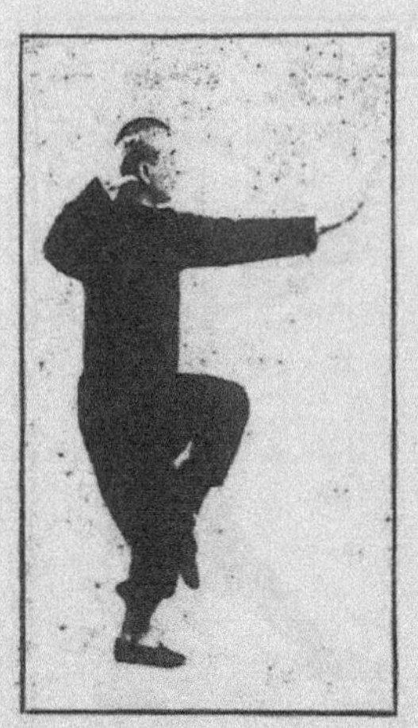

動作圖解：由上式下部姿勢不動。上部左手向前微伸，右拳旋鬆開變掌，由左肘下，往後圓轉而上，手心向前，兩臂略成一圓弧形，頭囘轉目視右手，如第六十七圖。

承上式不停左臂直伸手心轉向上頭轉向前視右手隨頭部向前按至右耳旁，左腿提起，足尖向下，腰向下沉勁，如第六十八圖。

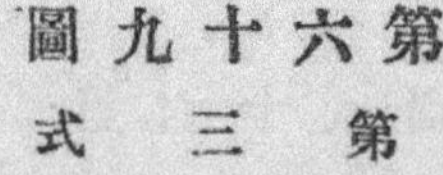

第六十九圖

第三式

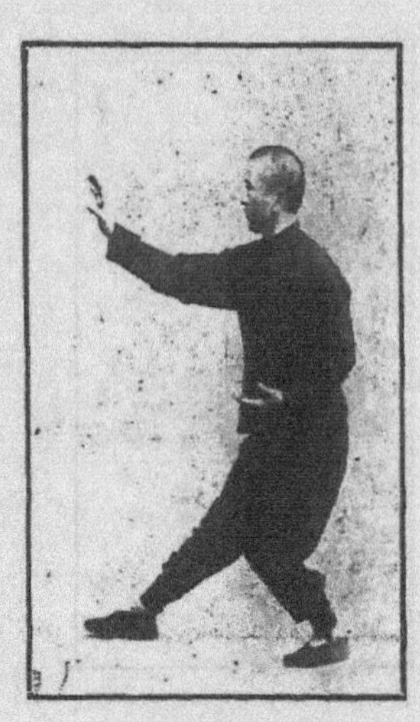

由上姿勢不停，右手由右耳邊按出，而左足同時往後退一步，使全身坐於左腿上，左手亦同時隨腿抽回，置於左脇下，手心向上，右腿直伸，如第六十九圖。

第七十圖

右式第四式

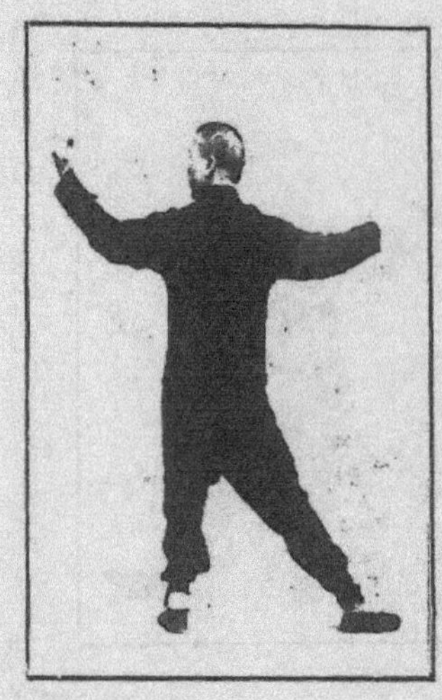

左手亦同時往後圓轉而上，兩臂略成一圓弧形，手心向前，頭回轉目視左手，如第七十圖。

第七十一圖

第五式

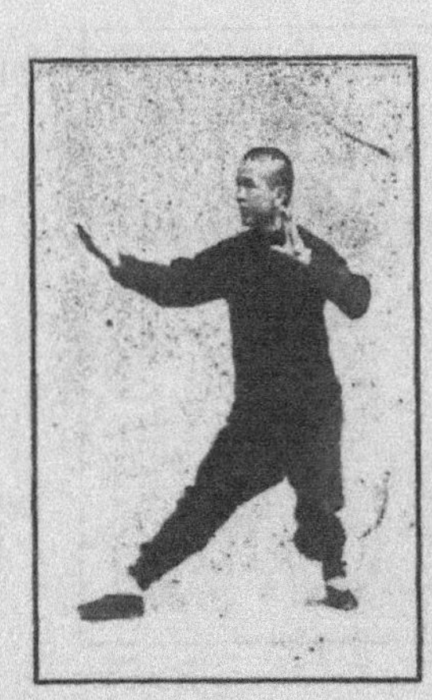

由上式姿勢下部不動，右手心轉向上頭回視右手，左手同時隨頭部向前按至左耳旁，手心仍向前，如第七十一圖。

第七十二圖

第六式

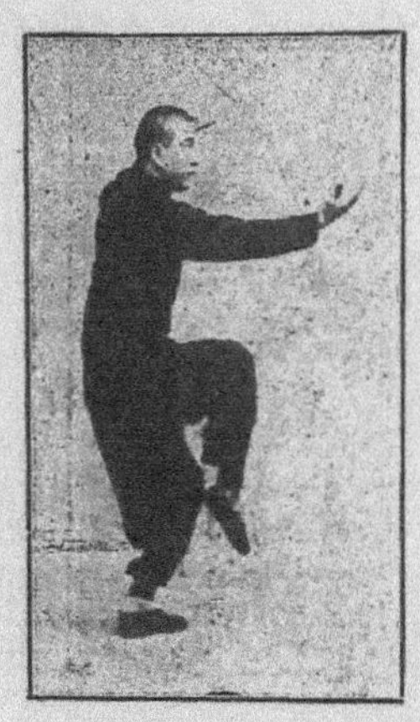

承上式不停，上部姿勢不動，將右腿提起，足尖向下，使全身坐於單左腿上，精神內固，如第七十二圖。

第七十三圖
第七式

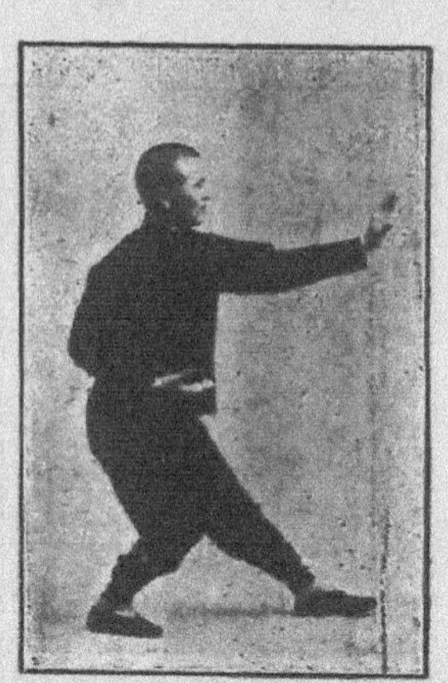

三十四

承上式不停，左手由左耳邊向前按出、而右腿往後退一步，使全身又換至右腿坐實，右手亦同時隨右腿抽回，置於右脇下，手心向上，左腿直伸，如第七十三圖。

第七十四圖
左式第一式

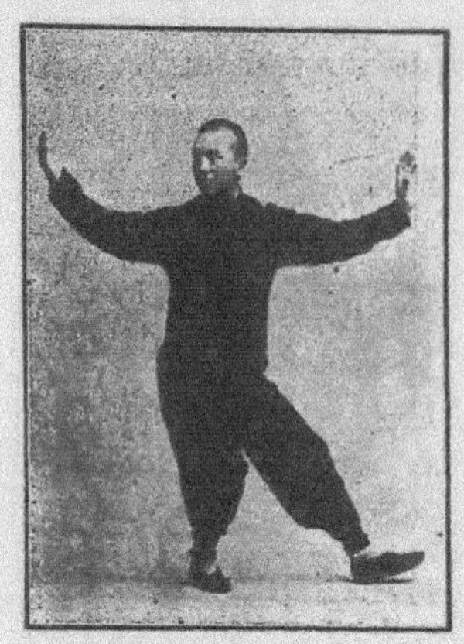

此式同前六十七圖故不再贅述。

第七十五圖
第二式

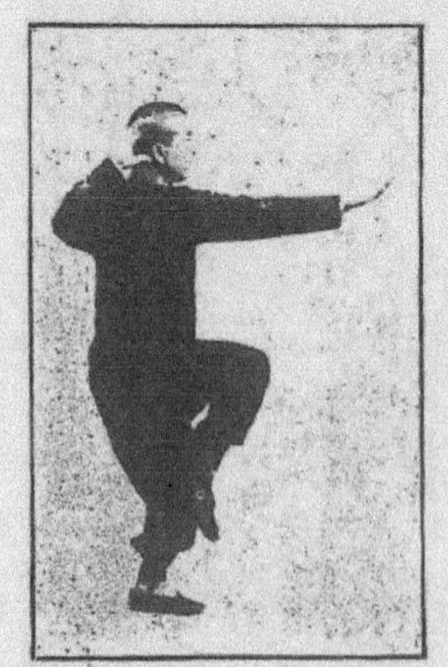

此式同前六十八圖故不再贅述。

第七十六圖

第三式

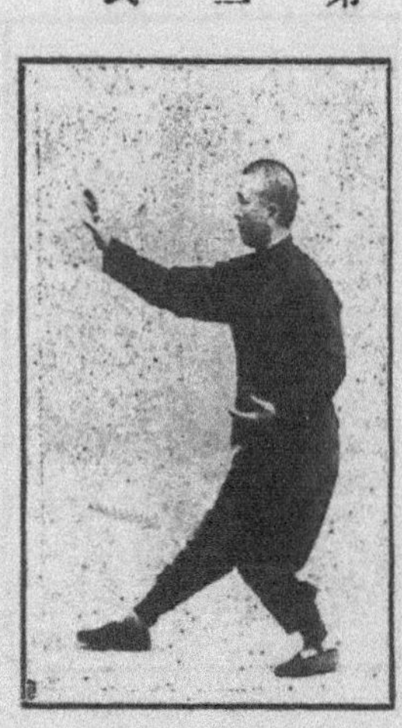

第七十七圖

斜飛式第一式

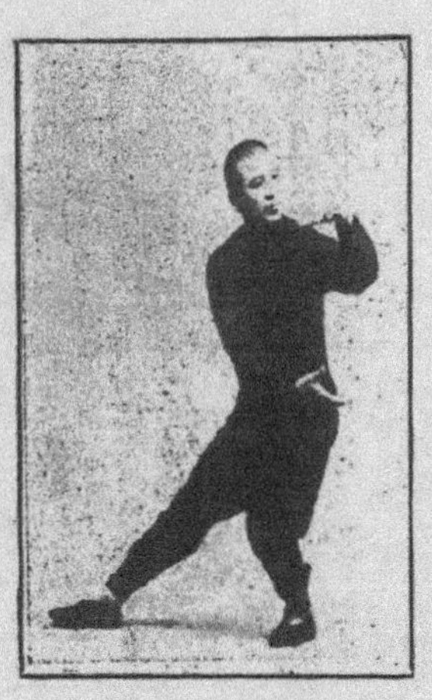

此式同前六十九圖故不再贅述。

由上圖姿勢，右手按出後，腰向左鬆，全身坐在左腿上，右手隨腰向左向下、左手由左圓轉而上、使兩手掌心相對，左手心朝下，右手心朝上，如抱圓球，頭亦隨向左，目視左手，如第七十七圖。

第七十八圖
第二式

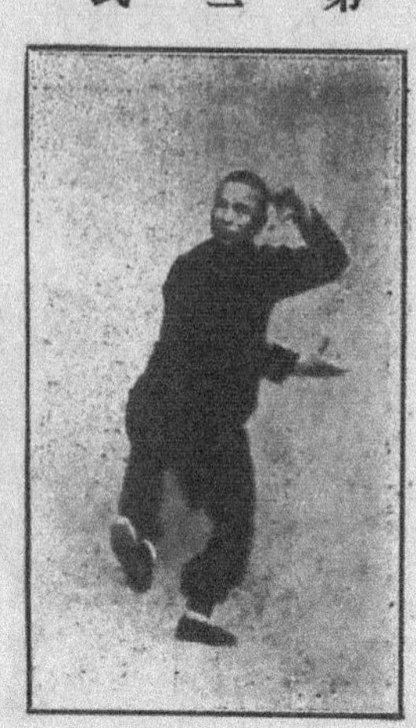

第七十九圖
第三式

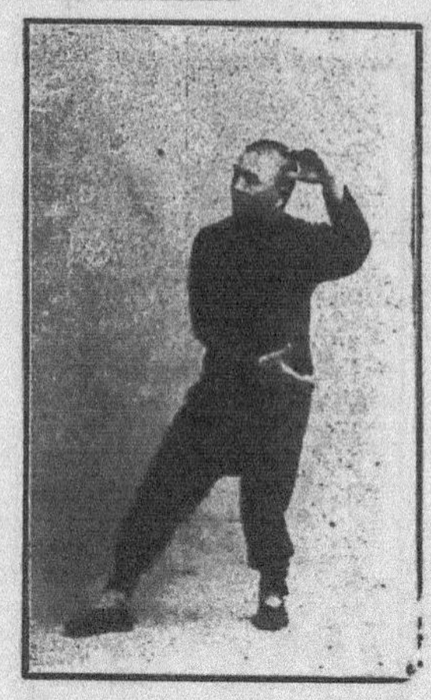

承上式不停，兩手心相對，頭轉視右前方，左手置於左額旁，兩手仍如抱圓球狀，右腿提起，足尖翹起向外撇，全身坐在一左腿上，如第七十八圖。

此式同前第九圖故不再贅述。

第八十圖

第四式

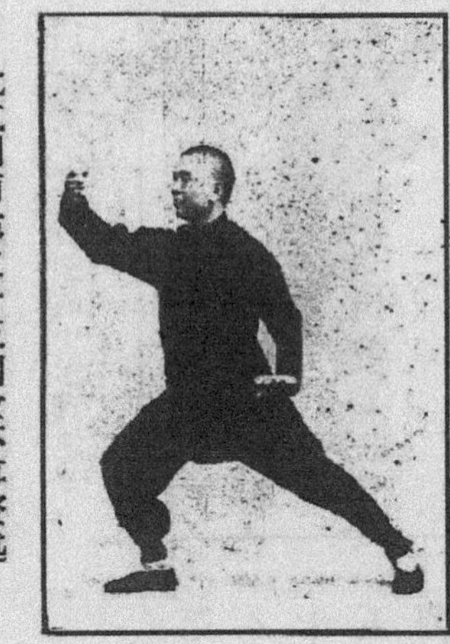

此式同前第十圖故不再贅述。

第八十一圖

提手上式第一式

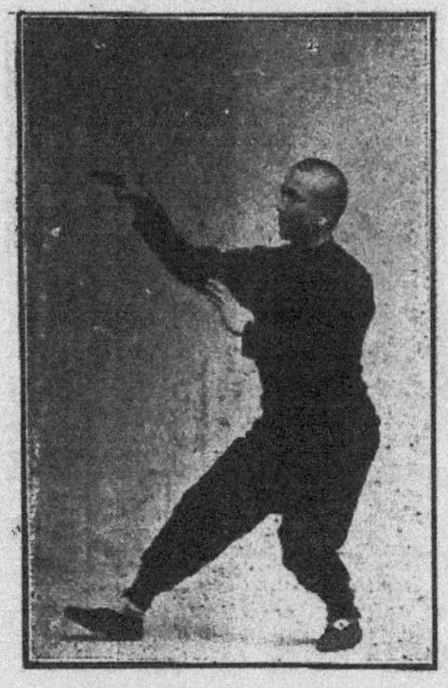

此式同前第二十三圖故不再贅述。

第八十二圖

白鶴晾翅第一式

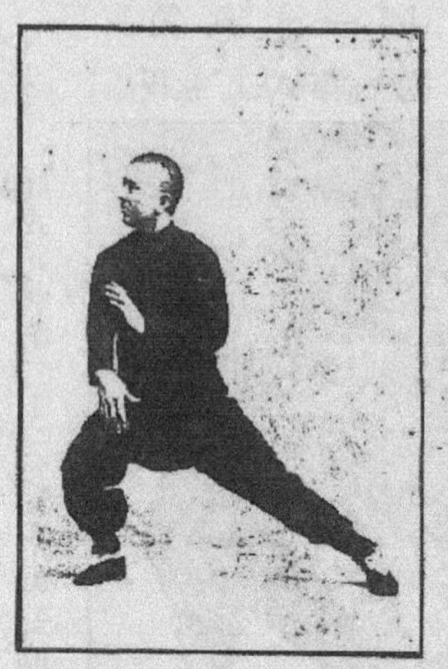

此式同前第二十四圖故不再贅述。

第八十三圖

第二式

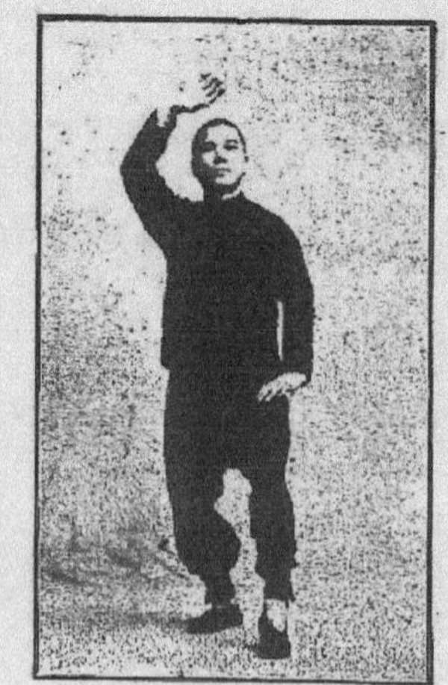

此式同前第二十五圖故不再贅述。

第八十四圖

摟膝拗步第一式

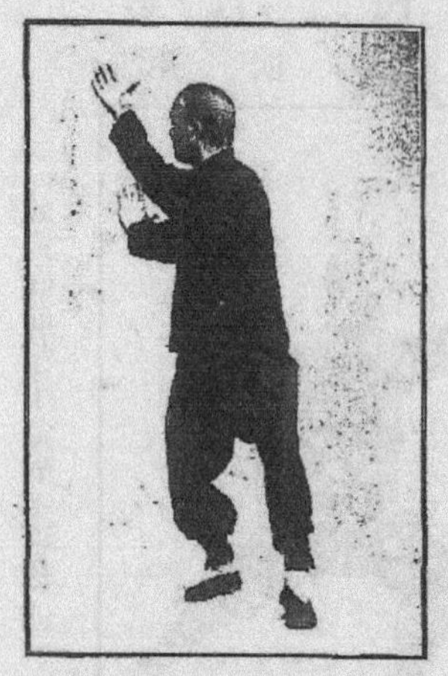

此式同前第二十六圖故不再贅述。

第八十五圖

第二式

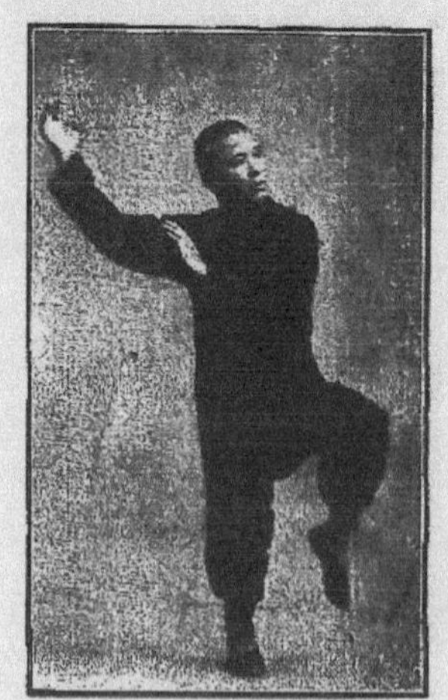

此式同前第二十七圖故不再贅述。

第八十六圖
第三式

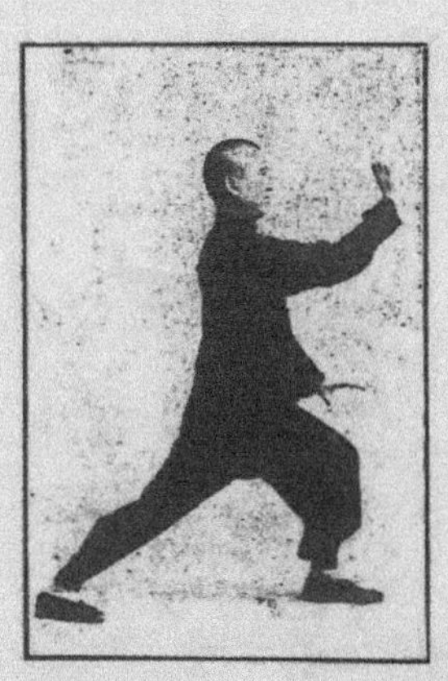

此式同前二十八圖故不再贅述。

第八十七圖
海底針第一式

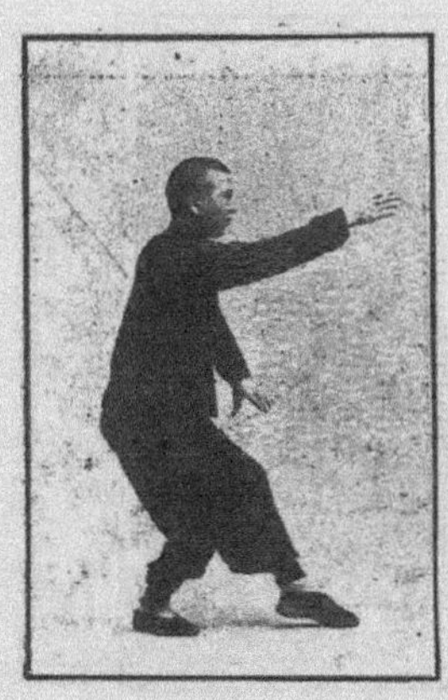

動作圖解：由上圖姿勢，右足不動，右手直伸隨腰收回，手心向左，左足亦同時收回，足尖點地，左手仍在原處，眼神仍向前看，如第八十七圖。

承接上式不停，右手隨腰收回，復隨腰向下垂，手尖下指，全身向下沉，目隨視右手，如第八十九圖。

第八十九圖
第二式

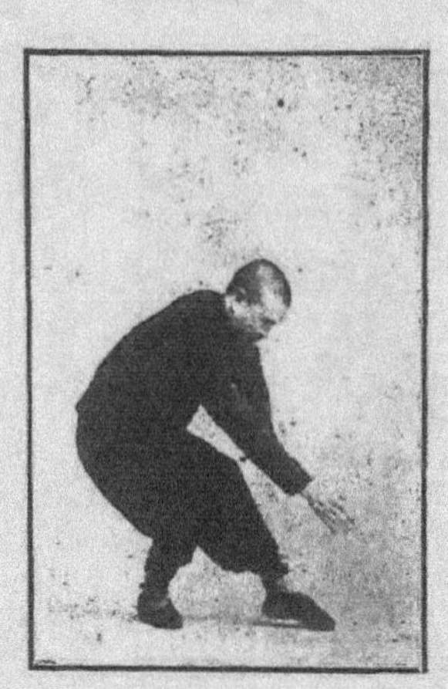

第九十圖
扇通臂第一式

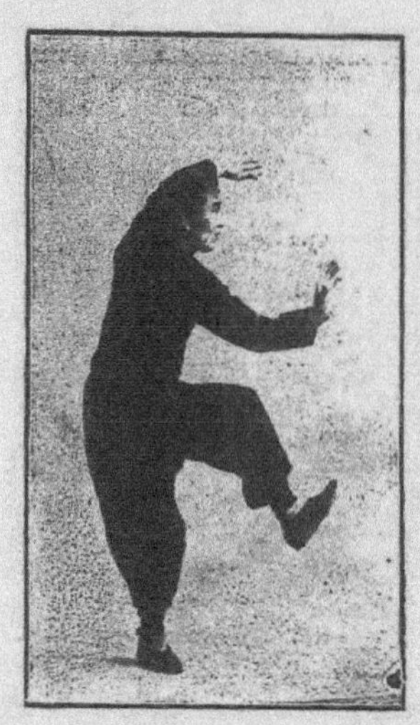

動作圖解：：由下圖姿勢，右足不動，兩手隨腰提起，右手提至頭部的前上方，手心向外，左手提至胸際，向前按出，左腿同時抬起，足尖翹起，目前視，如第九十圖。

第九十一圖
第二式

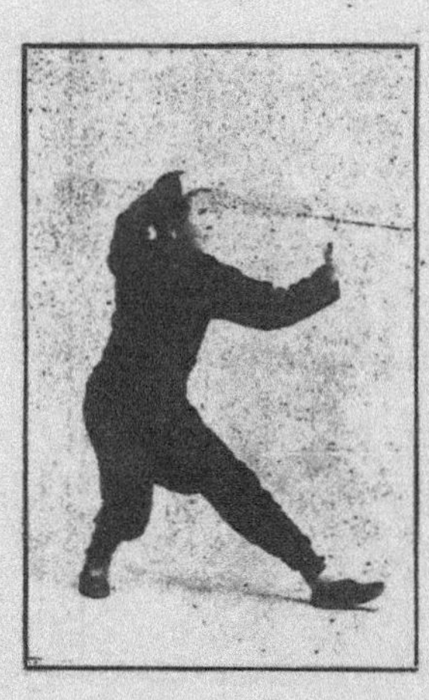

承接上式不停將提起之左腿向前直邁出一步，足跟着地，上身姿勢不動，目視左手，如第九十一圖。

第九十二圖
第三式

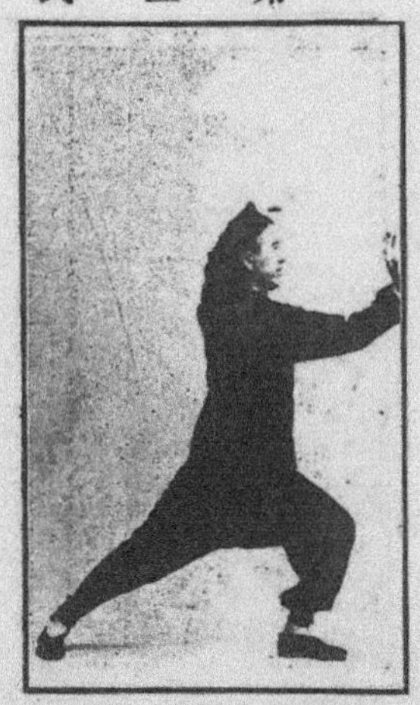

承接上圖姿勢，左足着地不停屈膝用力向前弓勁，右腿向前蹬勁，成一弓蹬步，上身左手與左足同時前進按出，兩手姿勢不變，全身變坐在左腿上，如第九十二圖。

第九十三圖

撤身錘第一式

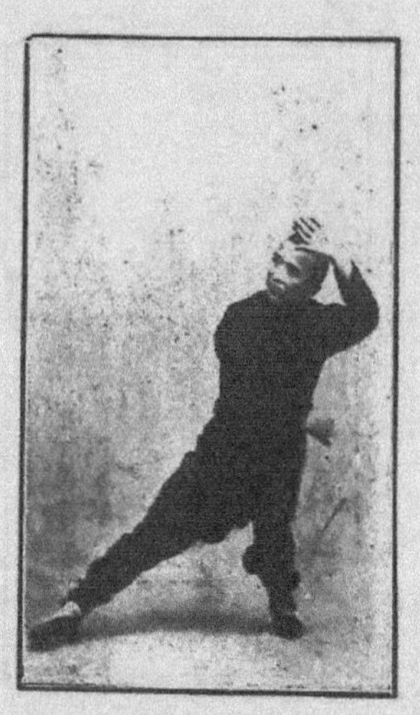

第九十四圖

第二式

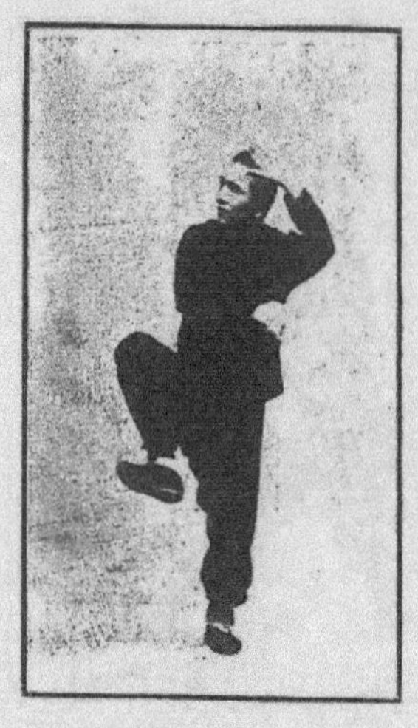

動作圖解··右足轉向右撤，全身仍坐在左腿，左手曲肘向右上方轉，右手曲肘向左下方沉轉，藏在左脇下，左手掌心向外，右手握拳，拳心向內，如抱物狀，面轉向右方，左足不動，兩手隨腰圓轉向右方，右腿直伸，如第九十三圖·

承接上圖姿勢不停，右腿收回提起，足尖向外，全身亦隨提起，上部兩手姿勢不動，目前視，如第九十四圖·

第九十五圖

第三式

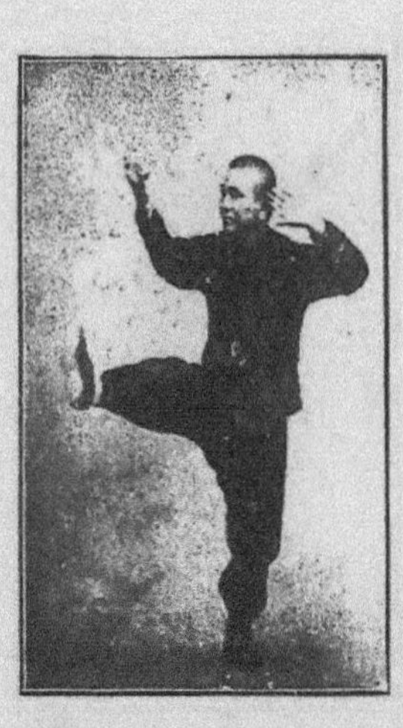

第九十六圖

第四式

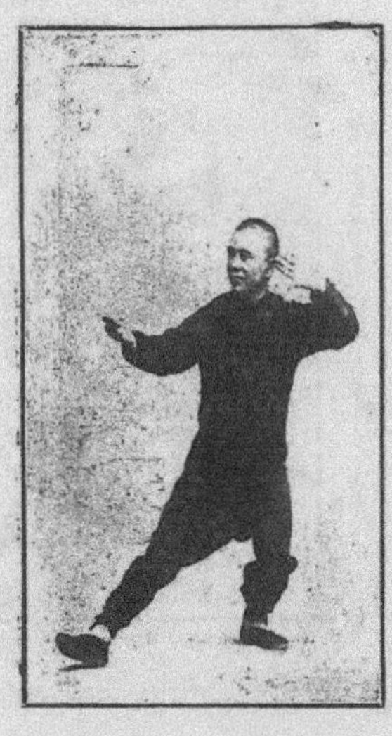

承上式不停將右拳由腦下反背撇出，拳心向上左手不動，同時將提起之右腿，向外隨拳蹬出，足尖向上，目視右拳，如第九十五圖。

承上式不停全身隨腰下沉，將蹬出之右足向前踏出一步，足跟點地，兩手亦隨下沉，左手不右臂略伸，拳心向上，目前視，如第九十

第九十七圖
第五式

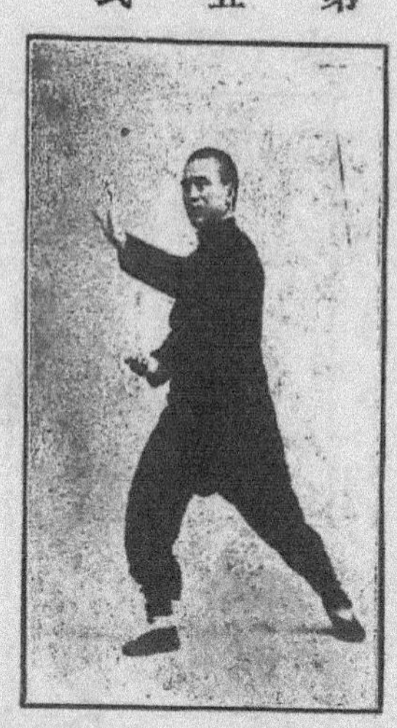

承上式不停右足着地，屈膝向前弓勁，全身向前進，左腿向前蹬勁，右拳收回右脇下方，拳心仍向上。左拳隨全身向前按出，手心向前、目視左手，如第九十七圖。

第九十八圖
上步搬攔錘第一式

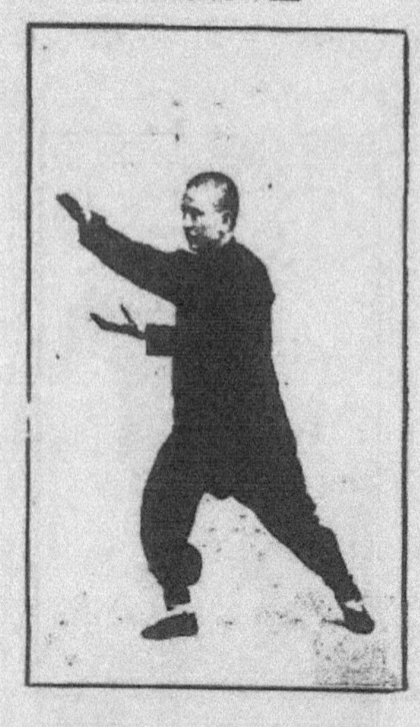

動作圖解・・由上圖姿勢，下部兩足不動，右拳由脇下提出，將臂伸出，拳心向下，左掌由上翻下，手心向上，右拳心與左拳心遙遙相對，如抱一物狀，目視兩手之間，如第九十八圖。

第九十九圖

第二式

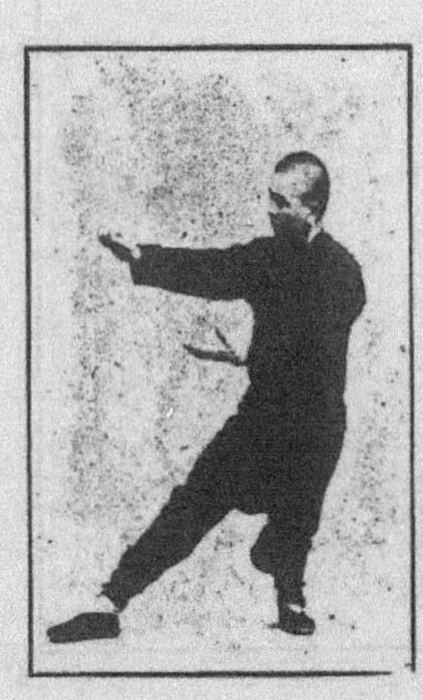

承接上式不停，右拳與左手隨腰往左收回，全身向後坐實寄於左腿上，右腿直伸，目前視，如九十九圖。

第一百圖

第三式

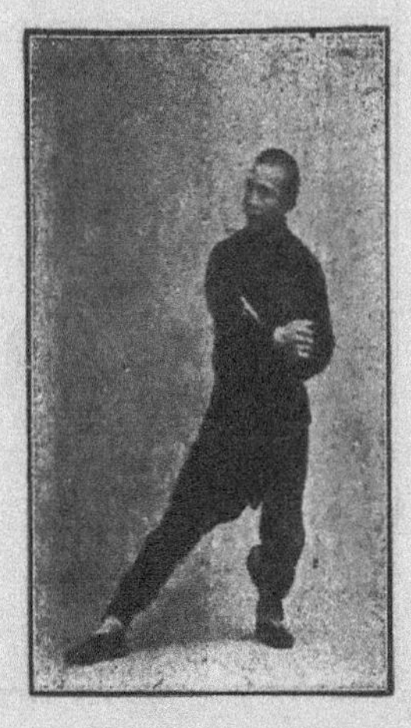

承接上式不停，兩手由下而上，如畫一弧形，兩手旋轉至胸際相交抱攏，右拳心向後，左掌心向前，貼於右臂的彎中，目前視，如第一百圖。

第一百零一圖
第四式

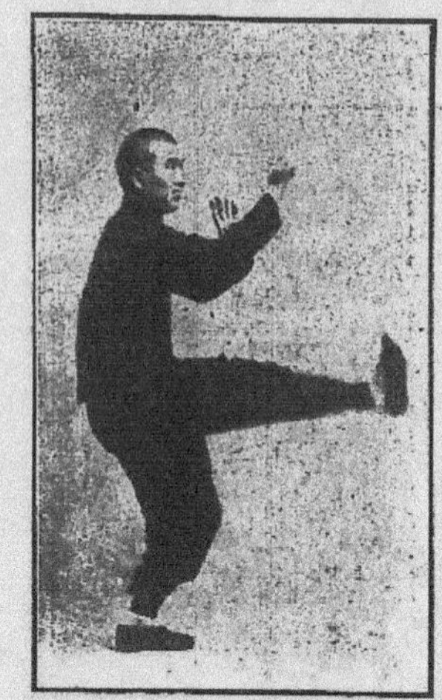

此式同前第四十二圖故不再贅述。

第一百零二圖
第五式

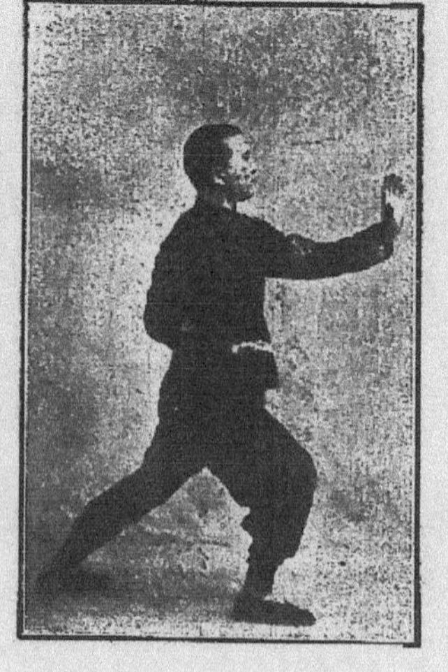

此式同前第四十三圖故不再贅述。

第一百零三圖
第六式

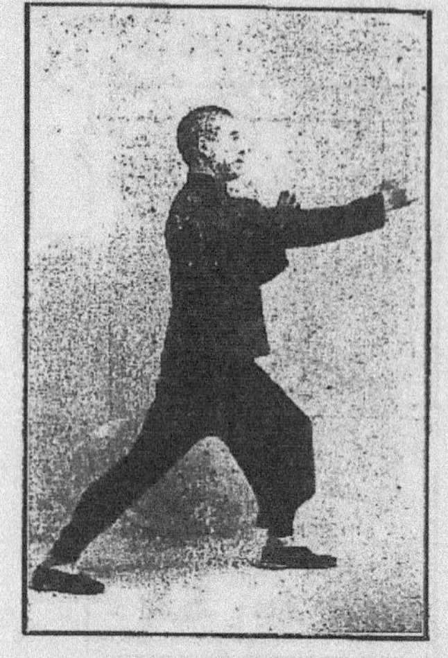

此式同前第四十四圖故不再贅述。

第一百零四圖
右斜飛式第一式

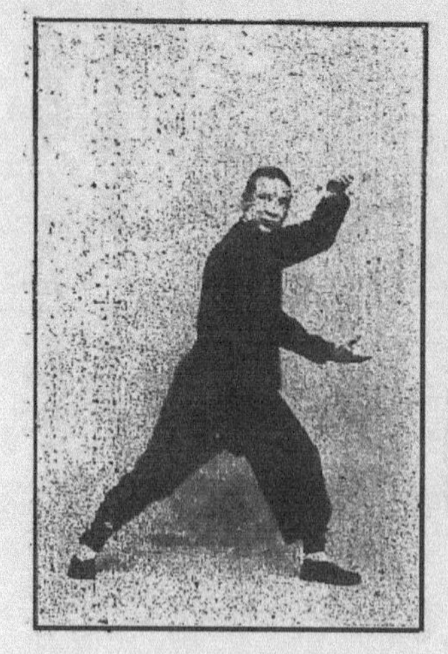

此式同前第七圖故不再贅述。

第一百零五圖

第　二　式

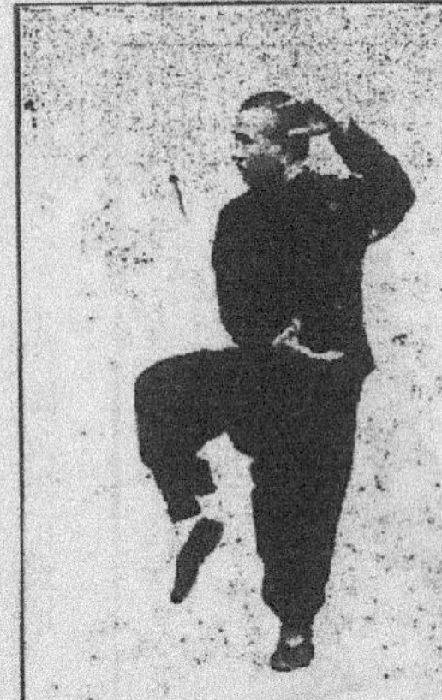

此式同前第八圖故不再贅述。

第一百零六圖

第　三　式

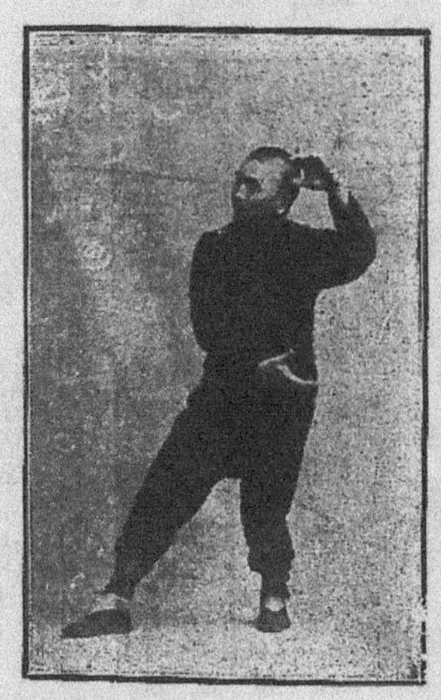

此式同前第九圖故不再贅述。

第一百零七圖

第　四　式

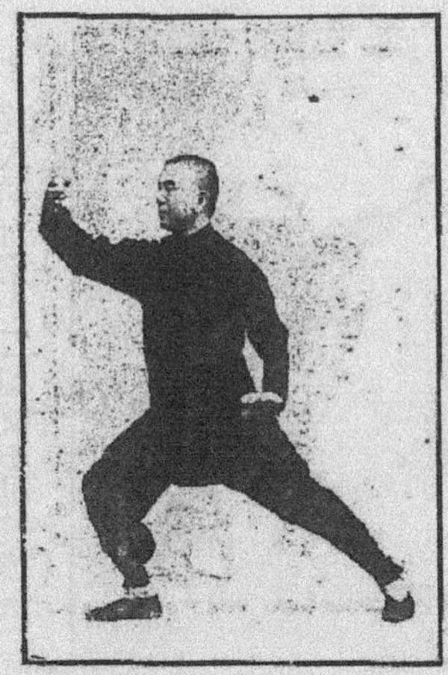

此式同前第圖故十不再贅述。

第一百零八圖

進步攬雀尾第一式

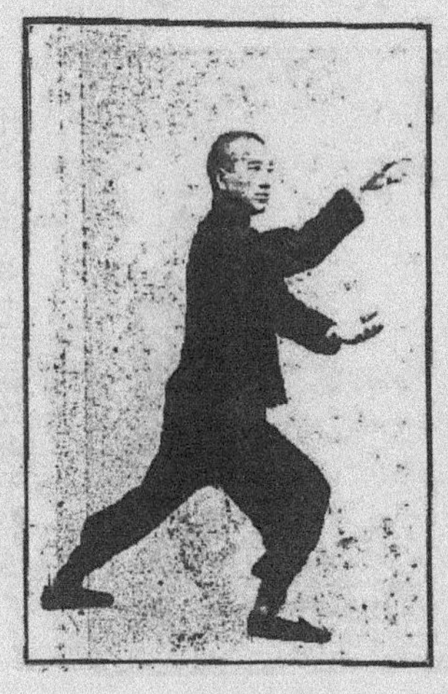

此式同前第十一圖故不再贅述。

第一百零九圖
第二式

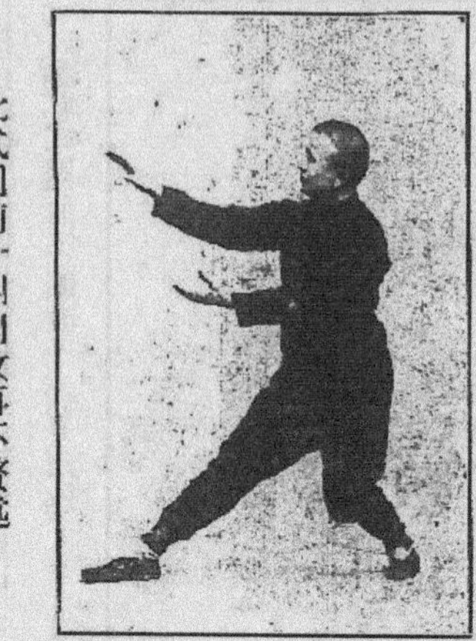

此式同前第十二圖故不再贅述。

第一百一十一圖
第三式

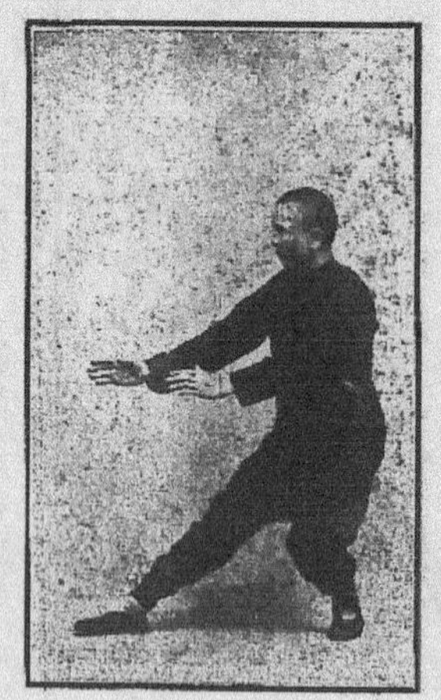

此式同前第十三圖故再不贅述。

第一百一十圖
第四式

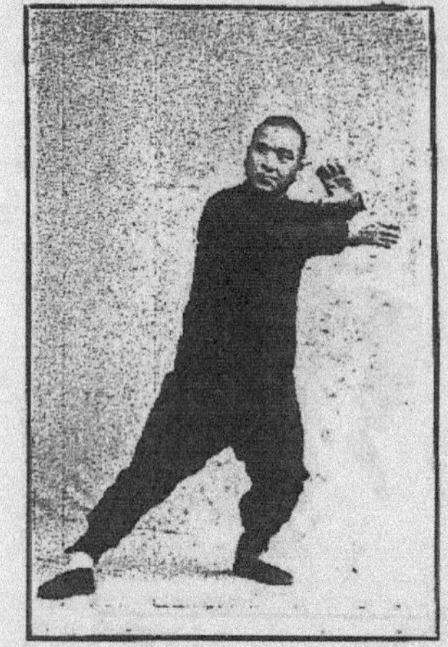

此式同前十四圖故再不贅述。

第一百一十二圖
第五式

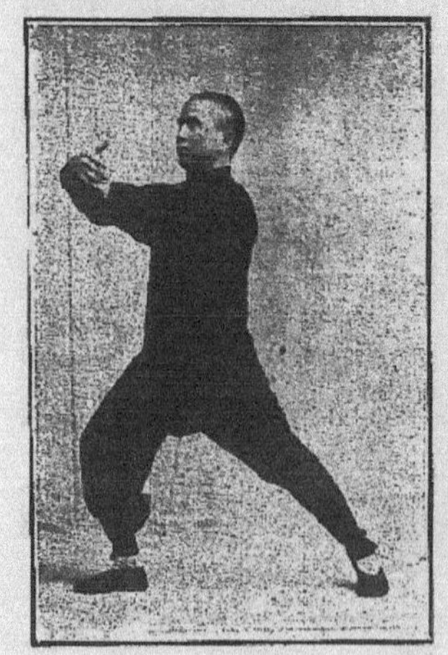

此式同前第十五圖故再不贅述。

第一百十三圖

第六式

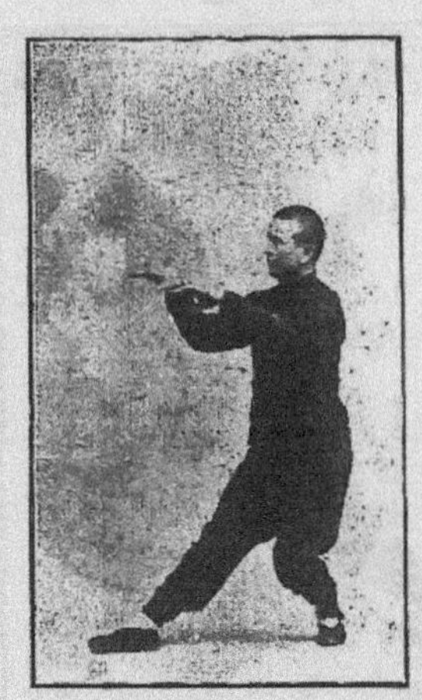

此式同前第十六圖故不再贅述。

第一百十四圖

第七式

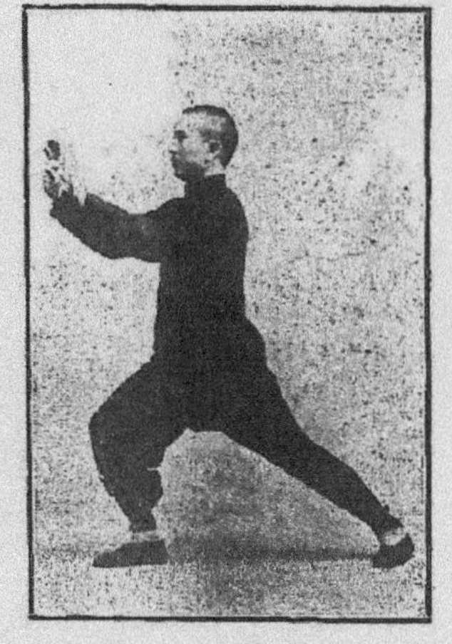

此式同前第十七圖故不再贅述。

第一百十五圖

第八式

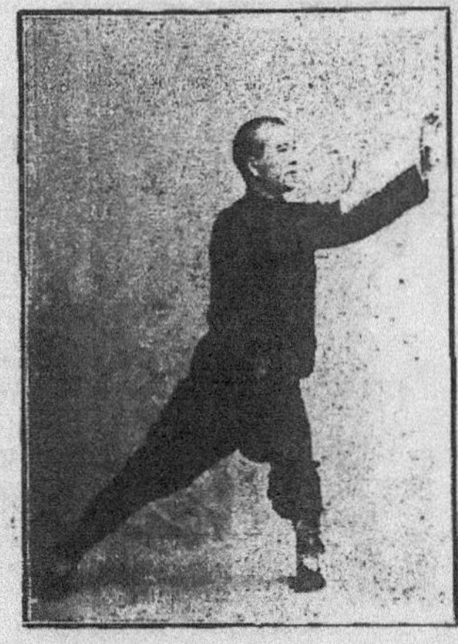

此式同前第十八圖故不再贅述。

第一百十六圖

第九式

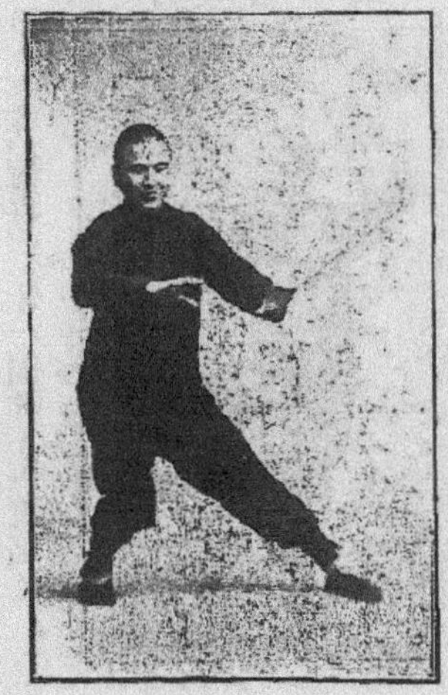

此式同前第十九圖故不再贅述。

第一百十七圖
第十式

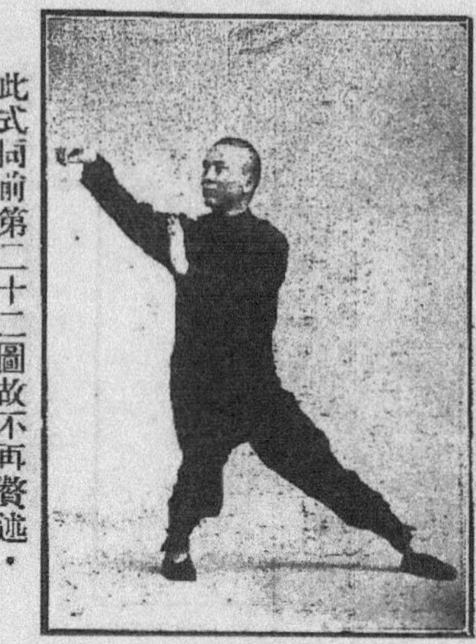

此式同前第二十圖故不再贅述・

第一百十八圖
單鞭第一式

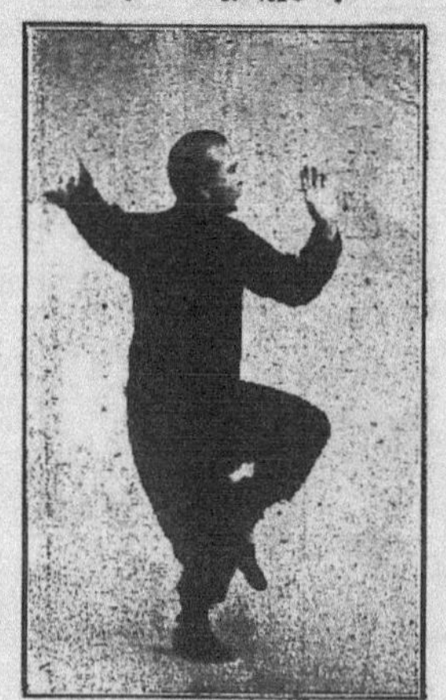

此式同前第二十一圖故不再贅述・

第一百十九圖
第二式

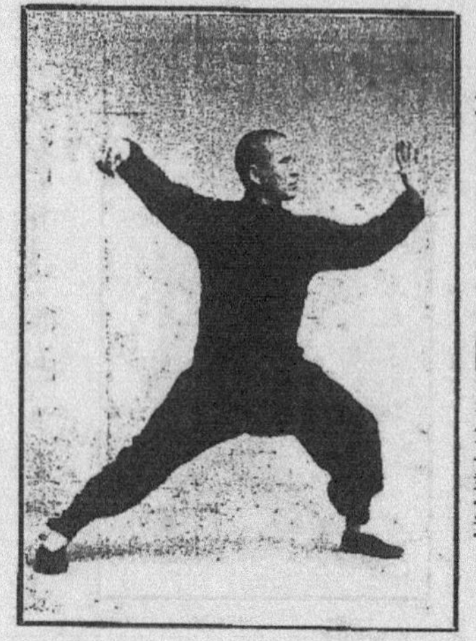

此式同前第二十二圖故不再贅述・

第一百二十圖
搖手第一式

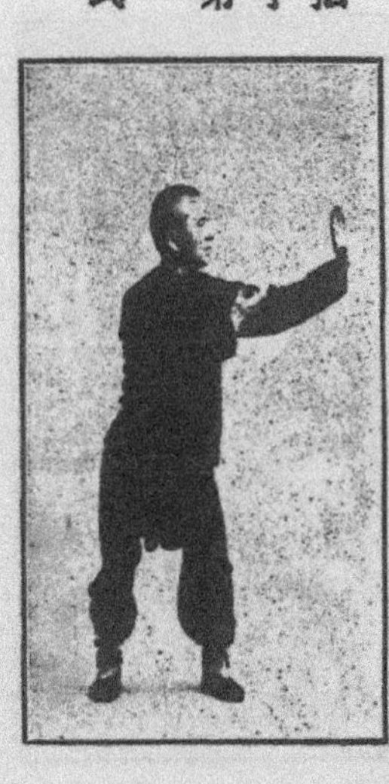

第一百二十一圖
第二式

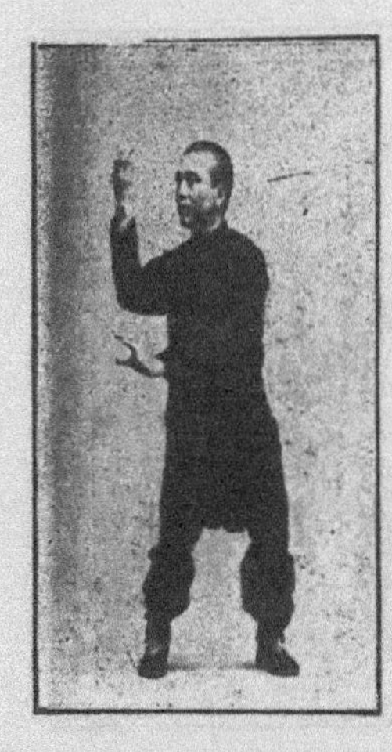

動作圖解：：由上式單鞭之後，右手吊起，鬆開變爲掌，手心向上右腿隨腰橫進半步屈膝，同時右手亦隨腰往下往左圓轉，轉至左肩前，手心轉向內，左手不動，目仍視左手，如第一二十圖。

承接上式不停，下部兩足不動，上部右手隨腰轉向右方肘曲而立手心向內左手亦同時隨腰由左轉回右方，置於右肘下，手心向下，頭部轉向右方，目視右掌。如第一二一圖。

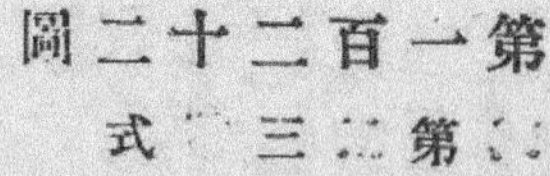

第一百二十二圖

第三式

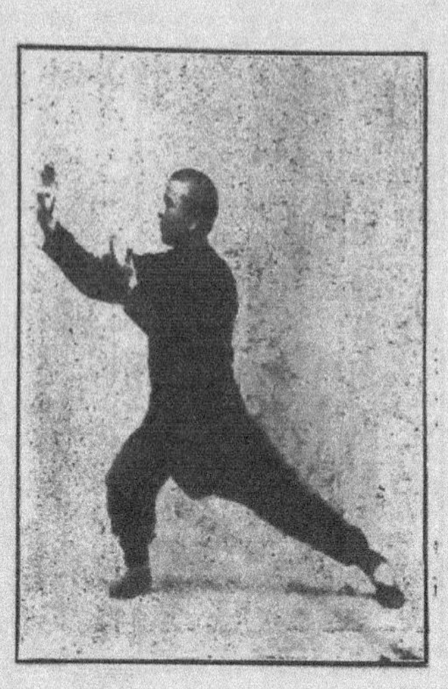

承接上式不停，右腿不動，左足向左橫邁出一步，成一弓蹬式，同時右手心向外轉出，臂略伸，左手亦同時向內翻轉提上，手心向內，置於右臂旁目視右手背處，如第一二二圖・

第一百二十三圖

第四式

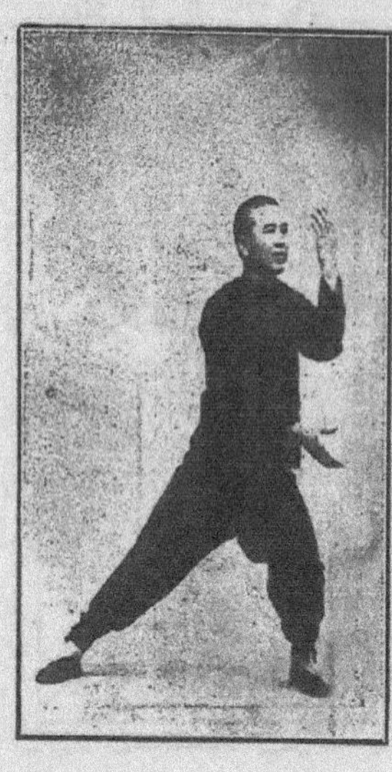

承按上式右足不動，左腿屈膝向左弓勁，全身寄於左腿，同時上身腰向左轉動，左手亦隨腰向左旋轉，手心向內、左手同時由上而下沉向左旋動，臂伸出手心向外，置於左肘下方，頭隨左手轉向左方，目視左手心，如第一二三圖

此圖式同前一二十圖

第一百二十四圖

第五式

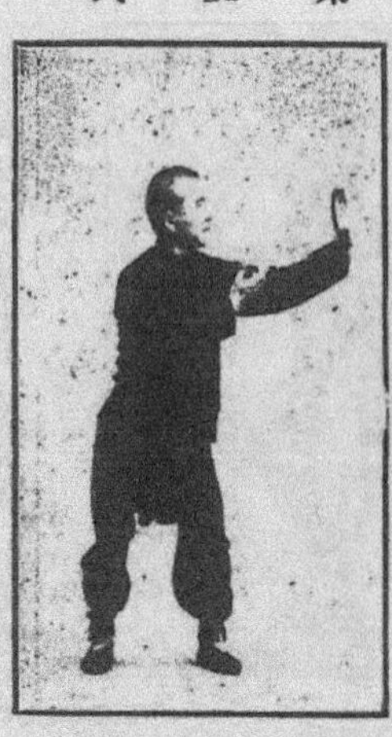

此式承接上式不停，左足不動，右腿向左橫進半步，左手心翻轉向外伸出，右手上提置於左肩旁，如前一二十圖。故不再贅述。

第一百二十五圖

第六式

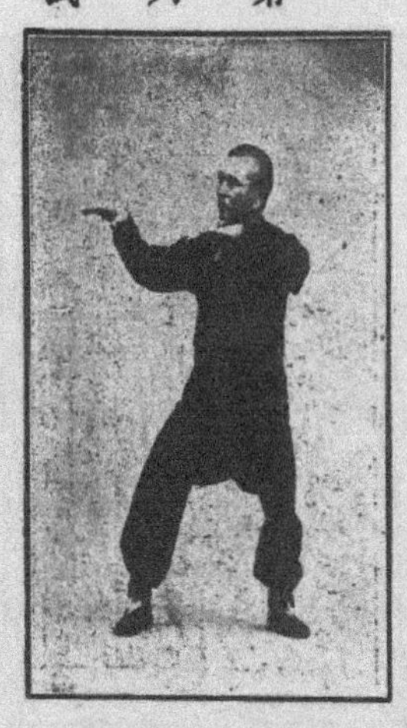

承接上圖姿勢不停，上身以腰軸向右轉動，同時兩手隨腰向右兩臂伸出畫一圓形，轉至右前方時爲止，兩手心向下右手在前，左手在後，如提狀，右足虛左足實全身坐於左腿，目視右，如第一二五圖。

第一百二十六圖

第七式

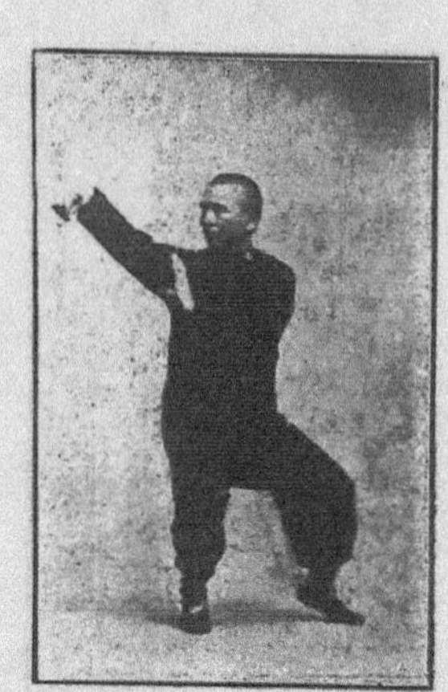

承上式不停，上身微向左轉，全身換坐於右腿，左足跟抬起，足尖點地，右手五指并攏攝在一處，臂屈中求直，做吊手式，左手置於右胸上方，手心向外，目視吊手，如第一二六圖。

第一百二十七圖

單鞭第一式

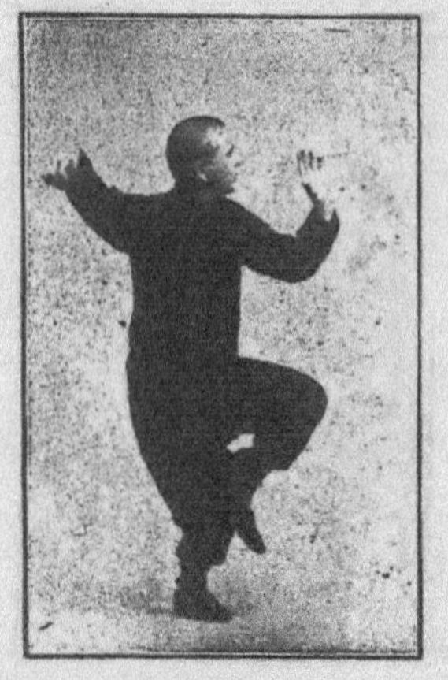

此式同前第二十一圖故再不贅述。

第一百二十八圖

第二式

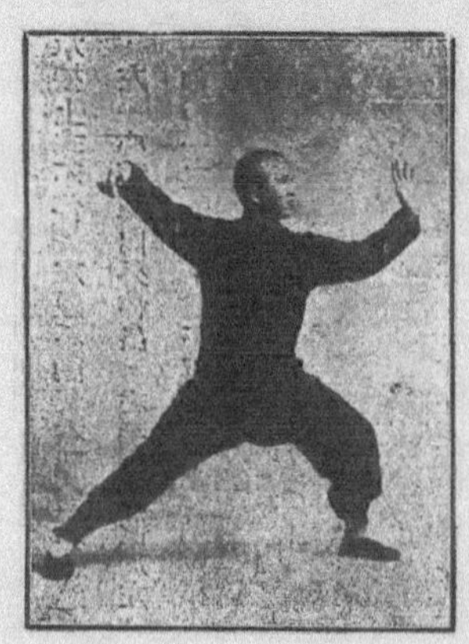

此式同前第二十二圖故不再贅述。

第一百二十九圖
高探馬第一式

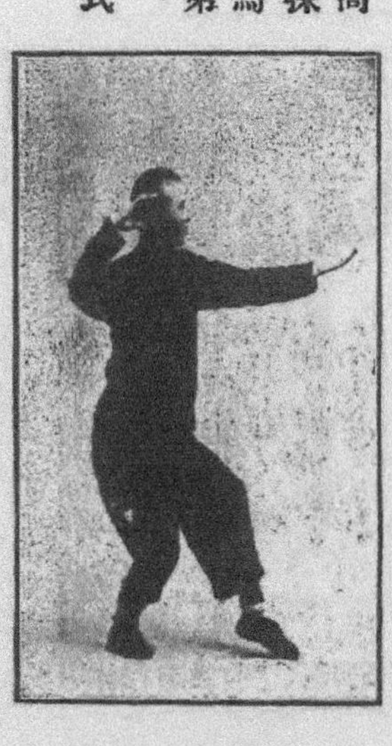

第一百三十圖
第二式

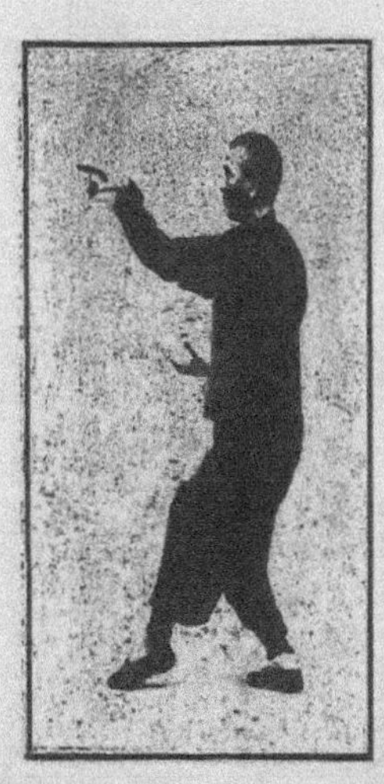

動作圖解：由單鞭姿式，右足不動，左足向後抽回半步，足踵抬起，足尖點地，同時腰向後收回，隨收隨向上提，全身寄於右腿上，左臂隨身手心轉向上直伸；右提吊手鬆開曲肘，手心轉向前，手指向前，置於右耳旁上方；目視左掌。如第一百二十九圖。

承接上式不停。左手隨腰抽回，藏於左脇下，手心朝上，右手由耳旁探出臂半屈直，手心向下，腰隨收隨上提，右腿仍實兩足不動，目前覦，如第一三十圖。

第一百三十一圖

右分脚第一式

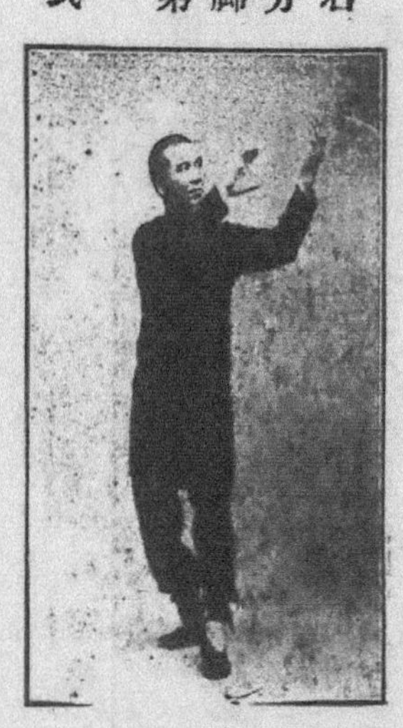

第一百三十二

第二式

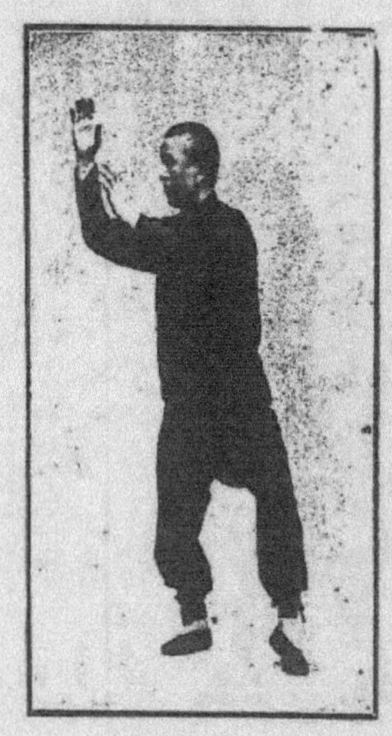

動作圖解・・由上圖姿勢，左手心朝上由下而向左斜方伸出，手心向內，右手心朝下同時向左收回，手心向外，兩手相對，目轉視左掌，下部不動，如第一三一圖。

承接上式不停，左足微向左方橫邁半步，仍足尖點地，左右兩手隨左腿同時由左向右圓轉，右手在上，左手在下，兩手心仍相對，頭隨手轉向右，目視右手，如第一三二圖。

第一百三十三圖

第三式

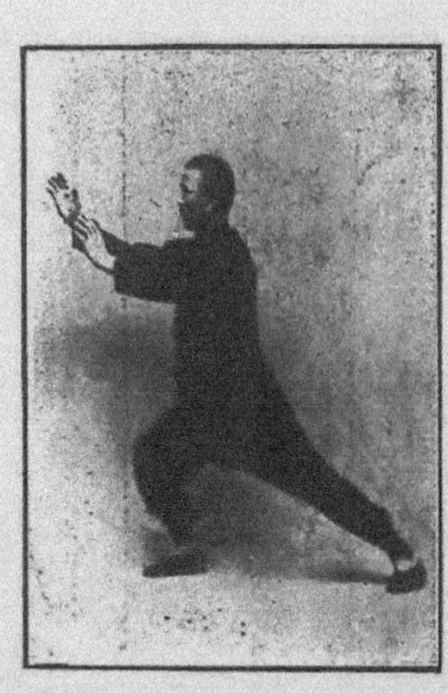

承接上式不停，右手在上，左手在下，隨腰由右往左往下圓轉，左足同時隨腰隨兩手，往左方邁一步，全身坐於右腿作弓蹬步，目視兩手。如第一三三圖。

第一百三十四圖

第四式

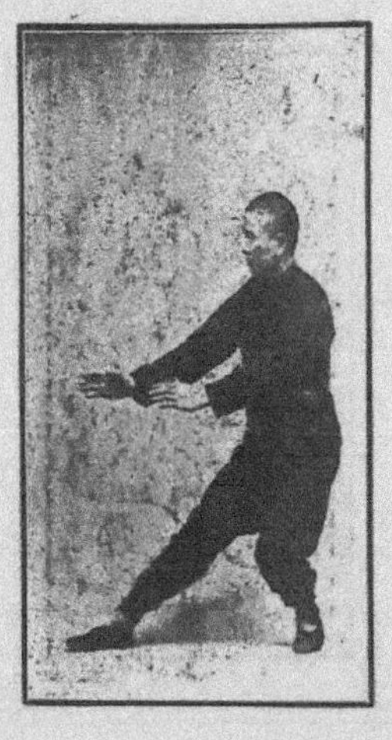

此式同前第十三圖故不再贅述。

第一百三十五圖

第五式

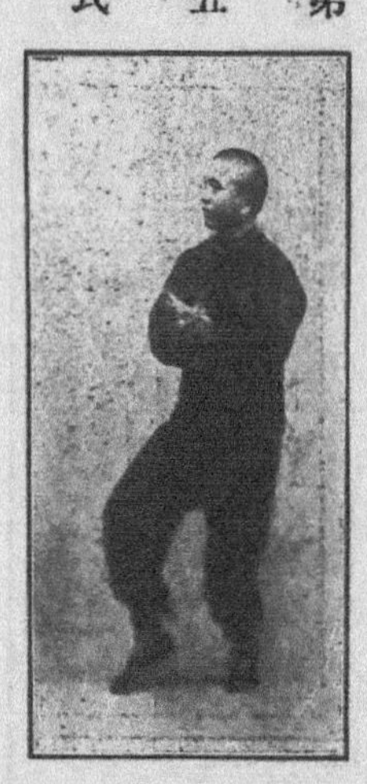

承接上圖姿勢不停，身體漸漸向上提起，左足不動，右足隨身向回抽動至左足尺許足尖點地，兩手同時亦隨身由下而上，止胸前兩手相交，作十字形手心向內，右手在外，目注視前方，如第一三五圖。

第一百三十六圖

第六式

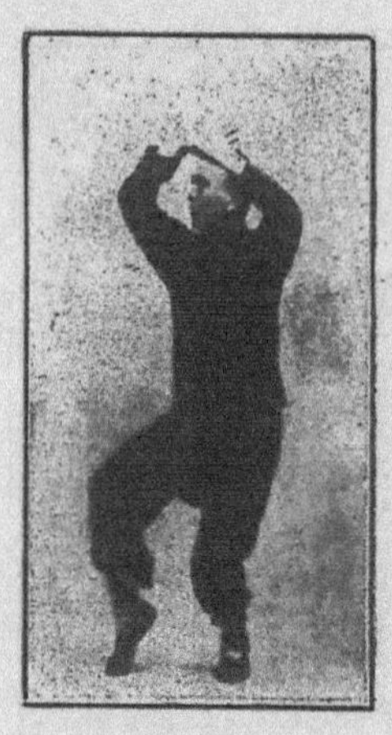

承接上式不停，右足抽回不動，兩手同時相交，由胸前向外翻上，至頭上仍相交，成十字形手心轉向外，右足跟高提，足尖不動，如第一三六圖。

第一百三十七圖

第七式

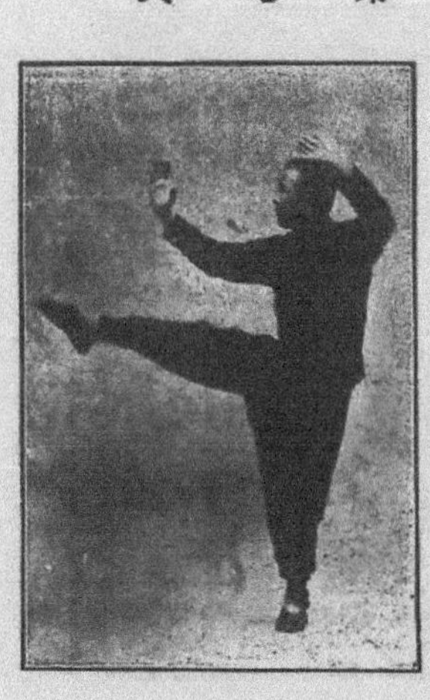

承按上式右足提起向右方踢出，足背須平，兩手同時向兩邊分開，右手向右方，左手向左後方而臂彎，兩掌俱坐起手腕，手指向上，此時目視右手，此式須渾身鬆開要有頂勁，不然則不穩矣，如第一三七圖。

第一百三十八圖

左分脚第一式

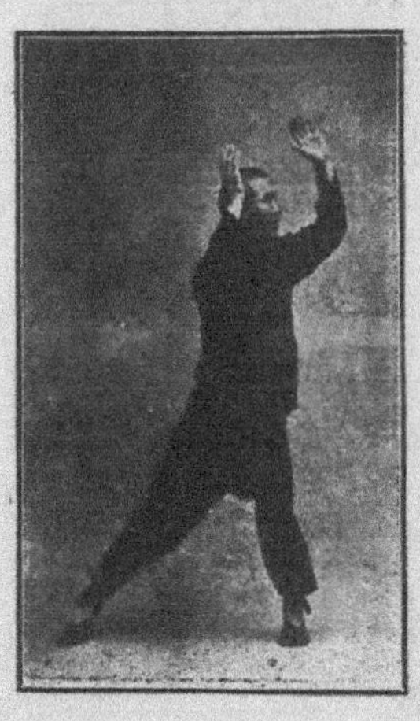

動作圖解：：由上式右足踢出，至度而不收回着地，距離左足一步，上身向左斜方轉動，同時右手由右往左，與左手漸漸相近，左手在上右手在下，置與頭上方，兩手手心相對，目轉視左方，如第一三八圖。

第一百三十九圖

第二式

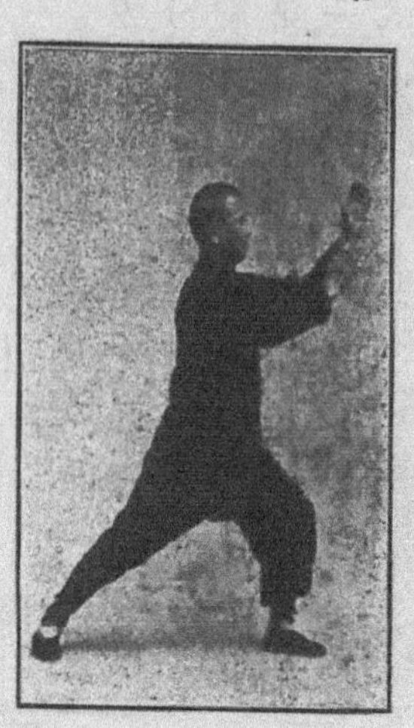

承接上式不停左足尖向左撇，向前弓勁右足向前蹬勁，全身坐在左足上，兩手同時隨腰由上往左下方圓轉，左手在上，右手在下，兩手心仍相對，目視兩手之間，如第一三九圖。

第一百四十圖

第三式

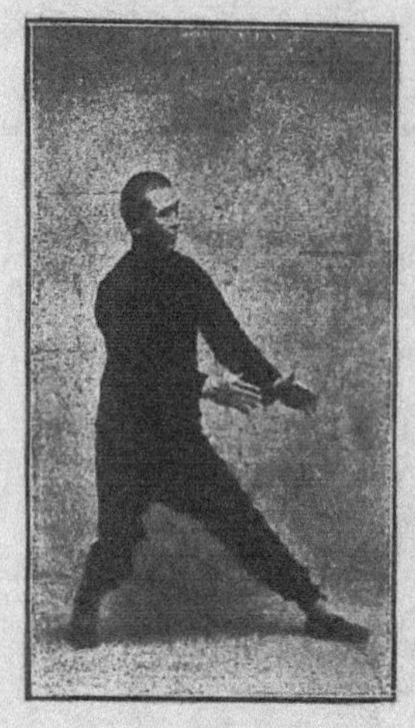

繼續上式不停，兩手隨腰由左搬囘往右往下圓轉，腰漸由前向後下方坐實，又換坐實右足，左腿直伸，兩手心相對漸漸向下向囘轉動，目視前方，如第一四十圖。

第一百四十一圖
第四式

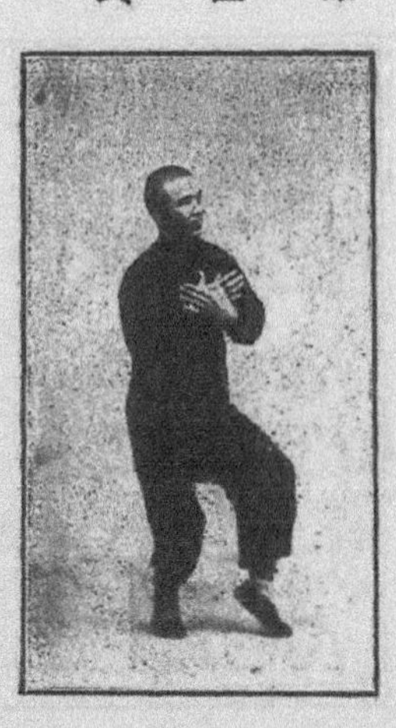

右足同時隨腰兩手漸漸坐實，左足隨腰抽回半步，足踵提起，足尖點地，同時兩手由下圓轉往上至胸前相合作十字形，手心向內，左手在外，目視左斜方，如第一四一圖。

第一百四十二圖
第五式

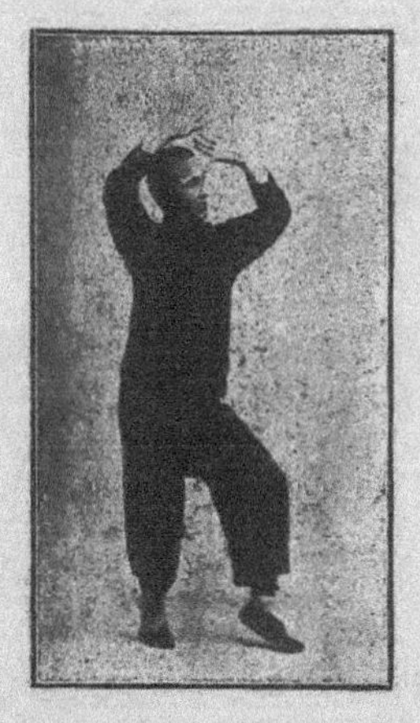

承接上式不停，左足抽回不動，兩手相合十字形，由胸前向外翻上，至頭上方，手心轉向外，目注視左方，與右踢脚第六式同，如第一四二圖。

第一百四十三圖

第六式

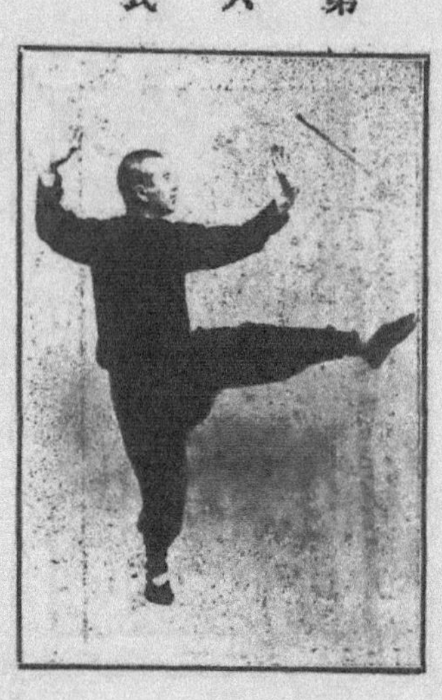

承接上式右足提起向左方踢出，足背須平，兩手同時向兩邊分開，右手向右斜方而臂彎，左手向左方，兩掌俱坐起手腕，手指向上，目隨視左手，與右分脚第七式同如第一四三圖。

第一百四十四圖

轉身蹬脚第一式

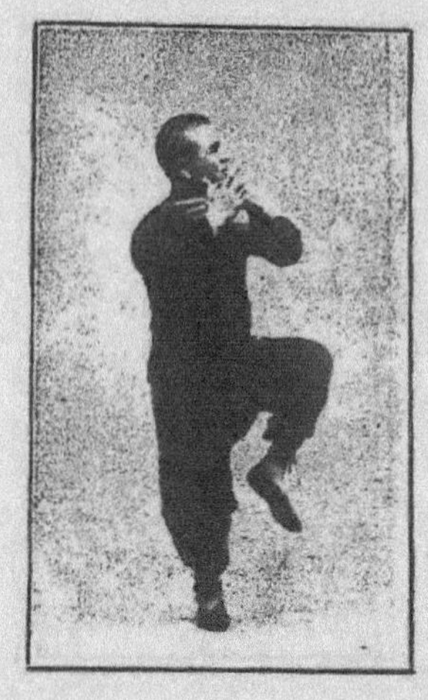

動作圖解：承接上圖姿勢將分開之兩手抱囘相合仍作十字形，手心向內，右手在外，左足同時收囘仍提起，足尖下垂，目仍注視左斜方，如第一四四圖。

第一百四十五圖
第二式

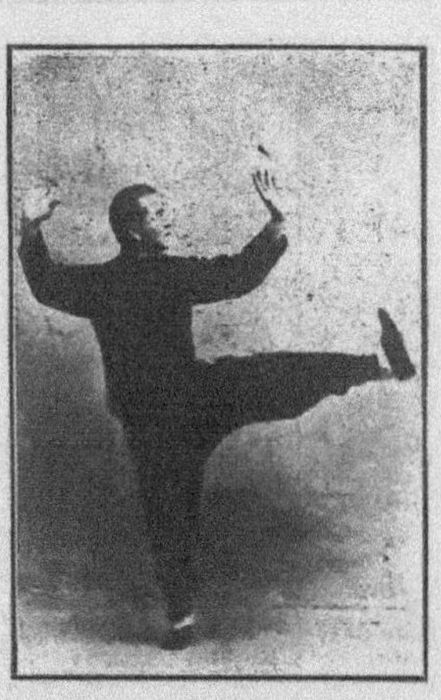

承接上式不停右足踉轉向右方，兩手分開，左手朝左方，右手朝右方，同時左足蹬出，足心朝外，足尖向上，此式身雖不斜，而目轉視左方左手，如第一四五圖。

第一百四十六圖
左摟膝拗步

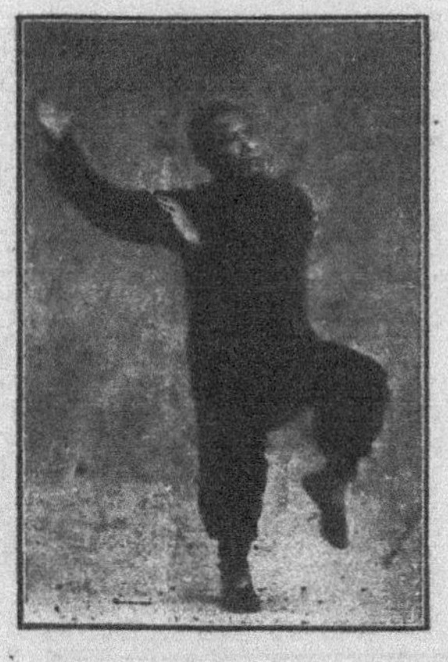

此式同前第二十七圖故不再贅述。

第一百四十七圖

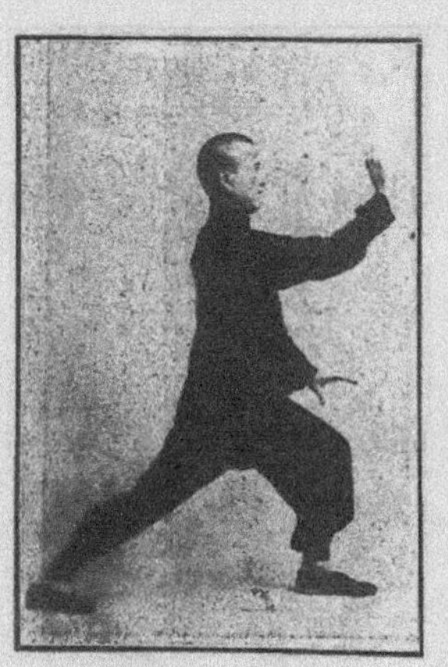

此式同前第二十八圖故不再贅述。

第一百四十八圖

右摟膝拗步第一式

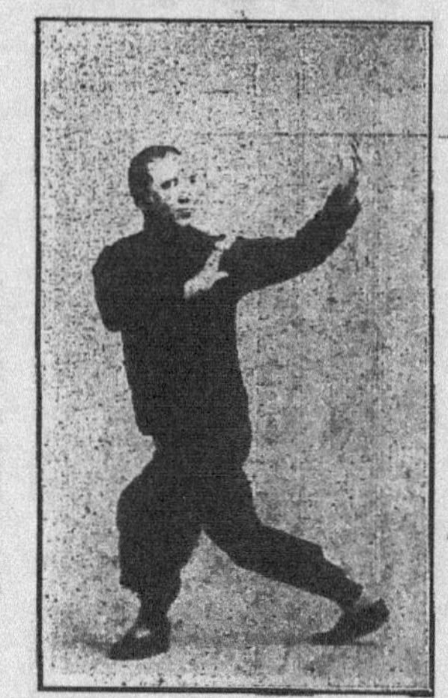

此式同前第三十三圖故不再贅述·

第一百四十九圖

第二式

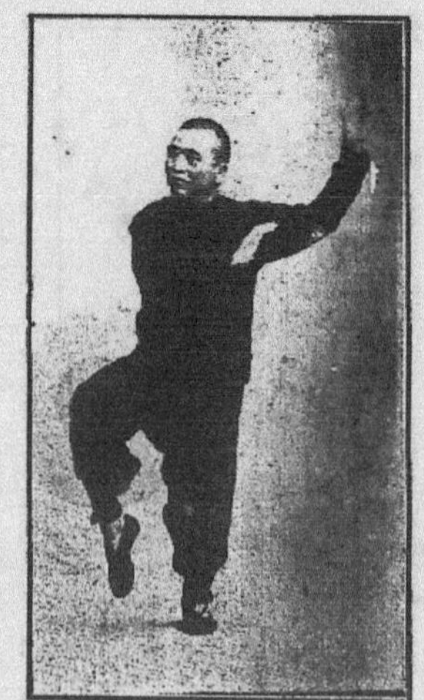

此式同前第三十四圖故不再贅述·

第一百五十圖

第三式

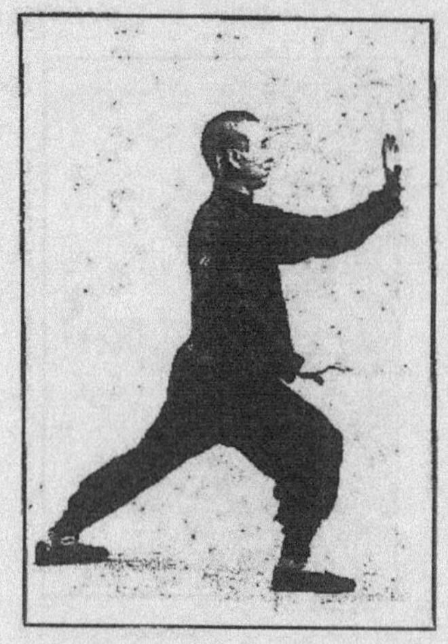

此式同前三十五圖故不再贅述·

第一百五十一圖

第四式

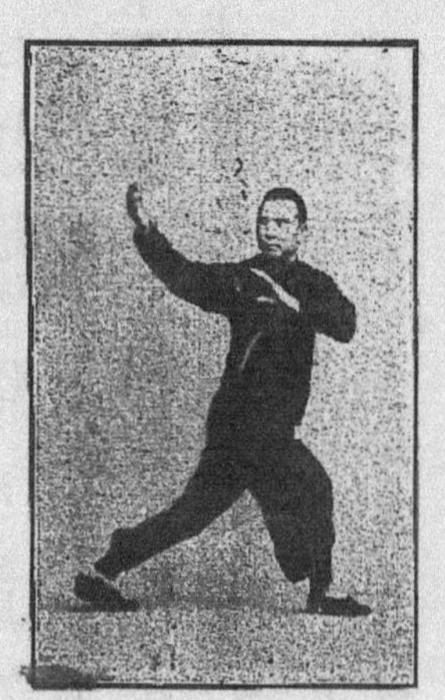

此式同前第三十六圖故不再贅述·

第一百五十二圖

進步栽錘第一式

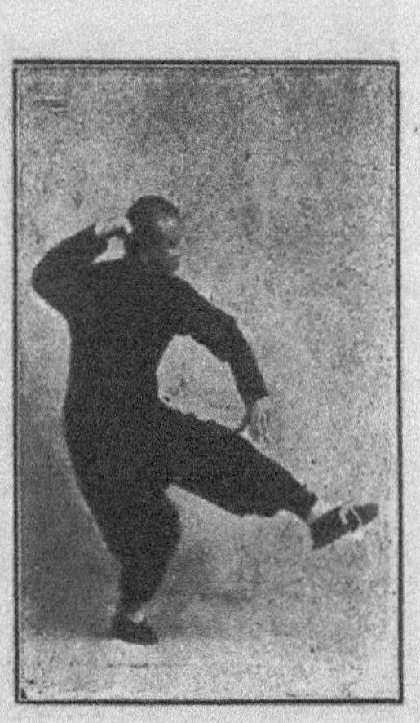

第一百五十三圖

第二式

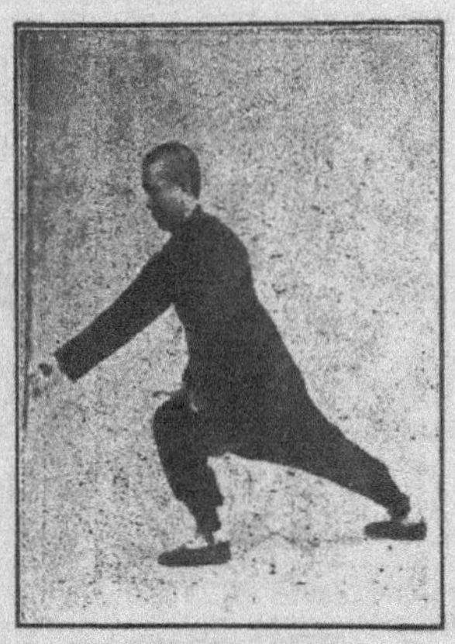

承接上式不停是左摟膝拗步之姿勢惟有右手往前時握拳左手摟膝左足提起向前邁身向下沈頭向前視全身坐在右腿上如第一五二圖。

承接上式左足向前提起遂即邁出踏實，右手同時隨腰向前下方打出，全身略向前傾，目注視右拳，如第一五三圖。

此式同前第九十三圖故不再贅述。

第一百五十四圖

翻身白蛇吐信第一式

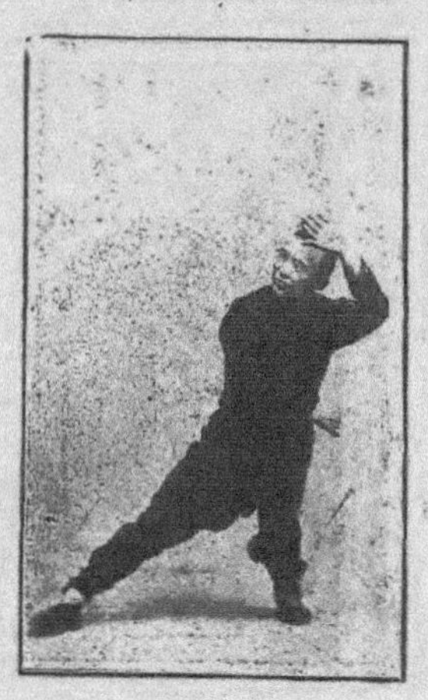

此式同前第九十四圖故不再贅述。

第一百五十五圖

第二式

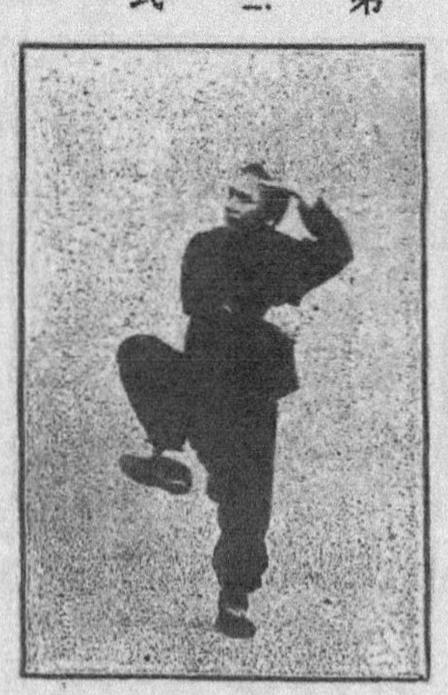

承上圖姿勢不停，將右拳由左脇下反背撇出拳鬆開變掌，手心向上，左手不動，同時將提起之右腿，向外隨掌蹬出、足尖向上，目視右掌一如第一九六圖。

第一百五十六圖

第三式

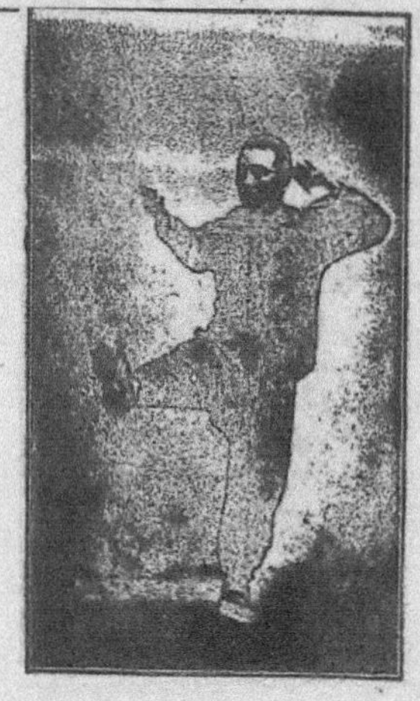

第一百五十七圖

第四式

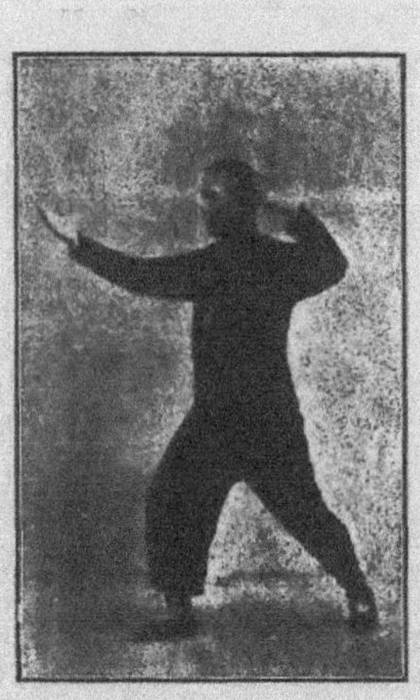

第一百五十八圖

第五式

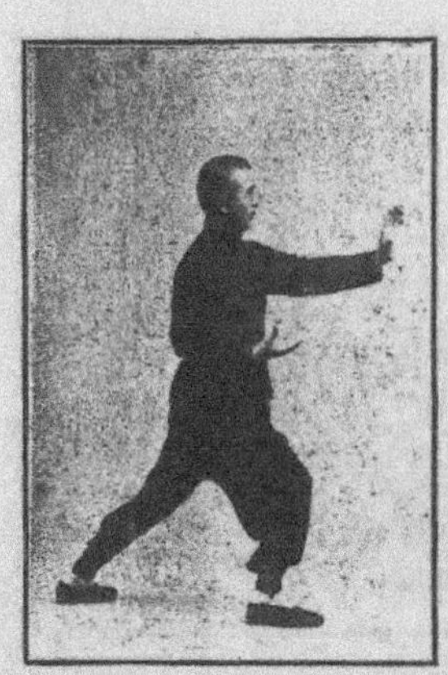

承上式不停全身隨腰向前下沉，將蹬出之右足向前踏出一步着實，向前弓勁，兩手不動隨腰向前下沉，目視右手，如第一五七圖。

承上式不停右足着地，屈膝向前弓勁，全身向前進，左腿向前蹬勁，右掌收回右脇旁，掌心向上，左掌隨身向前打出，掌心向外，目視左掌，如第一五八圖。

此式同前第四十四圖故不再贅述。

第一百五十九圖

進步搬攔錘

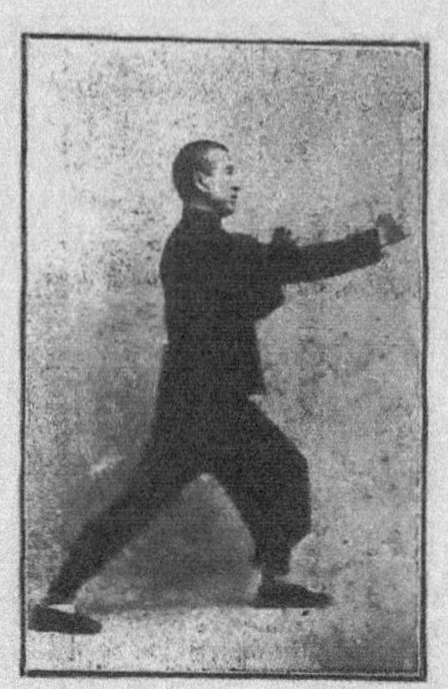

第一百六十圖

蹬腿第一式

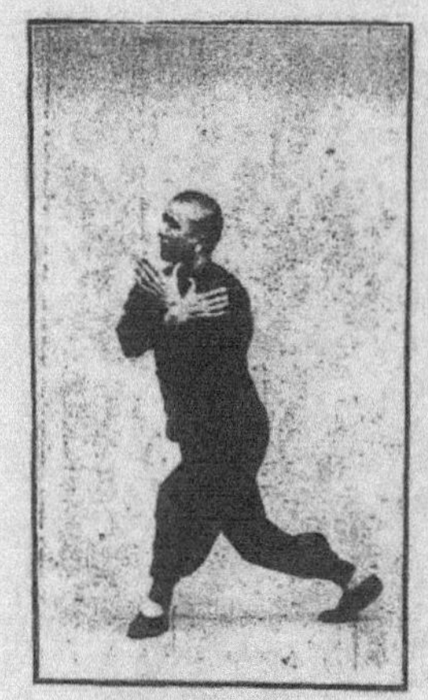

動作圖解：：承上圖姿勢，左足尖作軸足跟向裡合，右足跟抬起足尖着地屈膝，身向左轉動，兩手相合作十字形，手心向內，全身坐在左腿，目略向前上方注視，如第一百六十圖。

第一百六十一圖

第二式

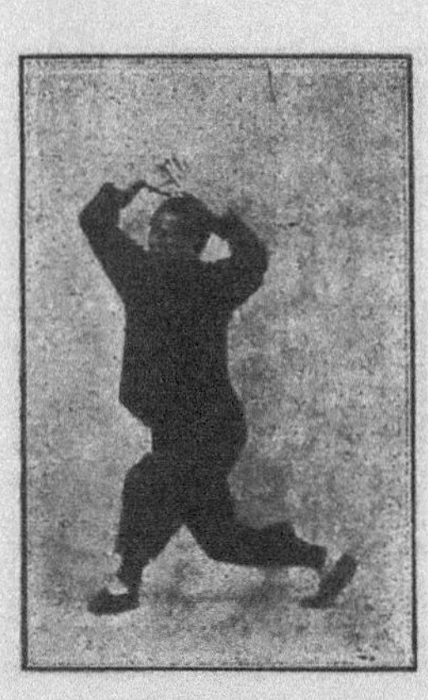

承接上式不停，下部不動，身腰向下坐，兩手心由內向外向上翻轉至頭上方，手心向外，目仍向上前視，如第一六一圖。

第一百六十二圖

第三式

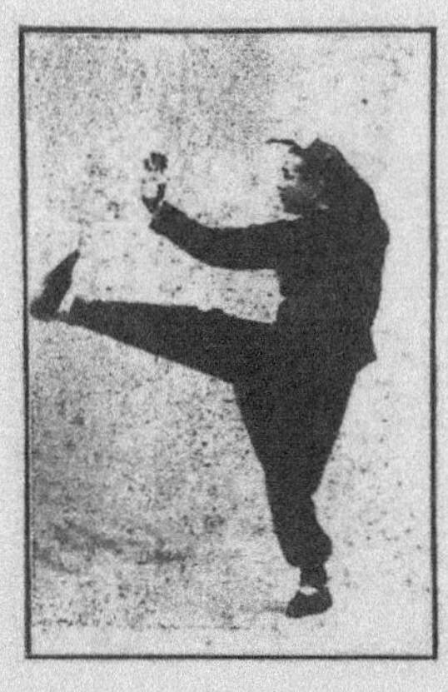

承接上式不停左腿坐實，右腿提起向前蹬出，脚尖向上，脚掌朝外左右手向前後分開惟右掌同時隨右腿劈出，手心向左，目視右手，如第一六二圖。

第一百六十三圖
左右披身伏虎第一式

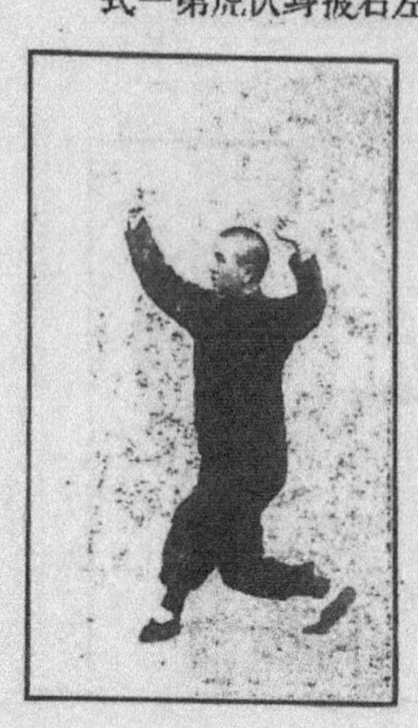

第一百六十四圖
第二式

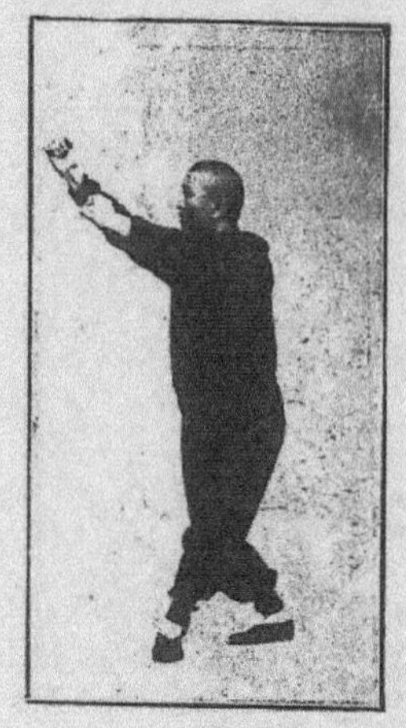

動作圖解・・由上圖姿勢右足蹬出遂即將右足收回向後退半步，落在左足之後方足尖着地左右腿屈膝動，腰往下沉，左右兩掌握拳，隨腰下沉，目向前視，如第一六三圖・

承接上式右足着實，身略向上提左右手一齊向左方轉動同時隨身往下往左圓轉，兩手相對，右拳在前，左拳在後，兩臂伸出，目視右手，如第一六四圖・

第一百六十五圖

第三式

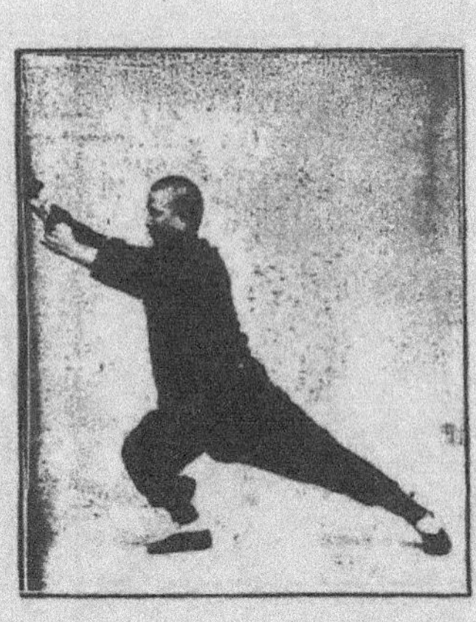

第一百六十六圖

第四式

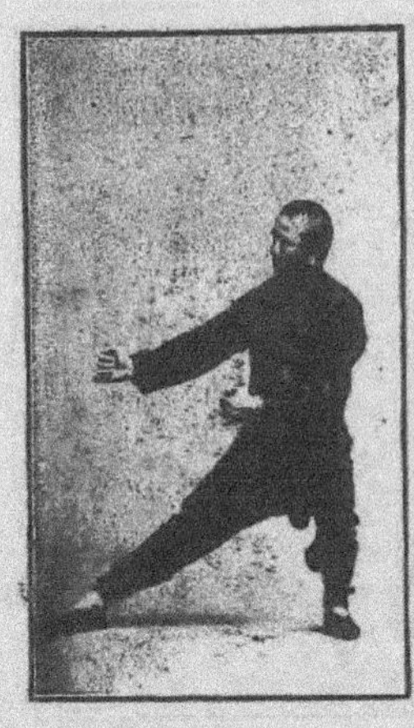

承接上式不停，右足不動，左足由前向後撤一步蹬直，右腿向前屈膝弓勁坐實，腰亦隨之下坐，兩拳隨腰，往下往左沉下，兩拳姿勢不動，如第一六五圖。

承接上式兩拳同時隨步隨腰，往下往左圓轉，左腿弓勁坐實，右腿直伸，腰向後坐，目仍右視，如第一六六圖。

第一百六十七圖

第五式

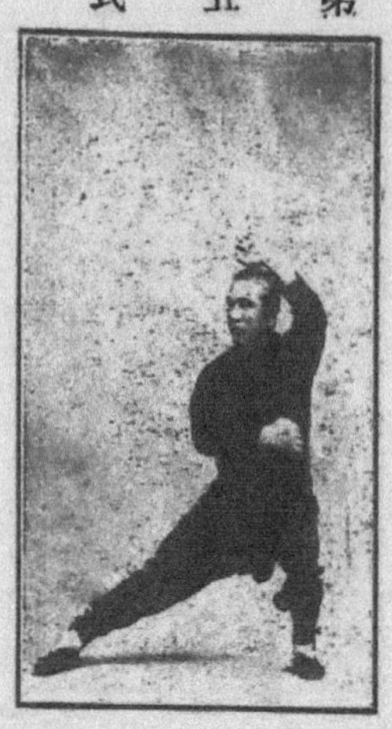

第一百六十八圖

右披身伏虎式第一式

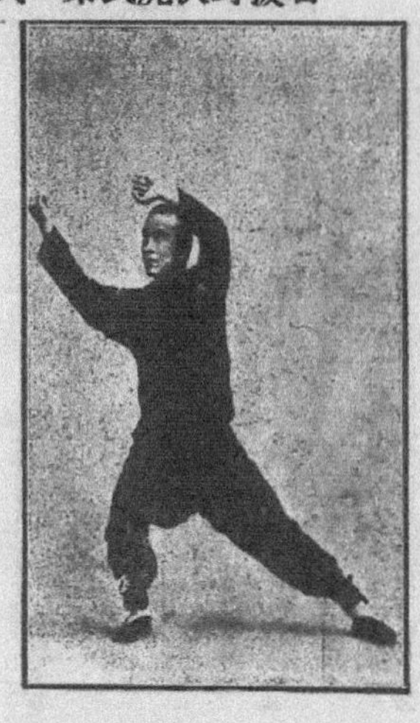

承接上式左腿坐實，左拳同時往下往左圓轉而上，左拳在額之上方，手心向外，右拳同時由丹田而上至胸際，手心向內，右拳在左胸之下方，上下相對，目轉視向右前方，如第一六七圖。

此式承接上圖姿勢，左右足不動，兩手仍握拳，隨腰右轉，左腿直伸，右腿屈膝坐實，右拳隨腰翻出，手心向內，左拳不動，目隨上視，如第一六八圖。

第一百六十九圖
第二式

承上圖姿式，左拳在前由上往左圓轉而下，右拳在後同時隨左拳一致轉動，身上部轉向左方，左腿變坐實，屈膝弓勁，右腿蹬直，頭亦隨拳轉動，目視左拳，如第一六九圖。

第一百七十圖
第三式

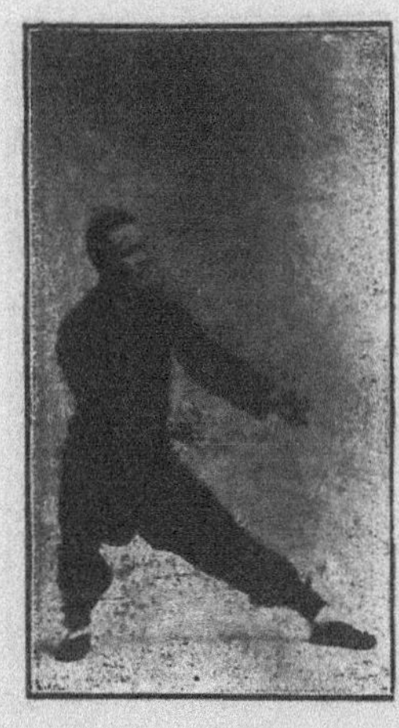

承接上式不停，腰往回坐，兩拳隨腰一致往下圓轉，漸又變左腿直伸，右腿屈膝坐實，目視左方，如第一百七十圖。

第一百七十一圖

第四式

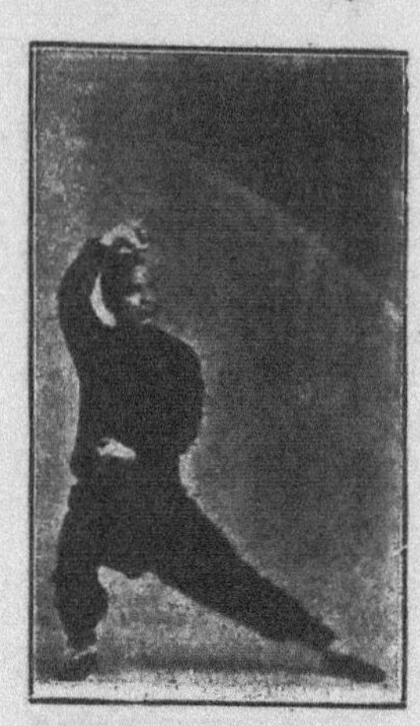

承接上式右腿坐實，右掌同時往下往右圓轉而上，右拳在額之上方，手心向外，左拳同時由丹田而上至右胸之下方，手心向內，上下相對，目轉視左前斜方，如第一七一圖與一六七圖姿式同，不過卽左右別之。

第一百七十二圖

回身蹬脚第一式

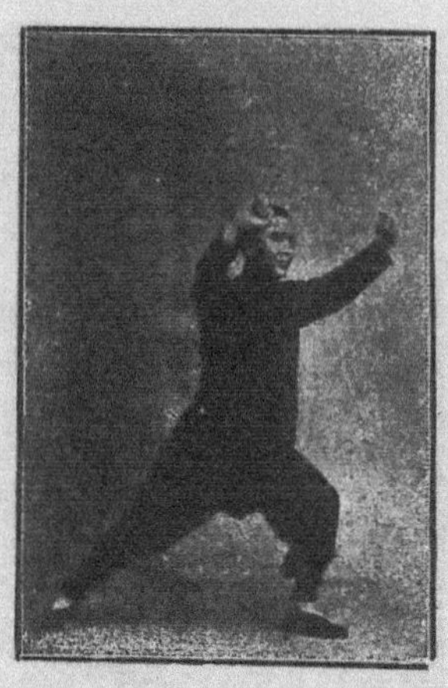

動作圖解：：身體上部向左轉動，右拳不動，左拳隨腰由下往左圓轉而上至左額上方，手心向外，兩臂遙遙相抱，目隨之左視，左足尖向左轉動，全身坐左腿，右腿直伸，如第一七二圖。

第一百七十三圖

第二式

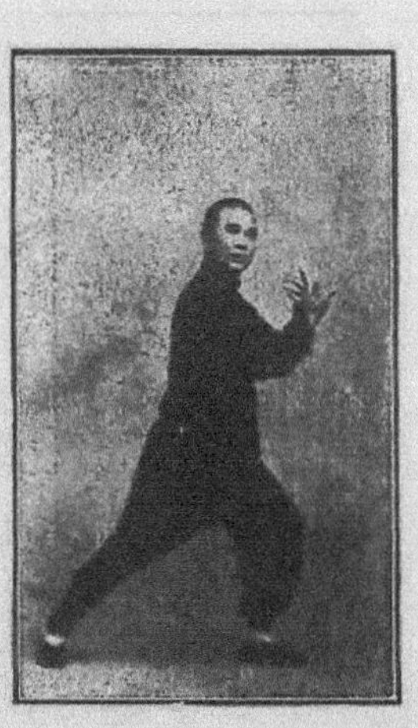

承接上圖姿式左足尖外撇，身亦隨之，兩手相合，拳鬆變拳，作十字形，手心向內，左腿坐實，目視右方，如第一七三圖。

第一百七十四圖

第三式

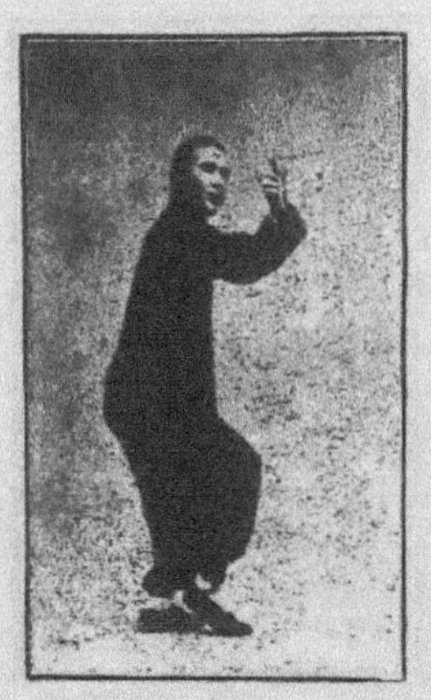

承接上式左足不動，右足提向左足側方，足尖點地，屈膝，兩手上提至面前，目仍視右方，如第一七四圖。

第一百七十五圖

第四式

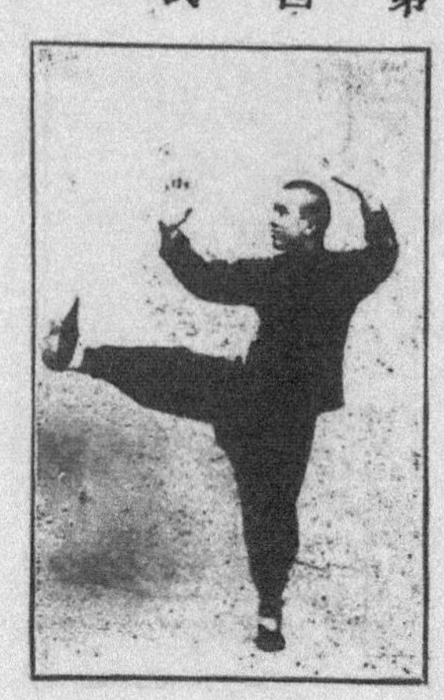

七十六

承接上式不停，左腿坐實，右腿蹬出，兩手分開，手心向外，與翻身蹬脚相同，如第一七五圖。

第一百七十六圖

雙風貫耳第一式

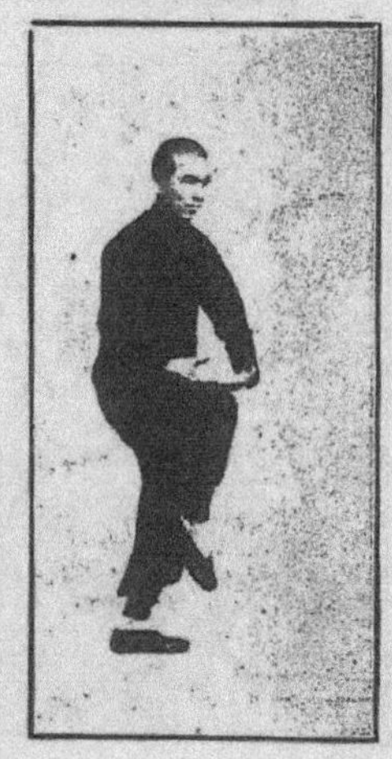

動作圖解：由上圖姿勢，右足蹬出後，旋收回，仍提起。足尖下垂，左足向右轉，兩手相合，手心轉向內，合至右膝處，目前視，如第一七六圖。

第一百七十七圖

第二式

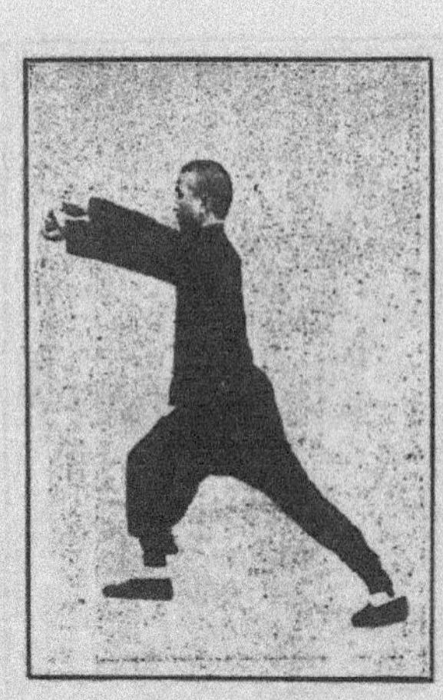

第一百七十八圖

左蹬脚第一式

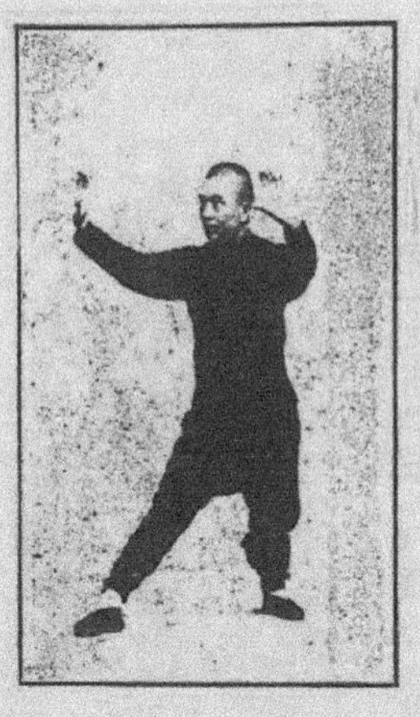

承接上圖姿式，將提起之右腿向前邁出一步，屈膝弓勁，兩手同時復往下兩邊分開，手心漸轉，向上向外向前，相對圓轉而至前面，兩手握拳相對，拳心向外手背相對，如第一七七圖

動作圖解：由上圖姿式，兩足不動，腰往後坐，右腿伸直，左腿屈膝坐實，同時兩拳鬆開，往兩邊分開，手指向上，手心向外，目視前方，如第一七八圖。

第一百七十九圖

第二式

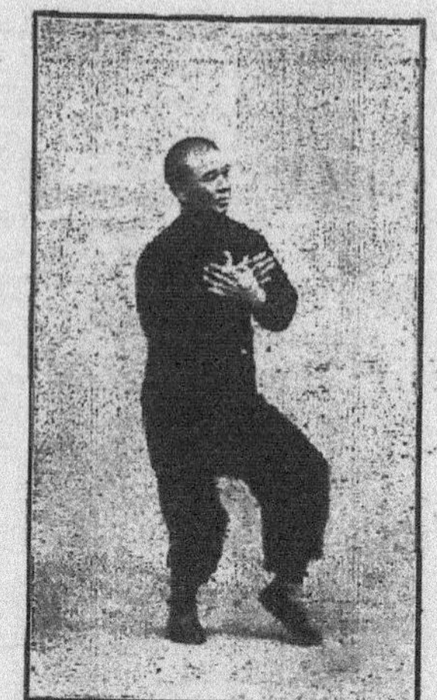

此式同前第一四一圖故不再贅述。

第一百八十圖

第三式

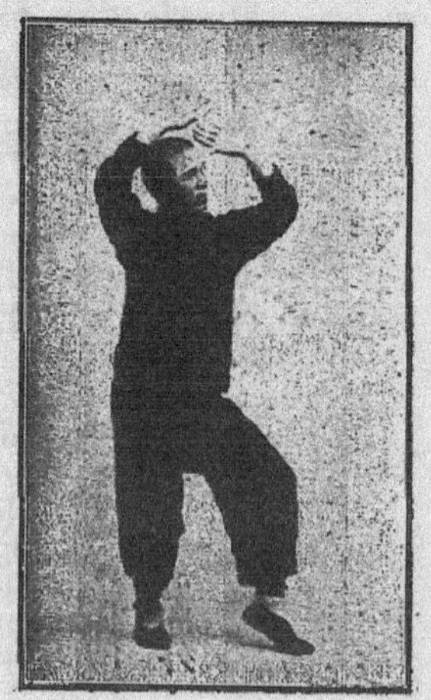

此式同前第一四二圖故不再贅述。

第一百八十一圖

第四式

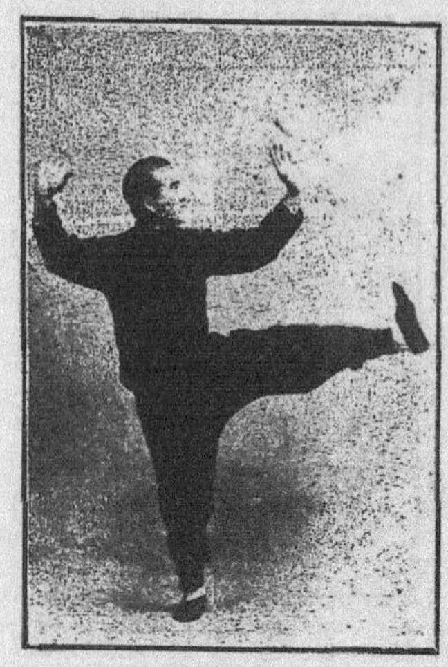

此式同前第一四五圖故不再贅述。

第一百八十二圖

轉身蹬脚第一式

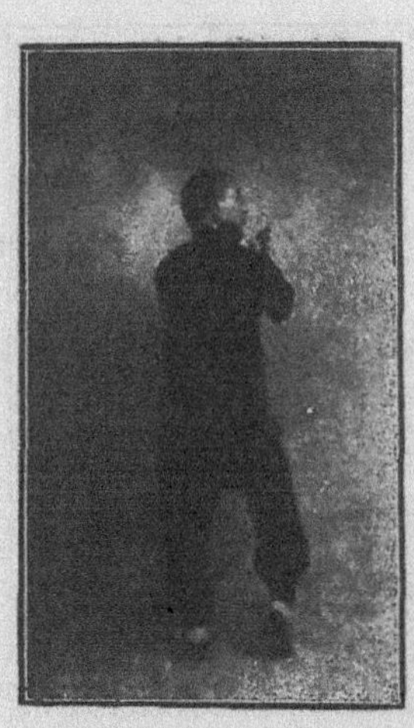

第一百八十三圖

第二式

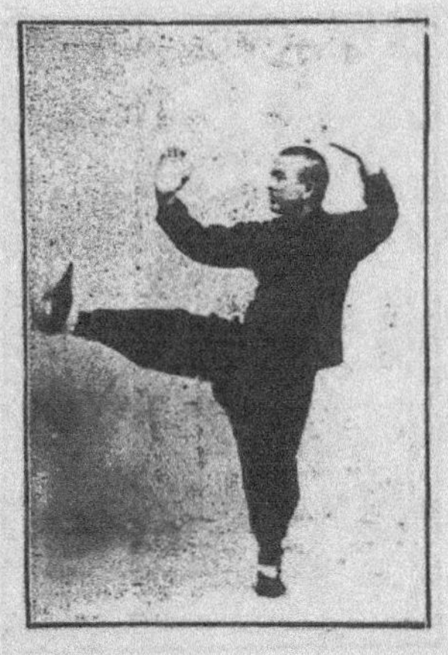

此式同前第一七五圖故不再贅述。

動作圖解：：由上圖姿式，左腿蹬出後，收回仍提起，不落下右足跟作軸，全身隨右足跟向右後方轉一圓週，左足落地，全身坐在左腿，右足尖點地，兩手復相合作十字形，手心向内，目視右方，如第一八二圖。

第一百八十四圖

上步搬攔錘第一式

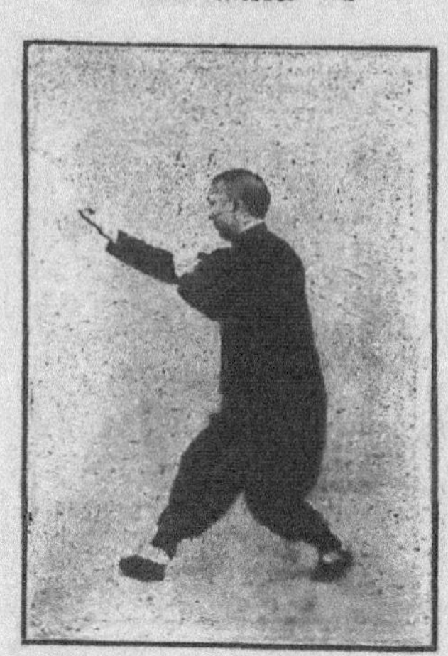

第一百八十五圖

第二式

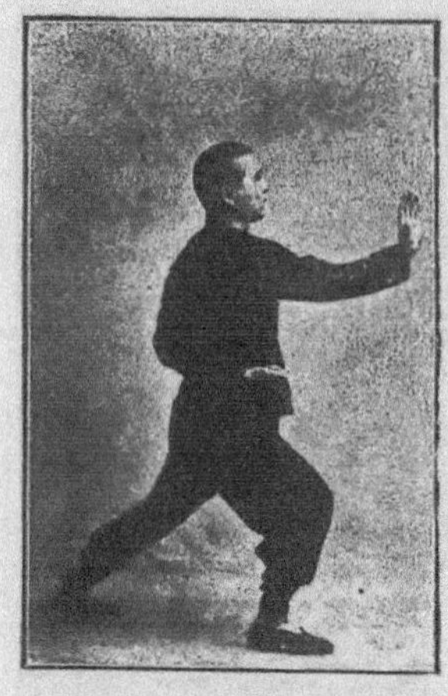

此式同前第四十三圖故不再贅述。

動作圖解：。由上式右足蹬出後，仍收回，足尖下垂，落下，足尖向右，坐實右腿，左手搬攔，右手打拳，拳心向上，目視右拳，如第一八四圖。

第一百八十六圖

第二式

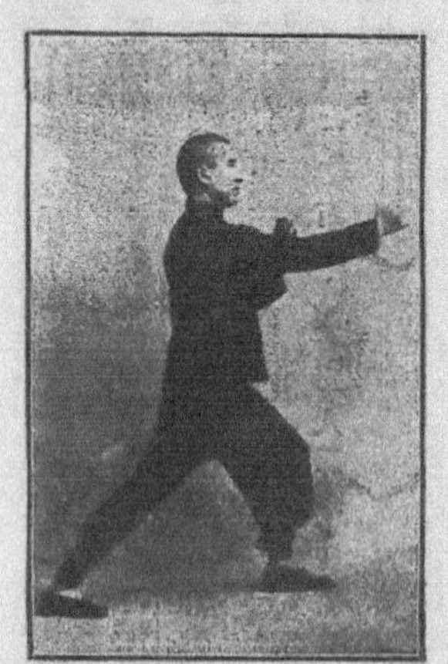

此式同前第四十四圖故不再贅述。

第一百八十七圖

如封似閉第一式

此式同前第四十五圖故不再贅述。

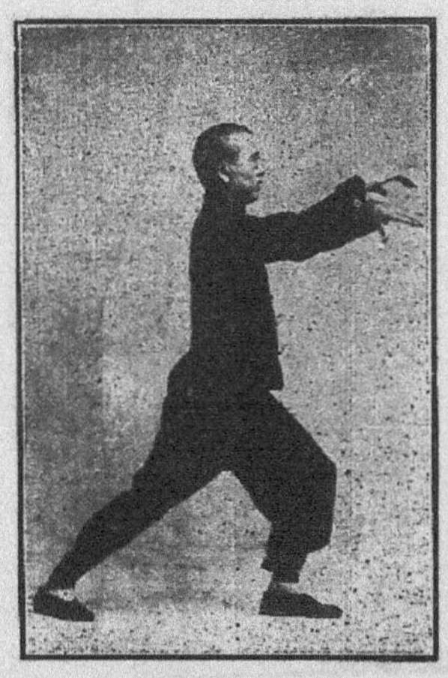

第一百八十八圖

第二式

此式同前第四十六圖故不再贅述。

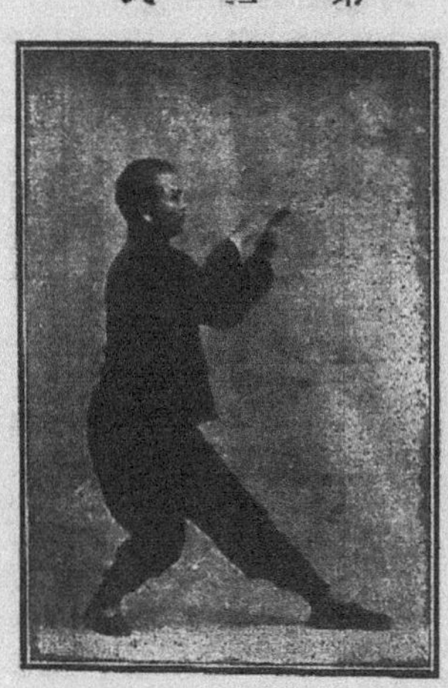

第一百八十九圖

第三式

此式同前第四十七圖故不再贅述。

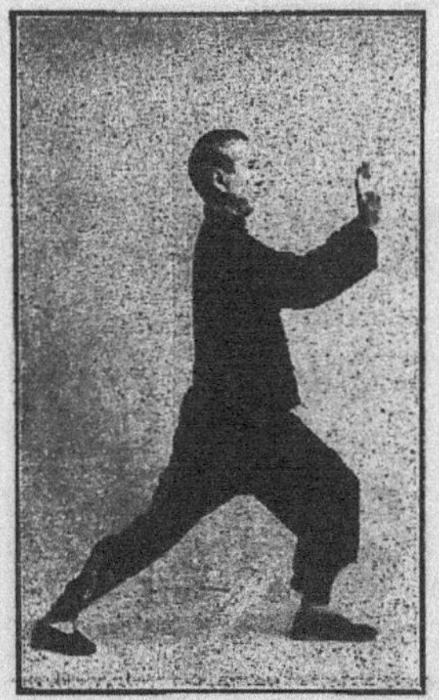

第一百九十圖

十字手第一式

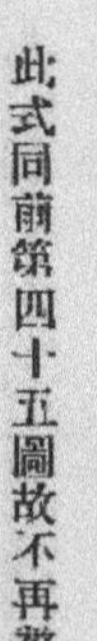

此式同前第四十五圖故不再贅述。

第一百九十一圖

第二式

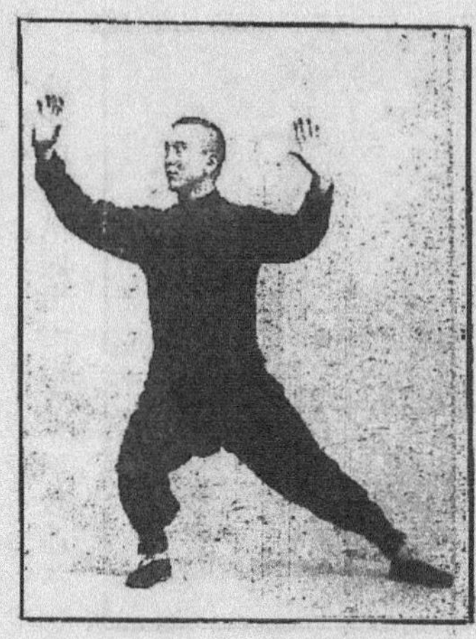

此式同前第四十九圖故不再贅述。

第一百九十二圖

第三式

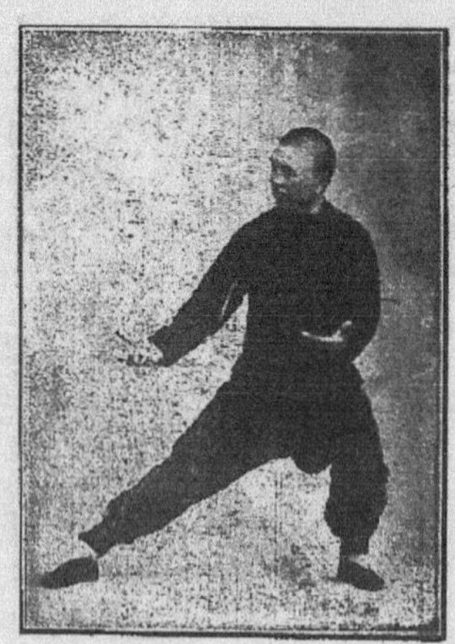

此式同前第五十圖故不再贅述。

八十二

第一百九十三圖

第四式

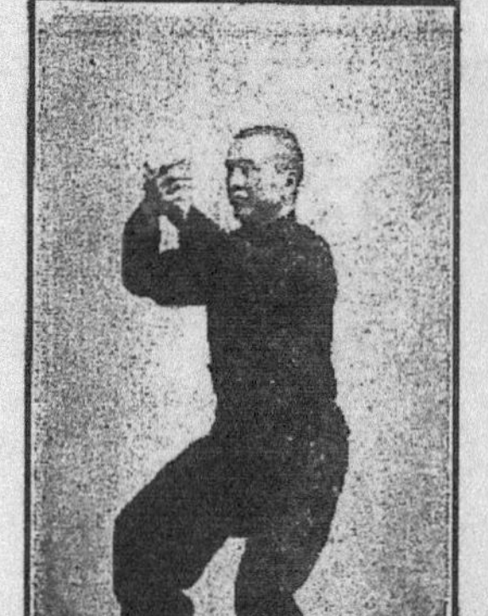

此式同前第五十一圖故不再贅述。

第一百九十四圖

抱虎歸山第一式

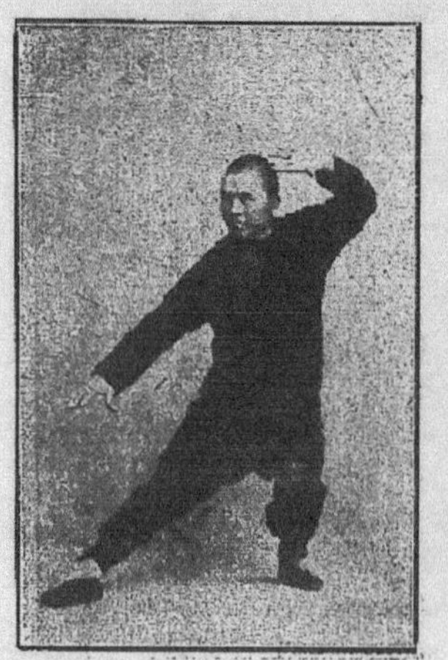

此式同前第五十二圖故不再贅述。

第一百九十五圖
第二式

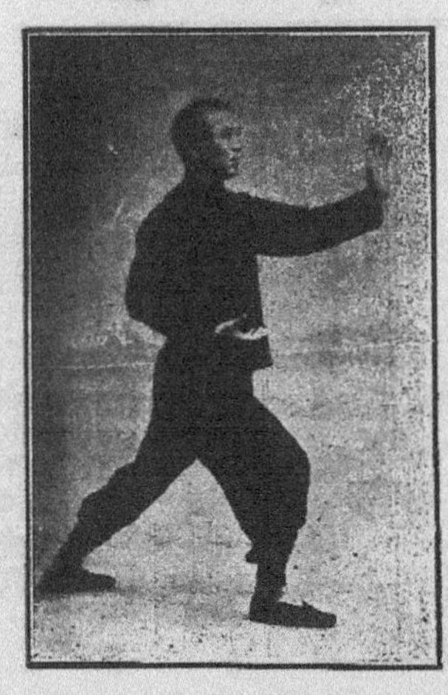

此式同前第五十三圖故不再贅述。

第一百九十六圖
攬雀尾第一式

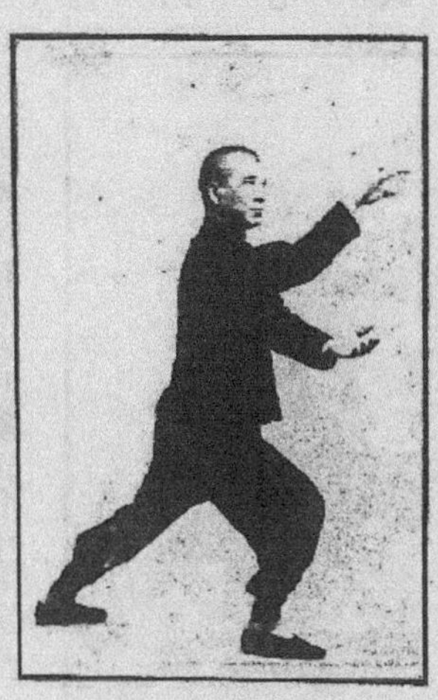

此式同前第十一圖故不再贅述。

第一百九十七圖
第二式

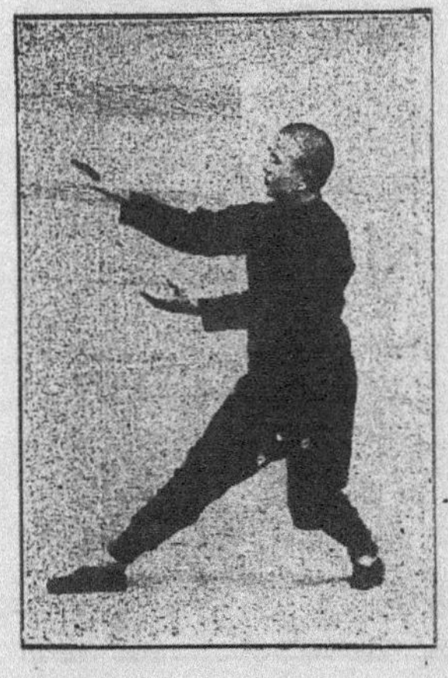

此式同前第十二圖故不再贅述。

第一百九十八圖
第三式

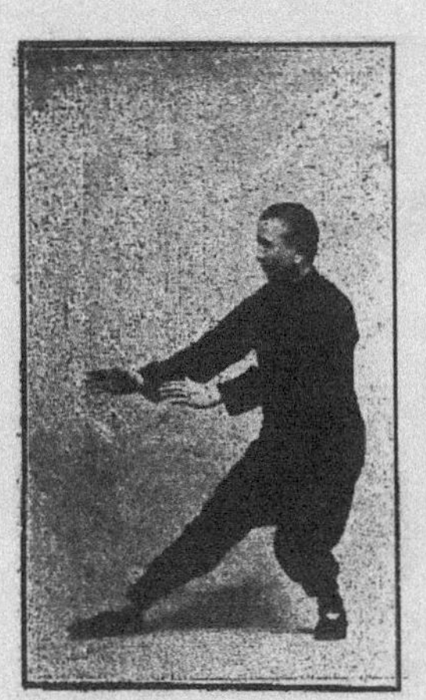

此式同前第十三圖故不再贅述。

第一百九十九圖

第四式

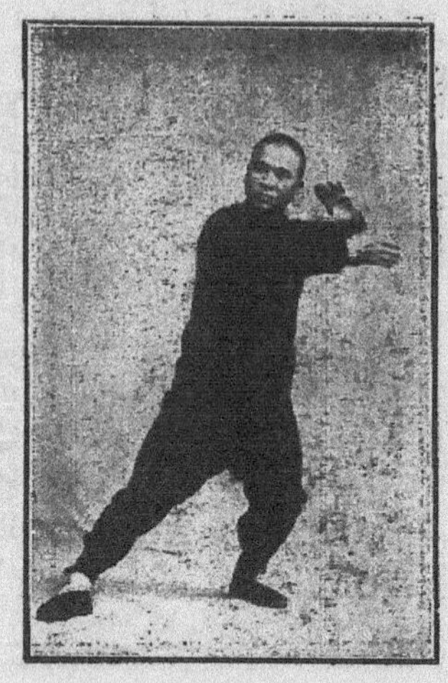

此式同前第十四圖故不再贅述。

第二百零一圖

第六式

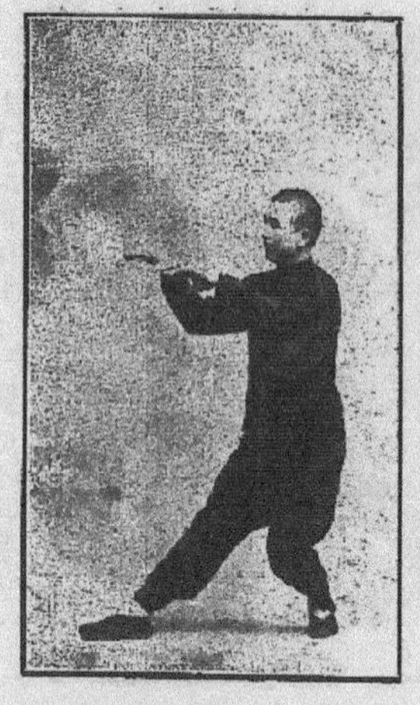

此式同前第十六圖故不再贅述。

第二百圖

第五式

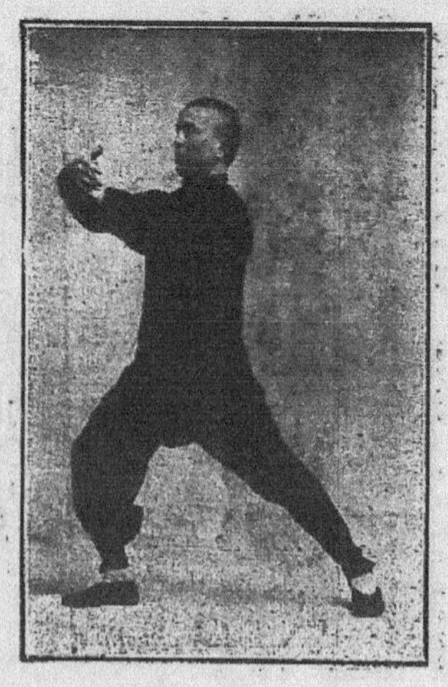

此式同前第十五圖故不再贅述。

第二百零二圖

第七式

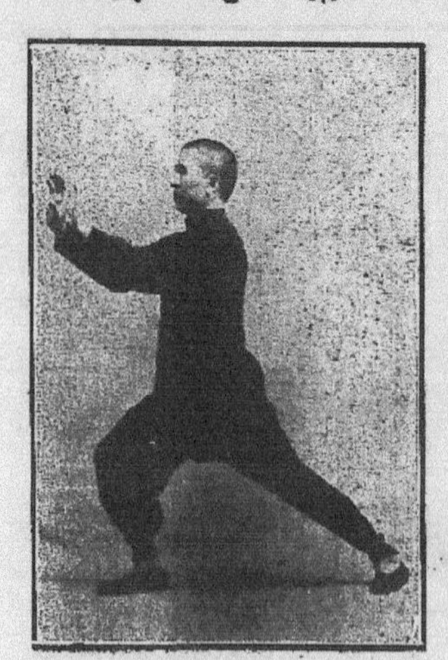

此式同前第十七圖故不再贅述。

第二百零三圖

第八式

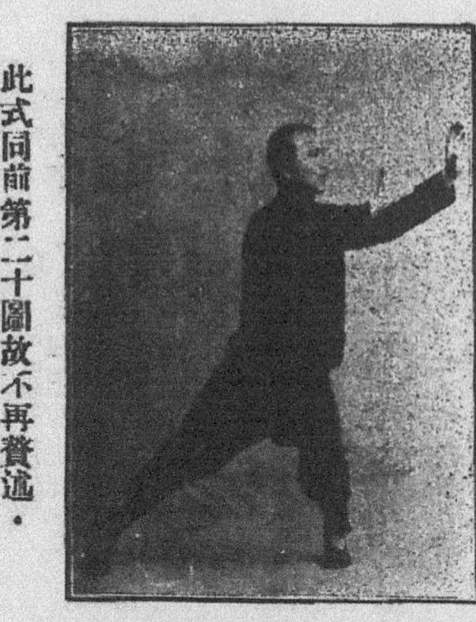

此式同前第十八圖故不再贅述。

第二百零四圖

第九式

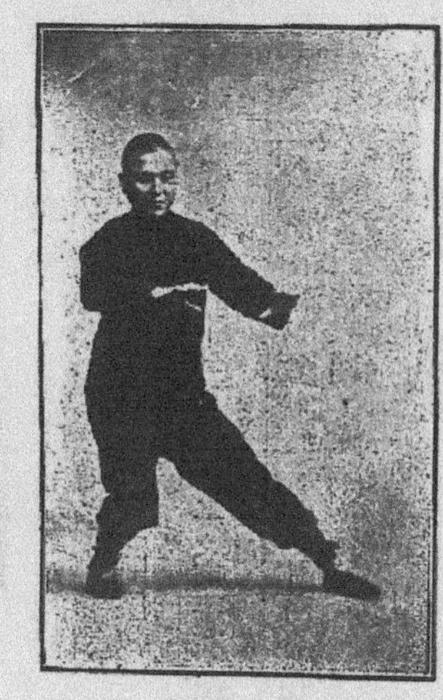

此式同前第十九圖故不再贅述。

第二百零五圖

第十式

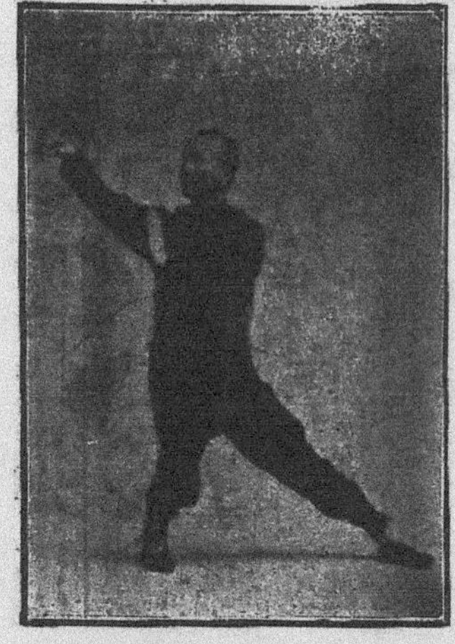

此式同前第二十圖故不再贅述。

第二百零六圖

斜單鞭第一式

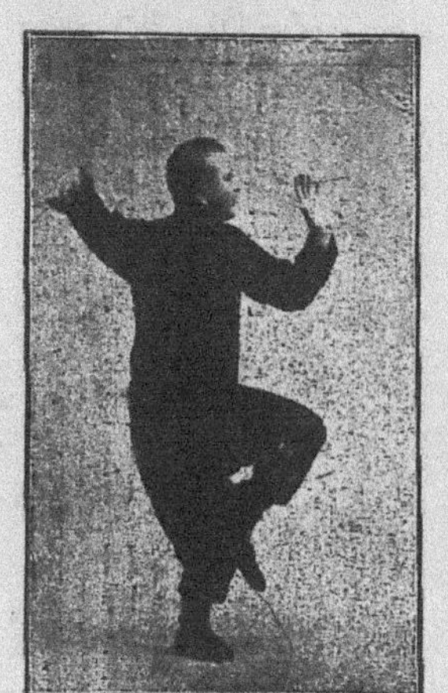

此式同前第二十一圖故不再贅述。

第二百零七圖

第二式

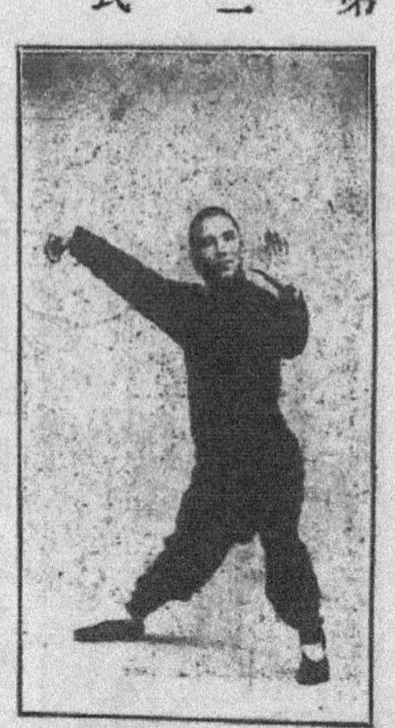

第二百零八圖

野馬分鬃右式第一式

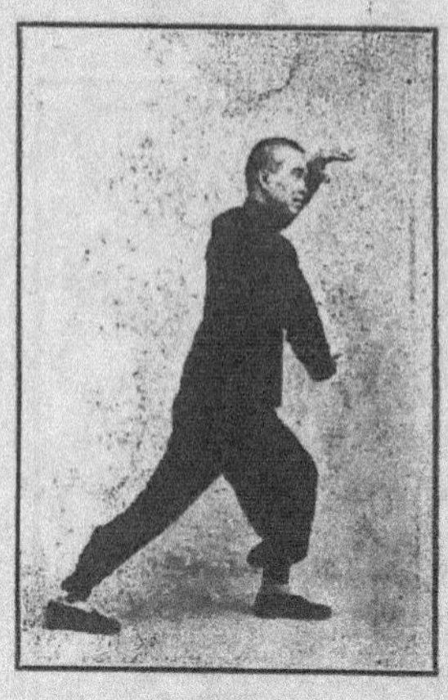

承接上圖姿式不停，將提起之左腿向左橫邁出一步，左膝向前弓勁，右腿蹬直，同時左手隨腿向左方打出，手心向外，右手姿式不動，目視左手，如第二〇七圖。

動作圖解：由上圖姿勢右手隨腰往左，與左手合，右手在下，手心向上，左手在上，手心向下，全身坐在左腿上，右腿蹬直，目視右前方，如第二〇八圖。

第二百零九圖

第二式

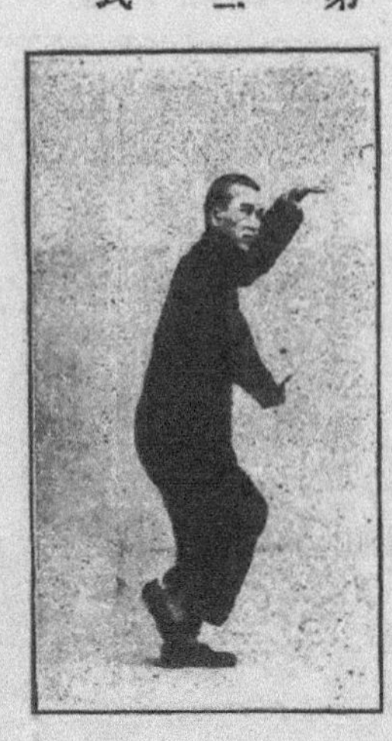

承接上式不停上部姿勢不動，將右腿向前提起至左足脛骨旁，足尖下垂屈膝，左足不動，身亦隨之前提，如第二〇九圖。

第二百一十圖

第三式

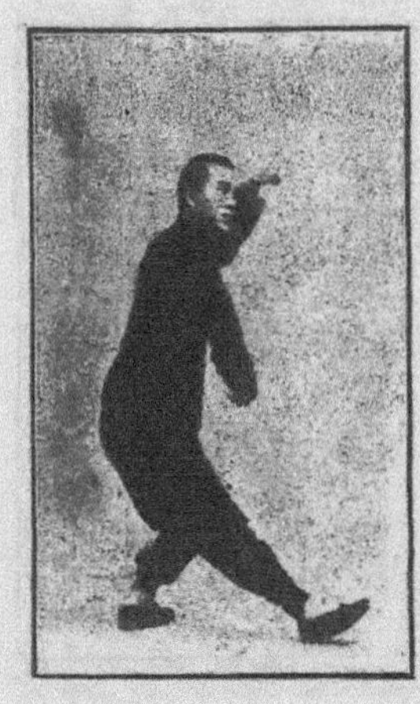

承接上式不停遂即將提起之右腿向右前斜方邁出，足跟着地，腿直伸，上部姿式不動，腰隨下沉，如第二一〇圖。

第二百一十一圖

第四式

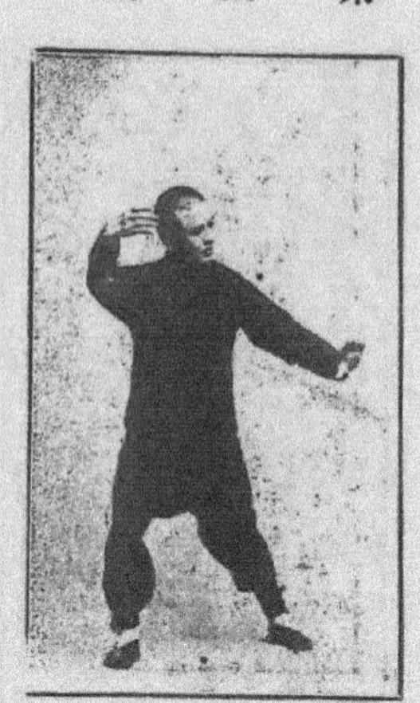

承上式不停邁出之右腿着實向前屈膝弓勁，左腿蹬直，右手隨右足亦往右前斜方分開在上，手背向外，左手同時往左下方分開在下，手心向下外方，目視左手，如第二一一圖．

第二百一十二圖

野馬分鬃左式第五式

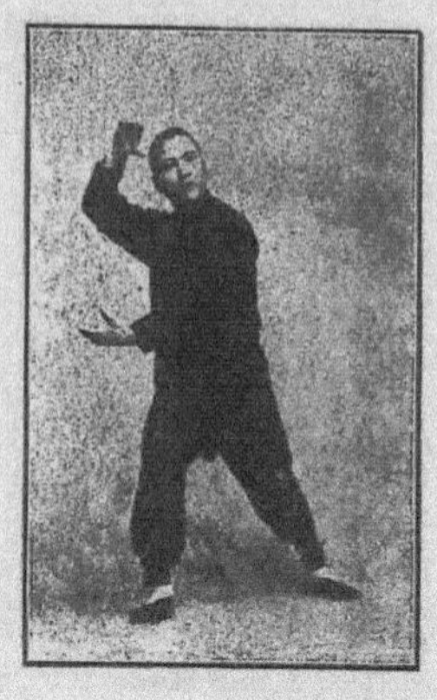

承上圖右式換左式之姿勢，左手隨腰往右，與右手相合，左手在下，右手在上，左手心翻轉向上，右手心翻轉向下，兩手心相對，目轉視左方，如第二一二圖，

第二百一十三圖

第六式

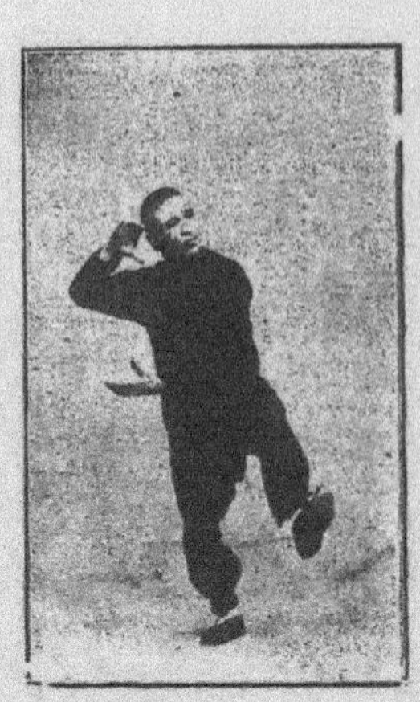

承接上式上部兩手姿勢不動，下部右腿不動，將左腿提起，足掌向外，足尖翹起，如第二一三圖。

第二百一十四圖

第七式

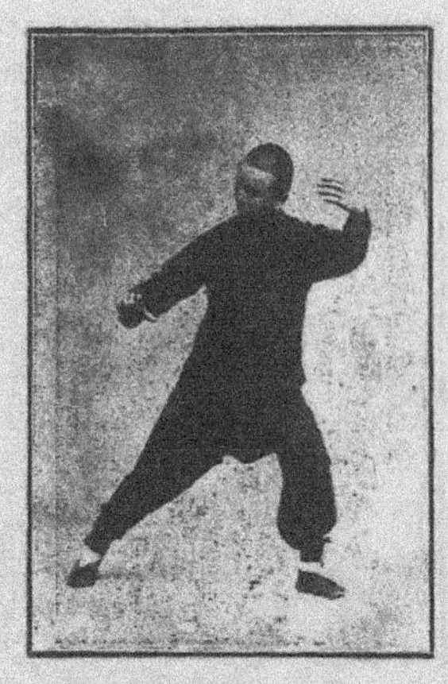

承上式不停將提起之左腿向左前斜方踏出一步着實，屈膝弓勁，右腿蹬直，左手隨右足亦往左前斜方分開在上，手心向內，右手同時向右下方分開在下，手心向下，目視右手，如第二一四圖。

第二百一十五圖

野馬分鬃右式第一式

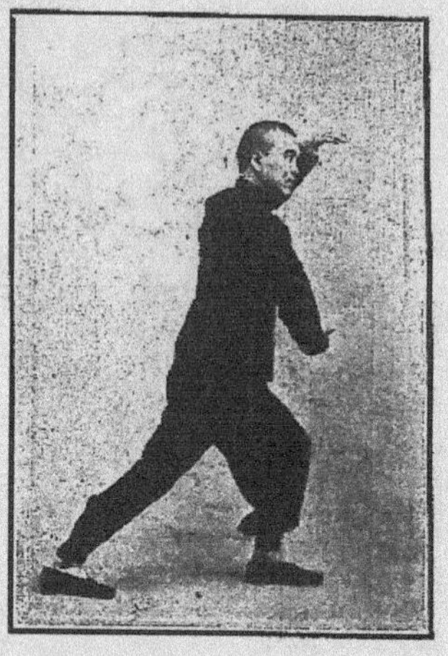

此式同前第二〇八圖故不再贅述。

第二百一十六圖

第二式

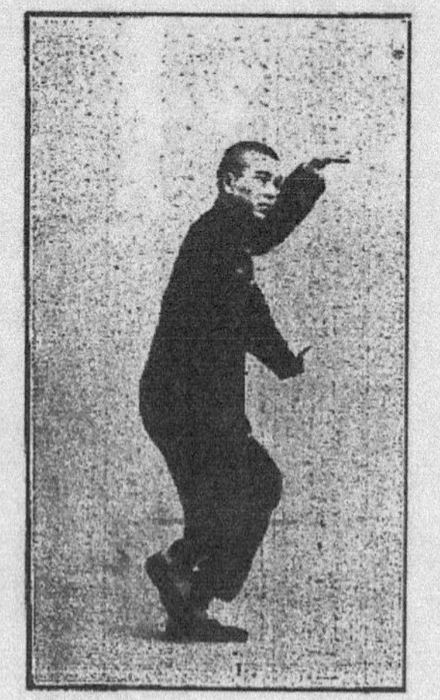

此式同前第二〇九圖故不再贅述。

第二百一十七圖

第三式

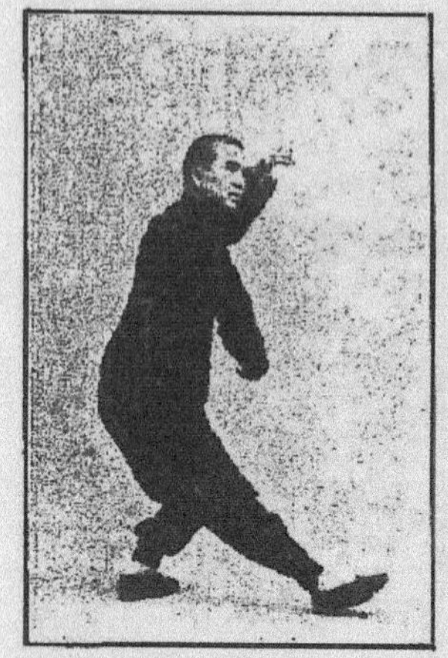

此式同前第二一〇圖故不再贅述。

第二百一十八圖

第四式

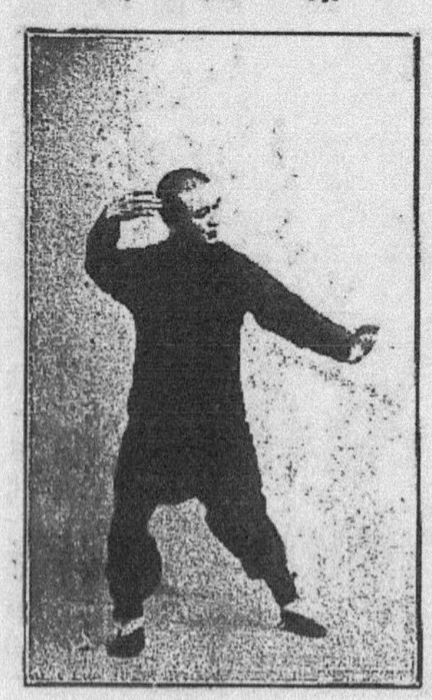

此式同前第二一一圖故不再贅述。

第二百一十九圖

野馬分鬃左式第一式

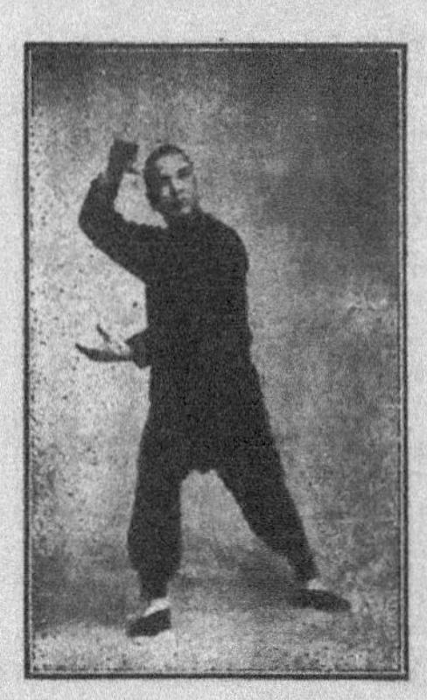

此式同前第二一二圖故不再贅述。

第一百二十圖

第二式

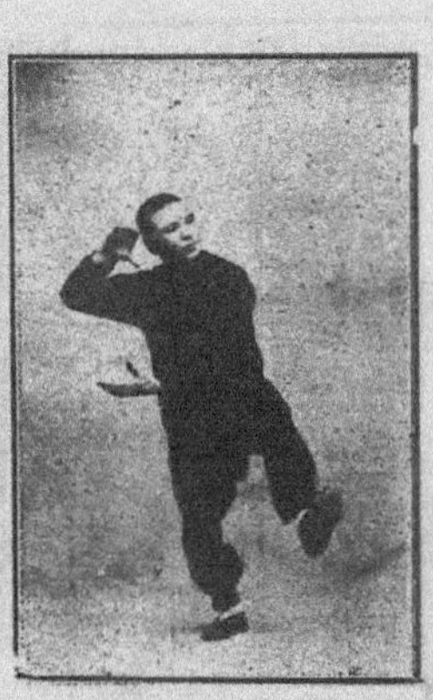

此式同前第二一三圖故不再贅述。

第二百二十一圖

第三式

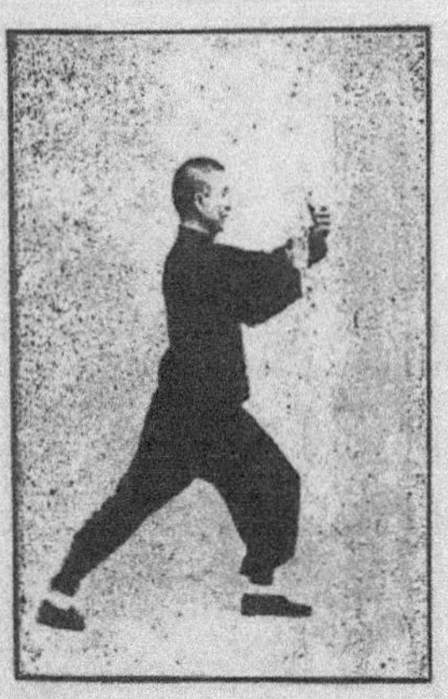

由上圖姿勢將提起之左腿向前邁出一步着實，屈膝向前弓勁，右腿不動向後蹬直，兩手相對同時隨腰向前擠出，右手置左手脈門處，右手微低，目視左手，如第二二一圖

第二百二十二圖

右斜飛式第一式

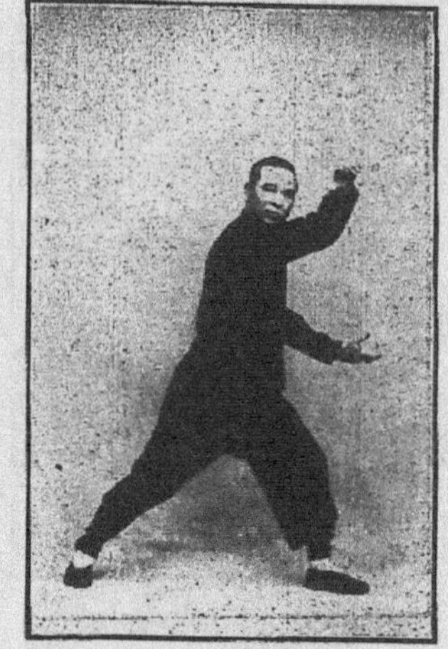

此式同前第七圖故不再贅述。

第二百二十三圖

第二式

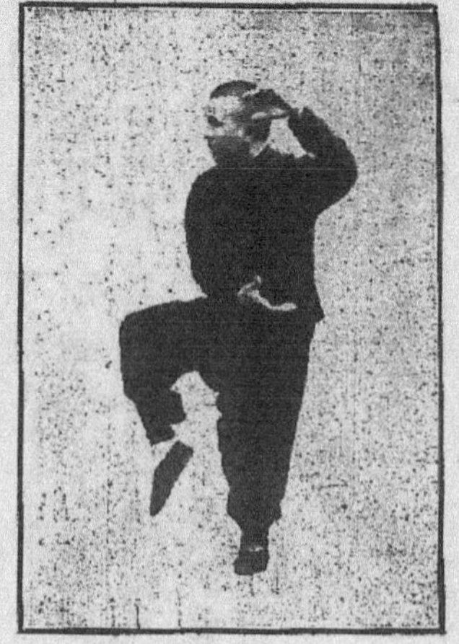

此式同前第八圖故不再贅述。

第二百二十四圖

第三式

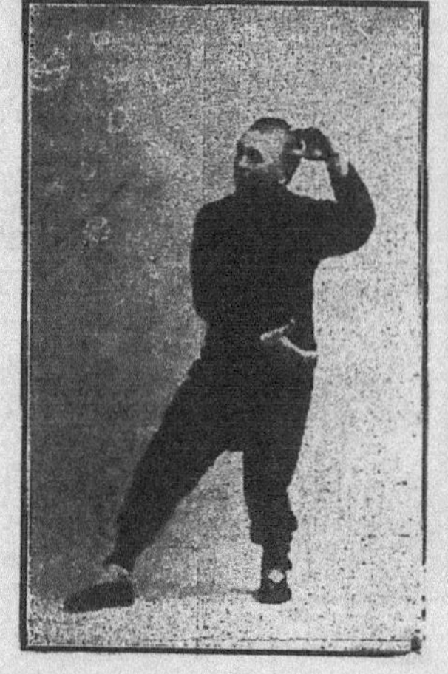

此式同前第九圖故不再贅述。

第二百二十五圖

第四式

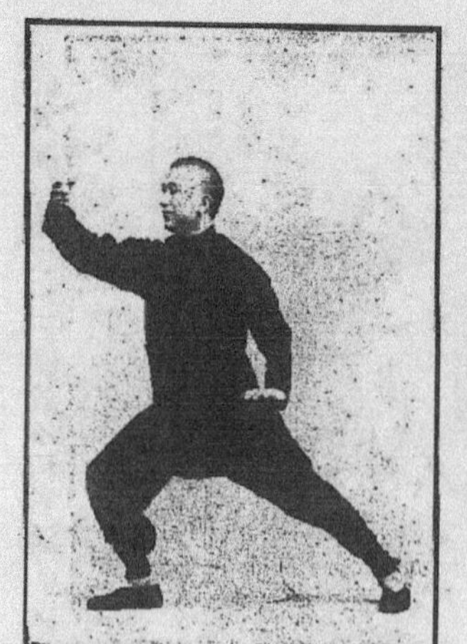

此式同前第十圖故不再贅述。

第二百二十六圖

攬雀尾第一式

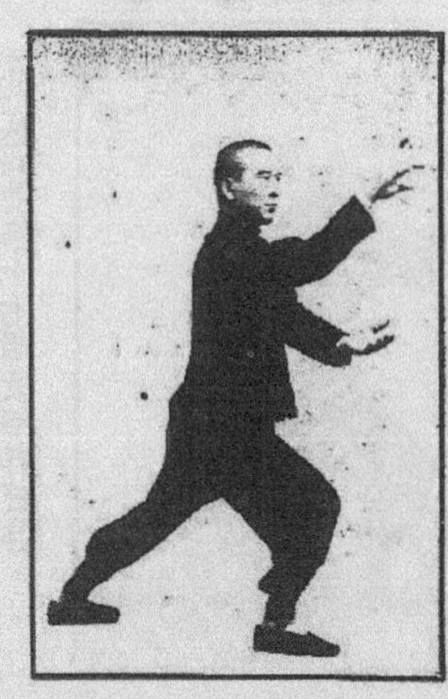

此式同前第十一圖故不再贅述。

第二百二十七圖

第二式

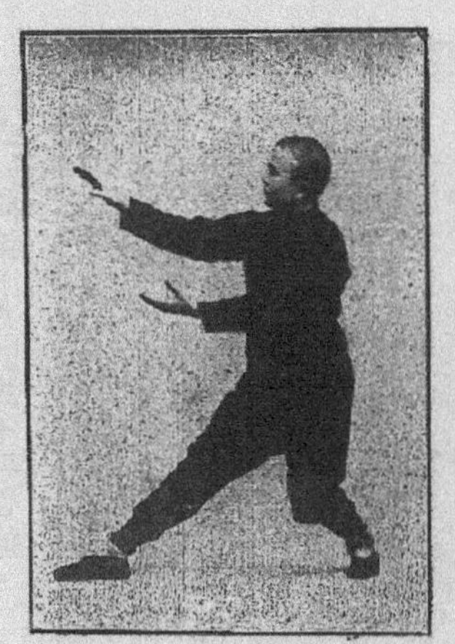

此式同前第十二圖故不再贅述。

第二百二十八圖

第三式

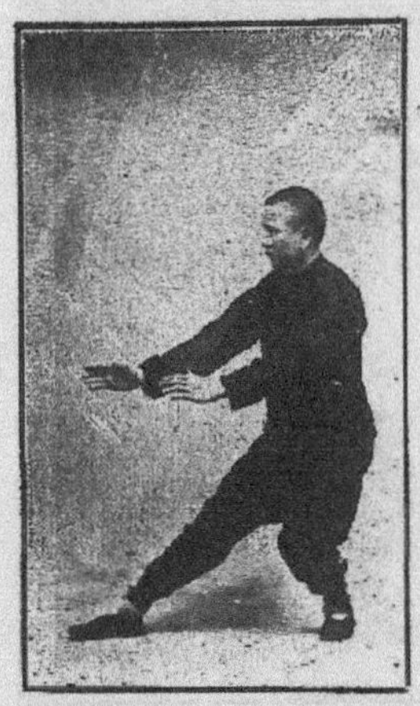

此式同前第十三圖故不再贅述。

第二百二十九圖

第四式

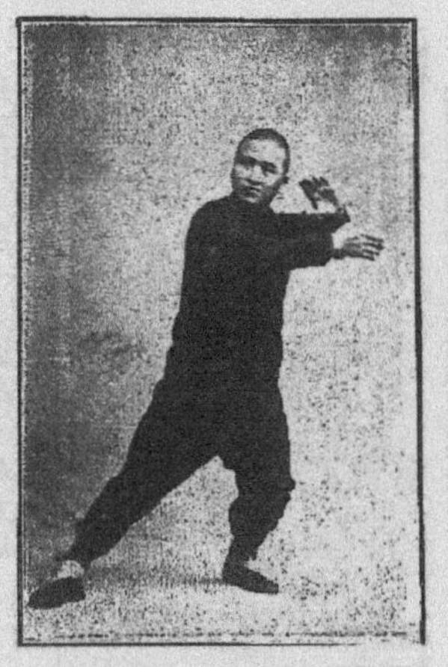

此式同前第十四圖故不再贅述。

第二百三十圖

第五式

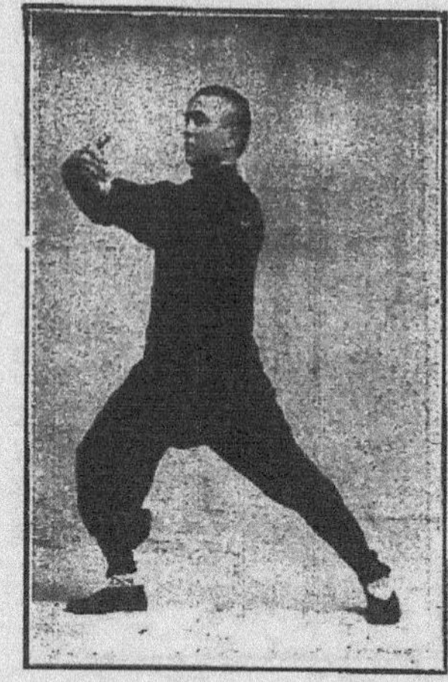

此式同前第十五圖故不再贅述。

第二百三十一圖

第六式

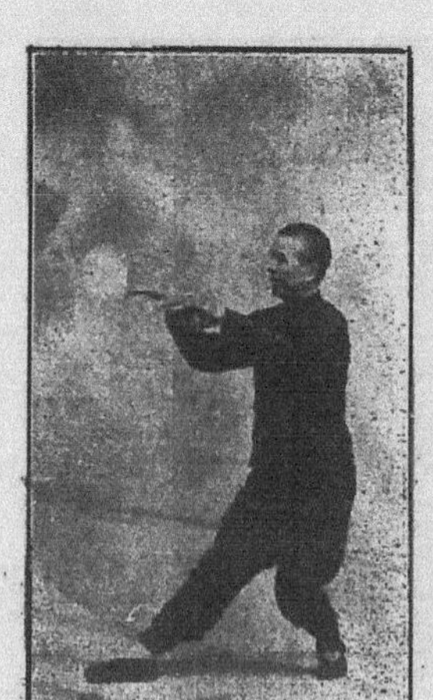

此式同前第十六圖故不再贅述。

第二百三十二圖

第七式

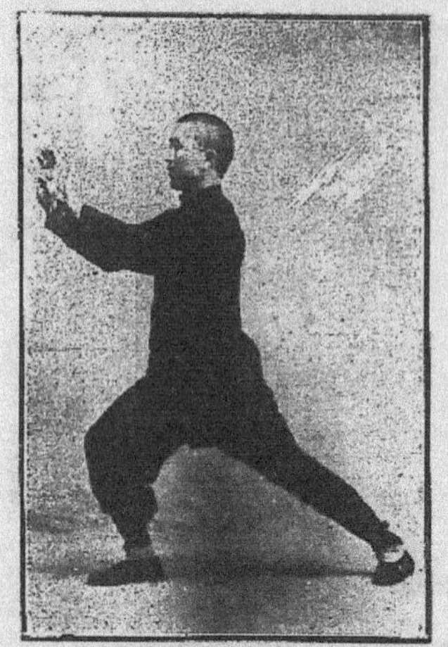

此式同前第十七圖故不再贅述。

第二百三十三圖

第八式

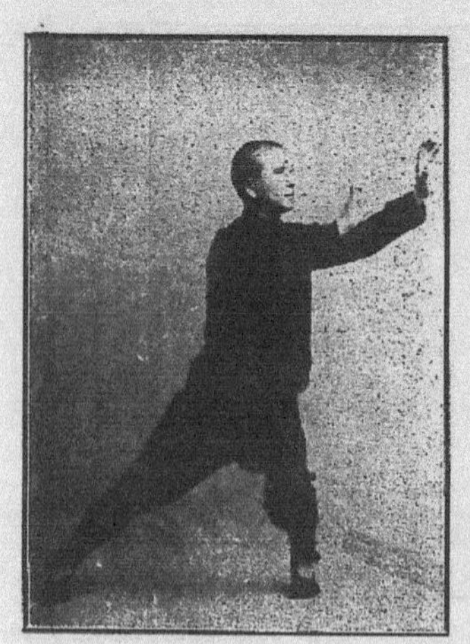

此式同前第十八圖故不再贅述。

第二百三十四圖

第九式

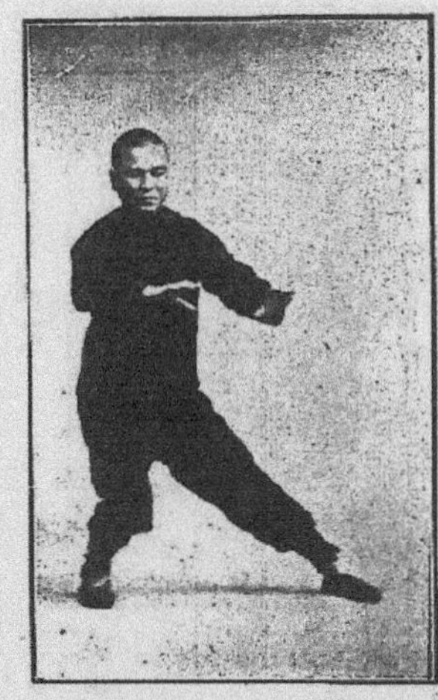

此式同前第十九圖故不再贅述。

第二百三十五圖

第十式

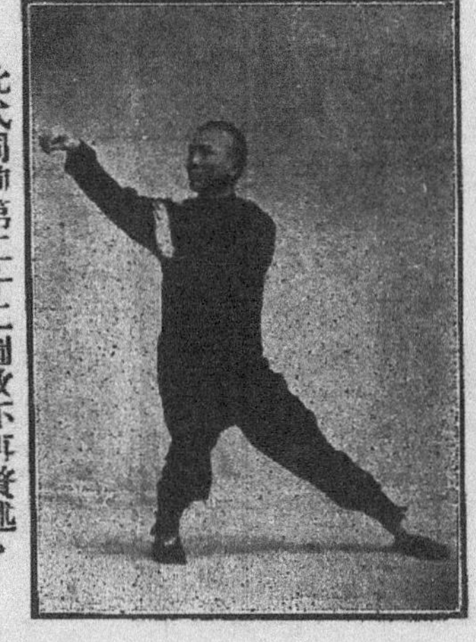

此式同前第二十圖故不再贅述。

第二百三十六圖

單鞭第一式

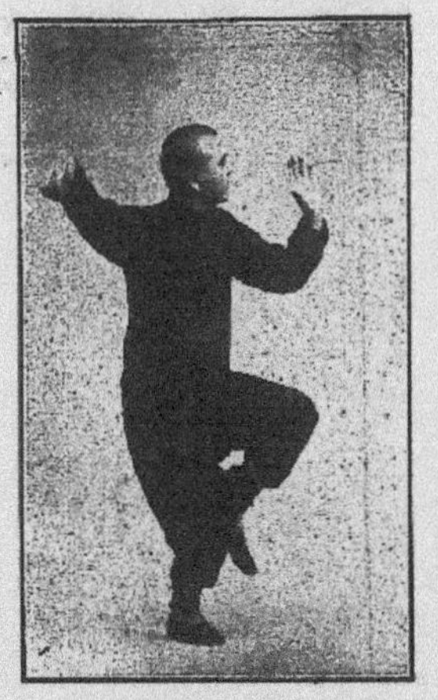

此式同前第二十一圖故不再贅述。

第二百三十七圖

第二式

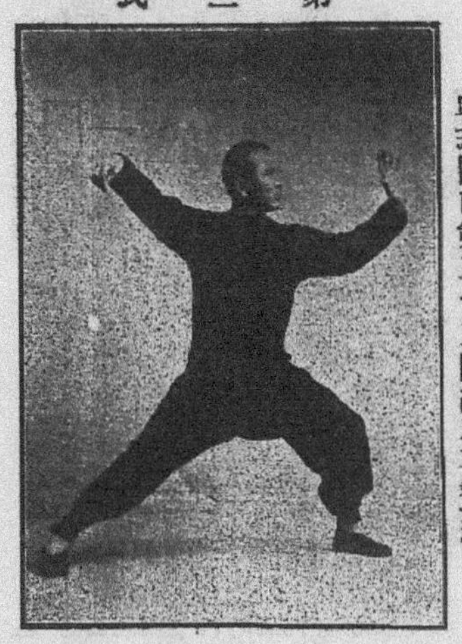

此式同前第二十二圖故不再贅述。

第二百三十八圖

玉女穿梭第一式

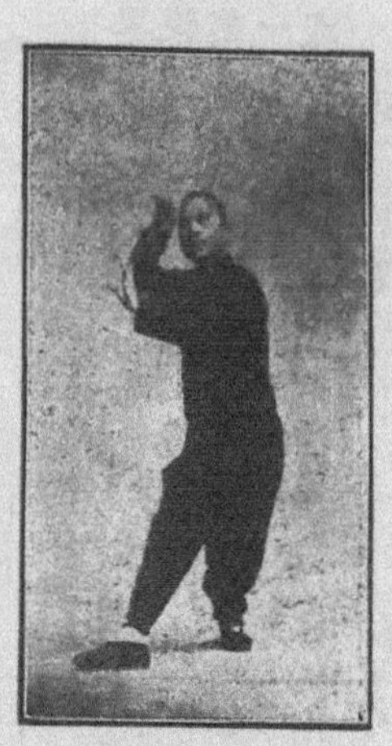

第二百三十九圖

第二式

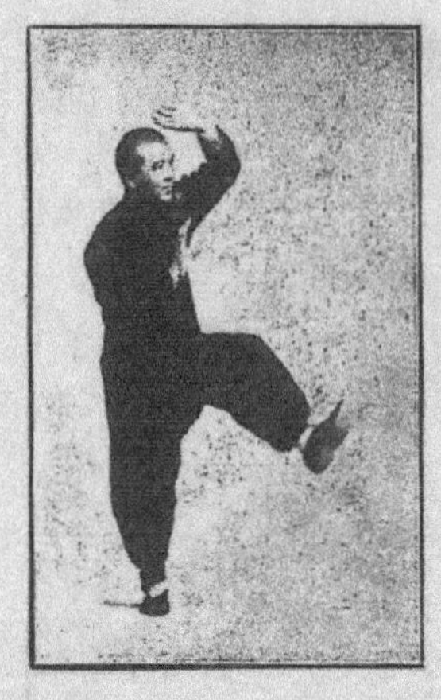

動作圖解・・由單鞭式左足跟轉向外撇動，腰隨腿後坐，右足收囘，橫落在左足前，足尖向右，左手隨腰收囘轉出右脇外，按出右手變掌亦隨腰往右旋轉至右額旁，手心向外，目視右前斜方，如第二三八圖・

承上式不停左手轉向頭上方，手心向上，右手貼身下沉轉至左胸前手心向外，同時右腿不動，將左腿提起，屈膝足尖翹起掌心向外，如第二四九圖・

第二百四十圖

第三式

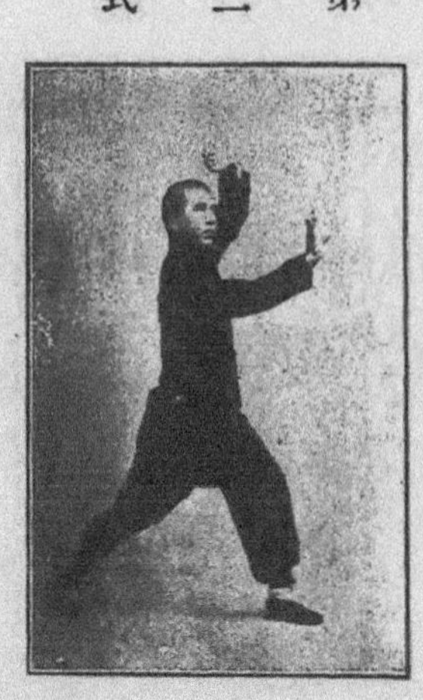

承接上式不停，將提起之左腿向前方邁出踏實，右手隨腰隨步按出，全身坐在左腿上，左手心向上翻不動，目視右手，如第二五〇圖。

第二百四十一圖

第四式

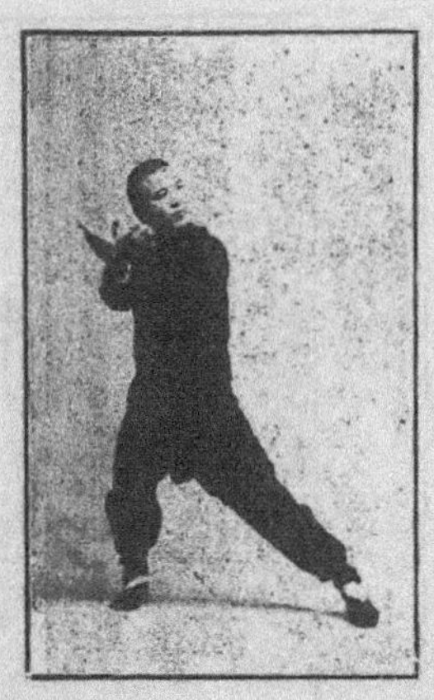

承接上圖姿式，左足尖向內轉，將左腿蹬直，右腿屈膝，上身隨腿隨腰向右轉動，全身坐在右腿上，兩手同時隨身一致向右旋轉，左手由上向下向右轉動，手心轉向上，右手隨腰收回，手心轉向上，同時相合成十字形，目視左方，如第二四一圖。

第二百四十二圖

第五式

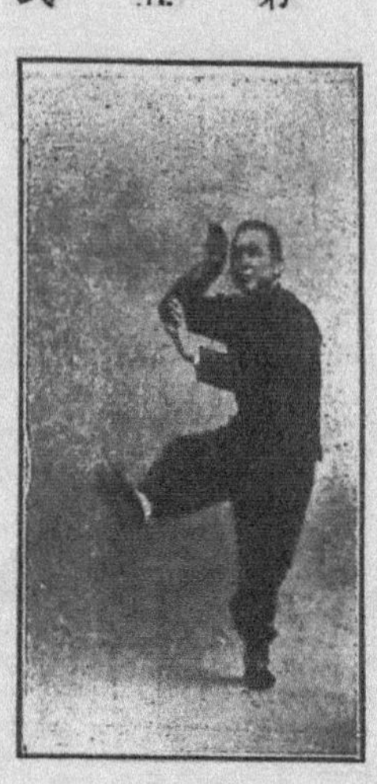

第二百四十三圖

第六式

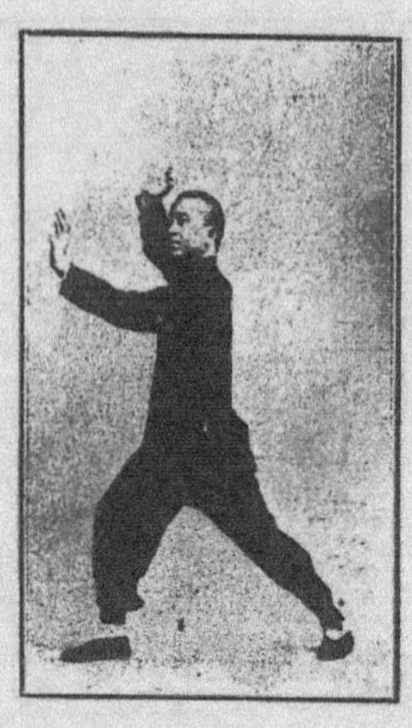

由上圖姿式腰遂即向後坐，左足不動，落在左腿上，頭轉正，右手提至額角旁，手心向外，左手心翻出向外未按出，右腿同時一致提起，足掌向外，足尖翹起，目正視如第二四二圖。

承接上式不停，將提起之右腿向右方邁出，坐實屈膝弓勁，右手心向上，挨着左臂，向上捧，隨捧手心隨轉向外，而至額上，左手由右手之下隨腰隨步向前按出，此式全身坐在右腿，目視左手，如第二四三圖。

第二百四十四圖

第七式

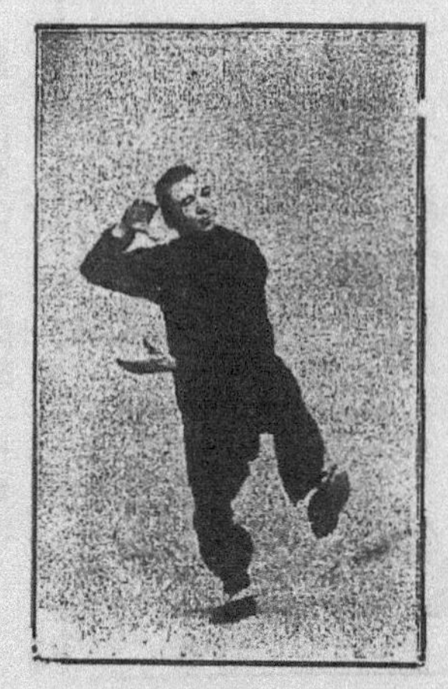

此式同前第二一三圖故不再贅述。

第二百四十五圖

第八式

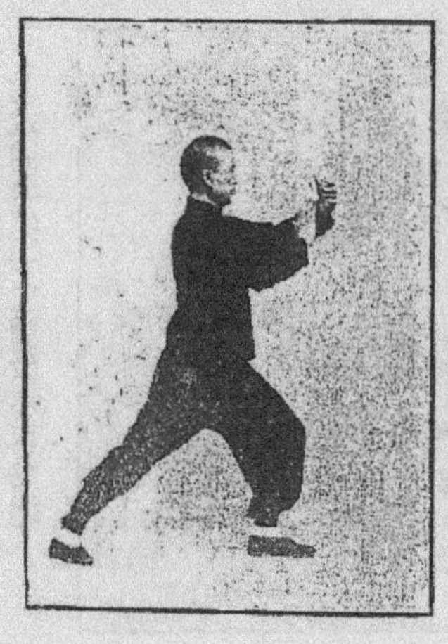

此式同前第二二一圖故不再贅述。

第二百四十六圖

右斜飛式第一式

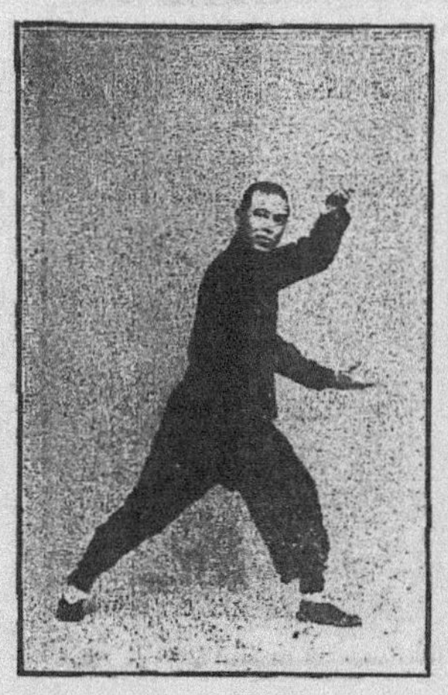

此式同前第七圖故不再贅述。

第二百四十七圖

第二式

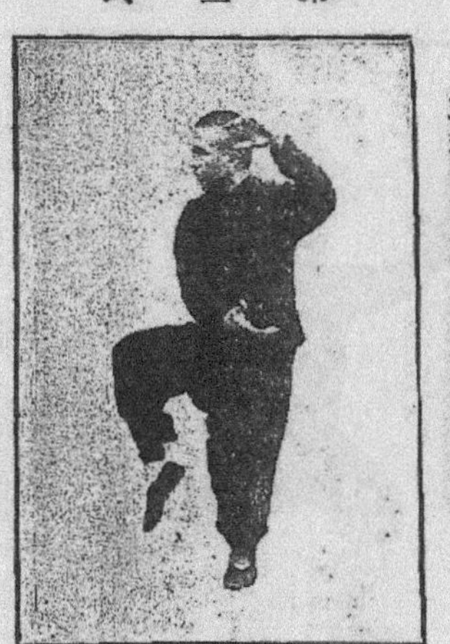

此式同前第八圖故不再贅述。

第二百四十八圖

第三式

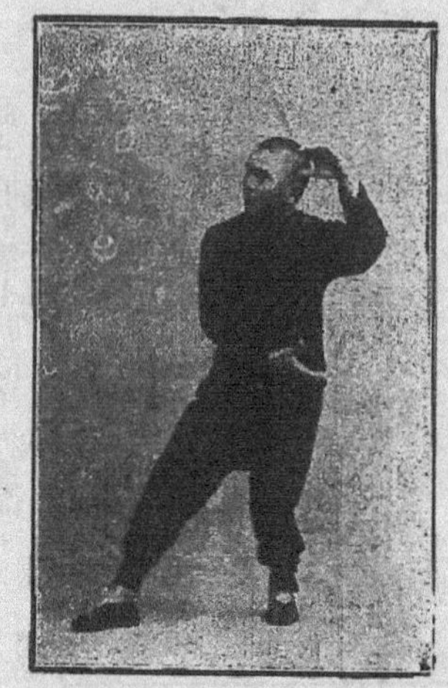

此式同前第九圖故不再贅述·

第二百四十九圖

第四式

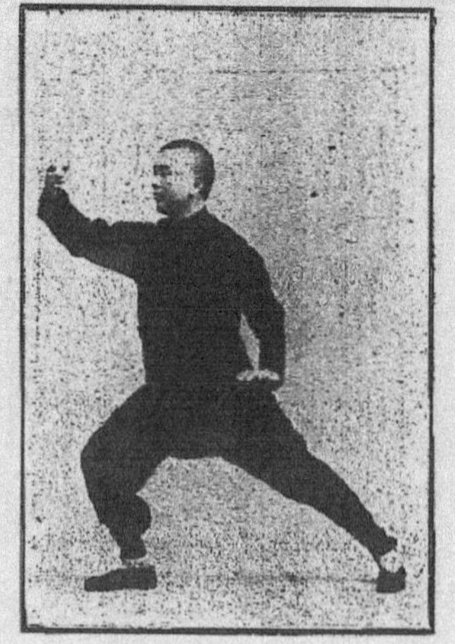

此式同前第十圖故不再贅述·

第二百五十圖

攬雀尾第一式

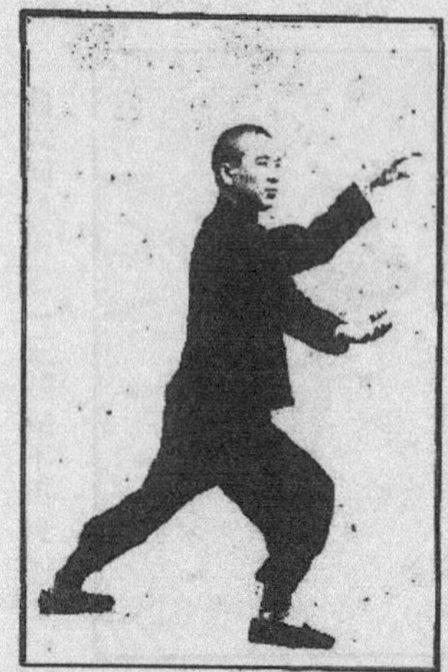

此式同前第十一圖故不再贅述·

第二百五十一圖

第二式

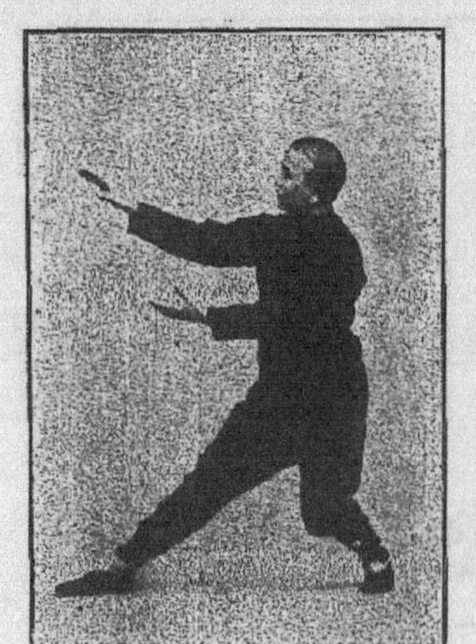

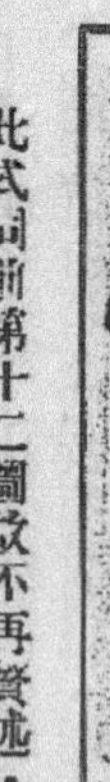

此式同前第十二圖故不再贅述·

一百

第二百五十二圖

第三式

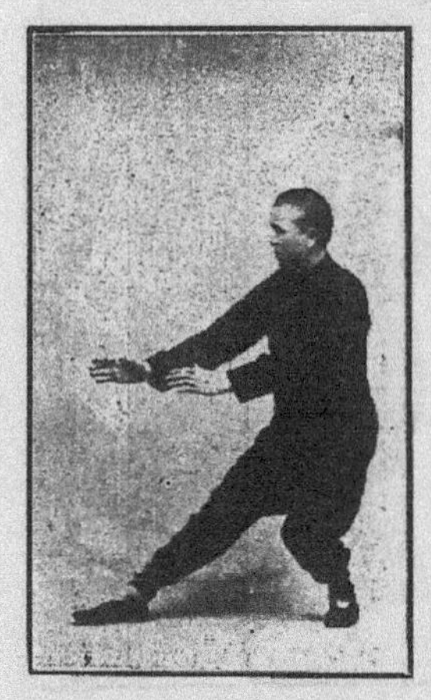

此式同前第十三圖故不再贅述。

第二百五十三圖

第四式

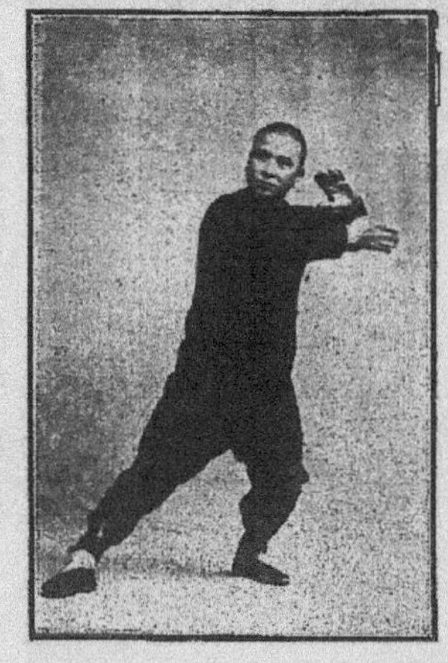

此式同前第十四圖故不再贅述。

第二百五十四圖

第五式

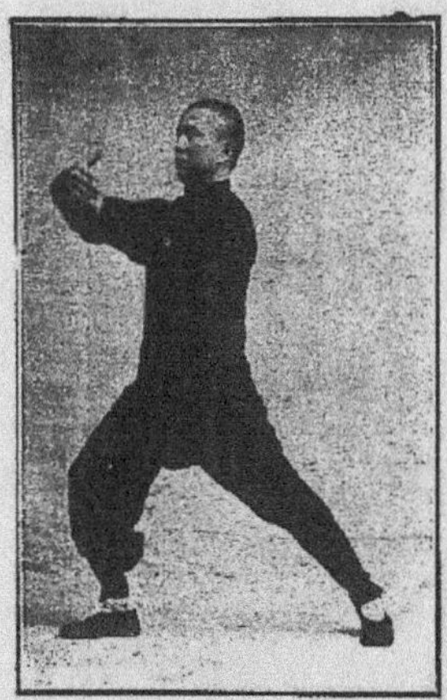

此式同前第十五圖故不再贅述。

第二百五十五圖

第六式

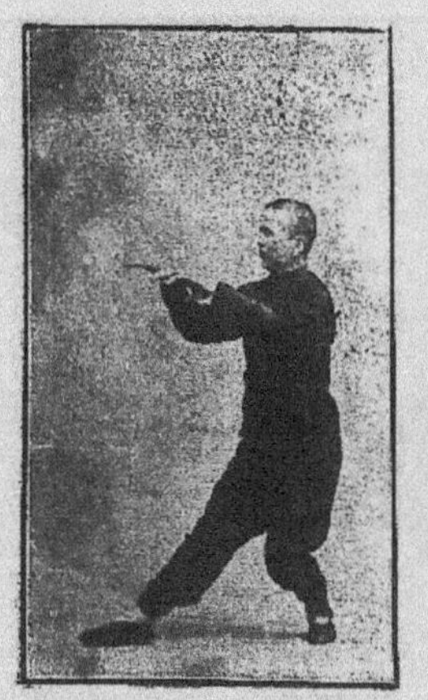

此式同前第十六圖故不再贅述。

第二百五十六圖

第七式

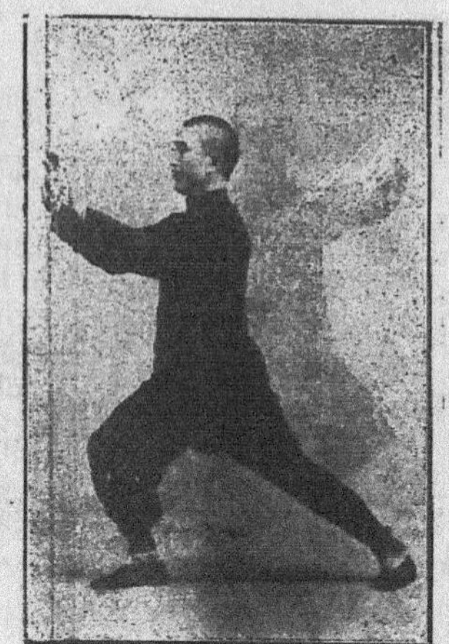

此式同前第十七圖故不再贅述・

第二百五十七圖

第八式

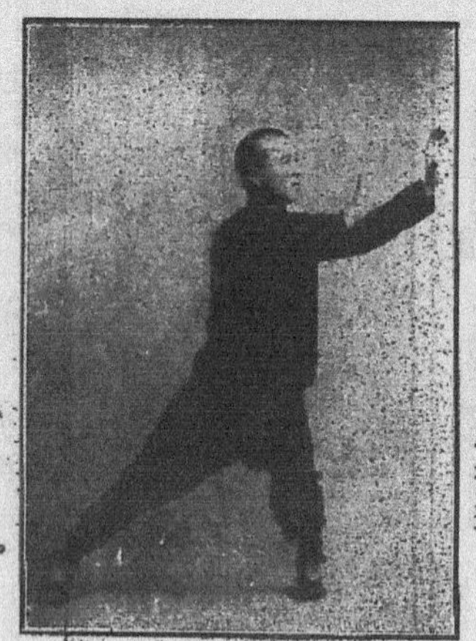

此式同前第十八圖故不再贅述・

第二百五十八圖

第九式

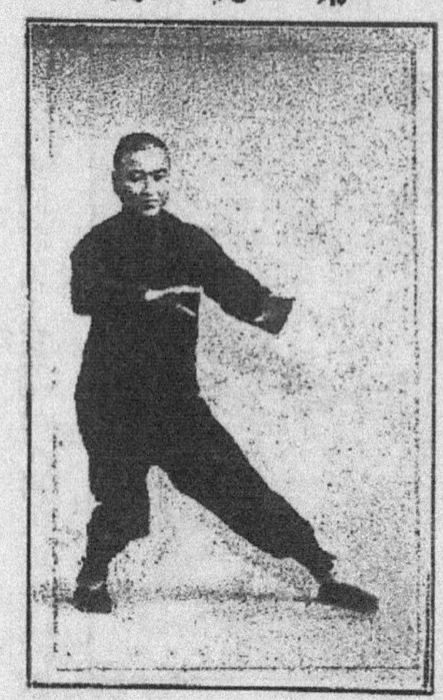

此式同前第十九圖故不再贅述・

第二百五十九圖

第十式

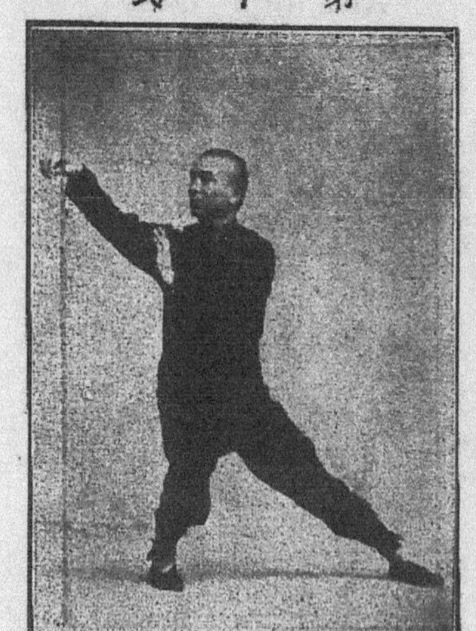

此式同前第二十圖故不再贅述・

第二百六十圖

單鞭第一式

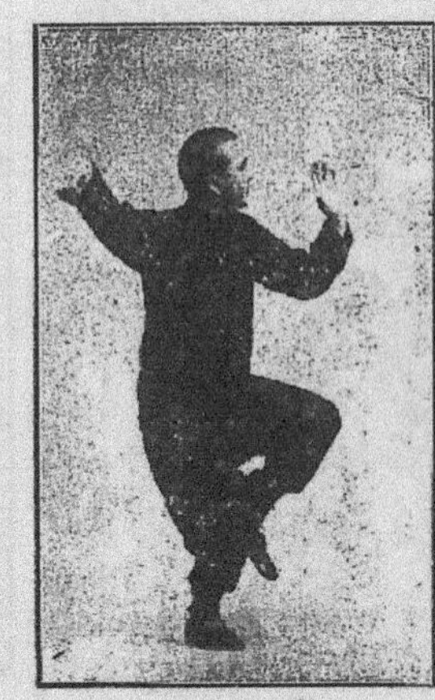

此式同前第二十一圖故不再贅述。

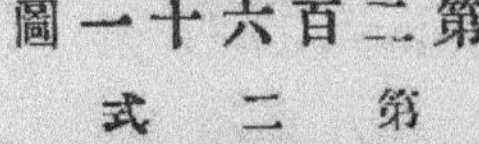

第二百六十一圖

第二式

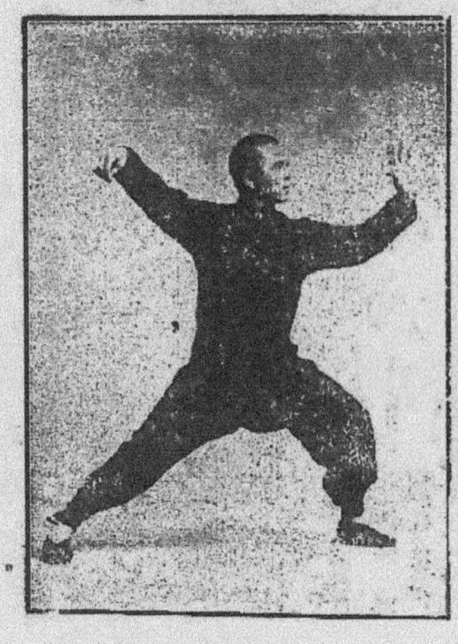

此式同前第二十二圖故不再贅述。

第二百六十二圖

抎手第一式

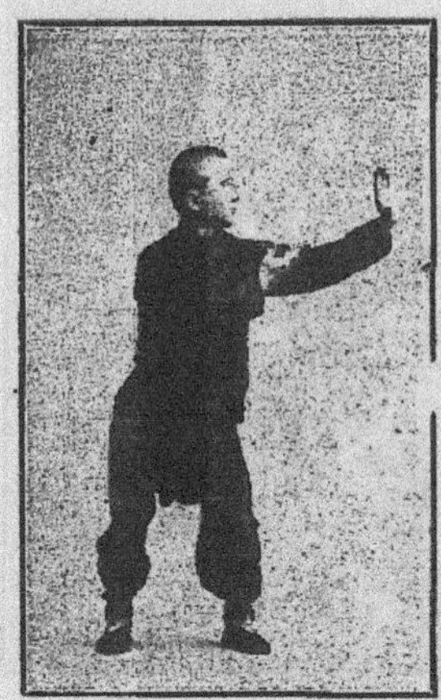

此式同前第一二〇圖故不再贅述。

第二百六十三圖

第二式

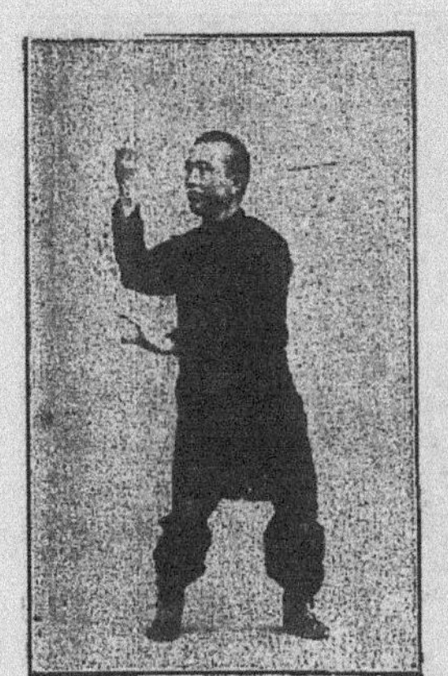

此式同前第一二一圖故不再贅述。

第二百六十四圖

第三式

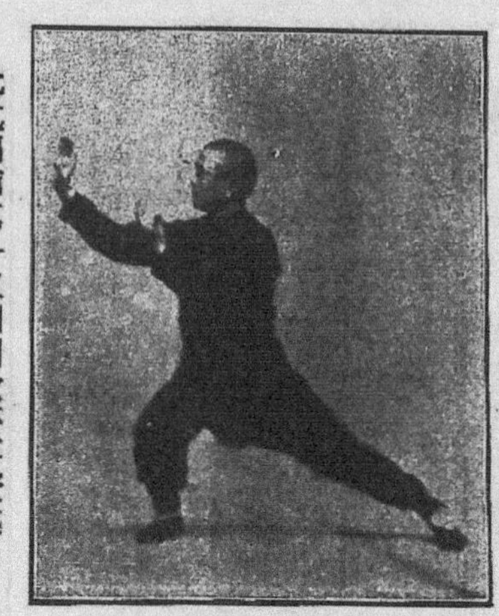

此式同前第一二三圖故不再贅述。

第二百六十六圖

第五式

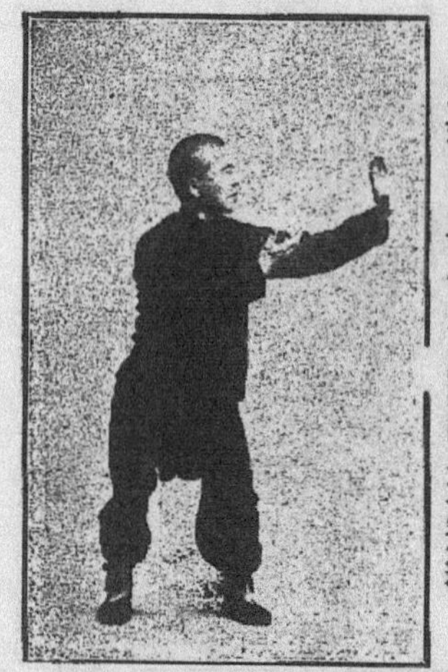

此式同前第一二四圖故不再贅述。

第二百六十五圖

第四式

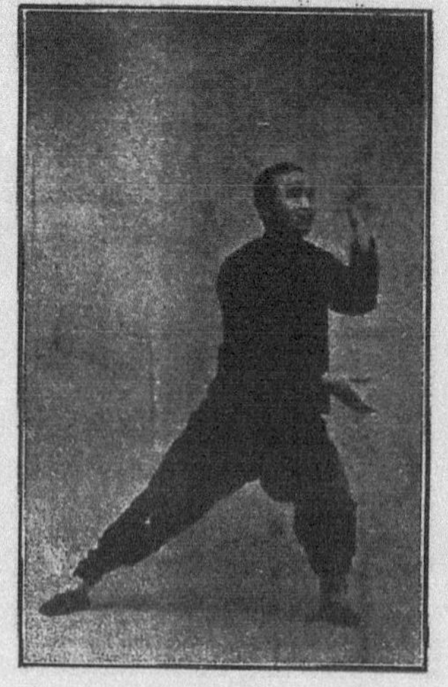

此式同前第一二三圖故不再贅述。

一百〇四

第二百六十七圖

第六式

此式同前第一二〇圖故不再贅述。

第二百六十八圖

第七式

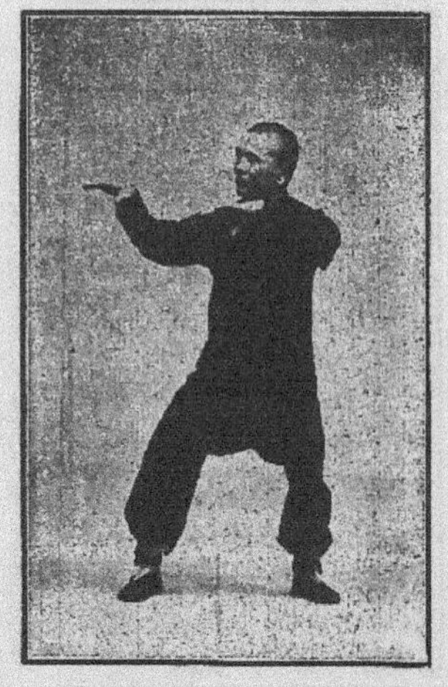

此式同前第一二五圖故不再贅述。

第二百六十九圖

第八式

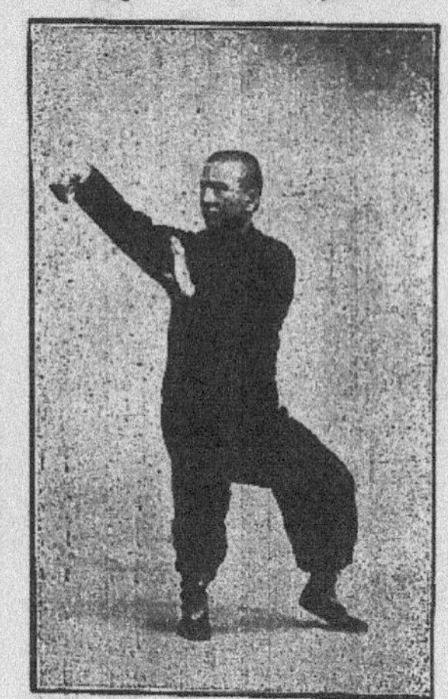

此式同前第一二六圖故不再贅述。

第二百七十圖

單鞭第一式

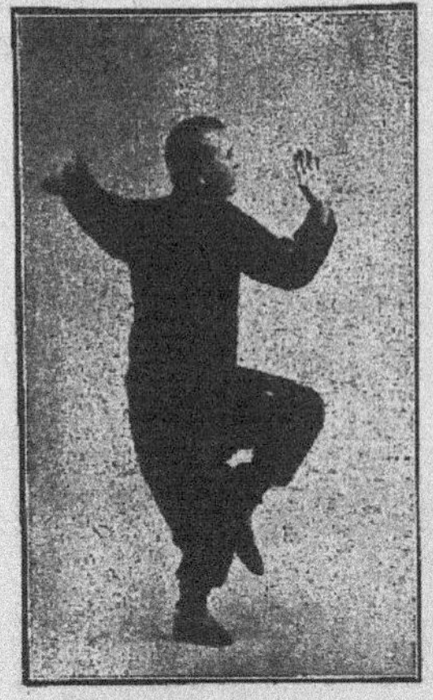

此式同前第二十一圖故不再贅述。

第二百七十一圖

第二式

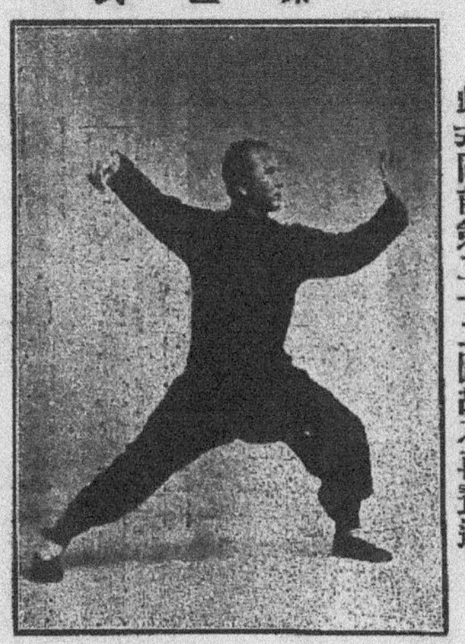

此式同前第二十二圖故不再贅述。

第二百七十二圖

單鞭下勢第一式

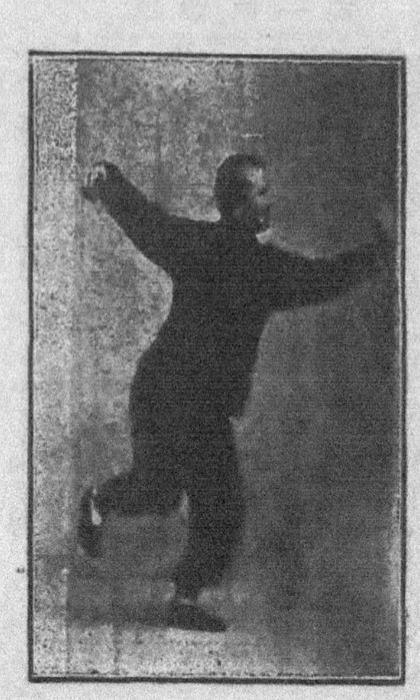

第二百七十三圖

第二式

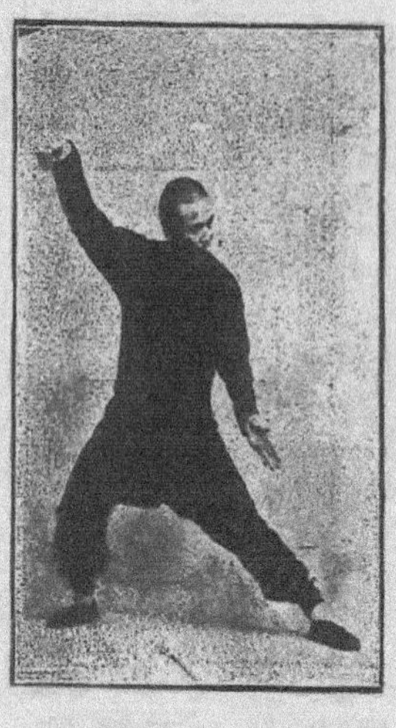

動作圖解・・由上圖單鞭式，左手按出後，上部姿式不動，左腿坐實，右腿屈膝足尖向下，全身向前俯去，如第二七二圖・

承接上式不停，提起之右足向後踏出一步屈膝，左腿伸直，右手不動，左手隨腰由前收囘轉而向下，如第二七三圖・

第二百七十四圖

第三式

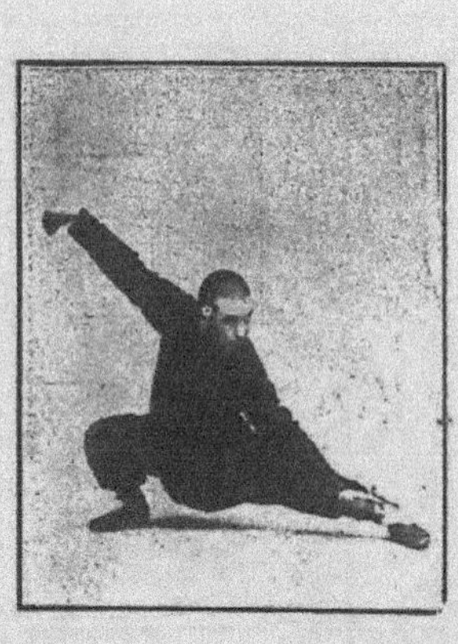

第二百七十五圖

金雞獨立第一式

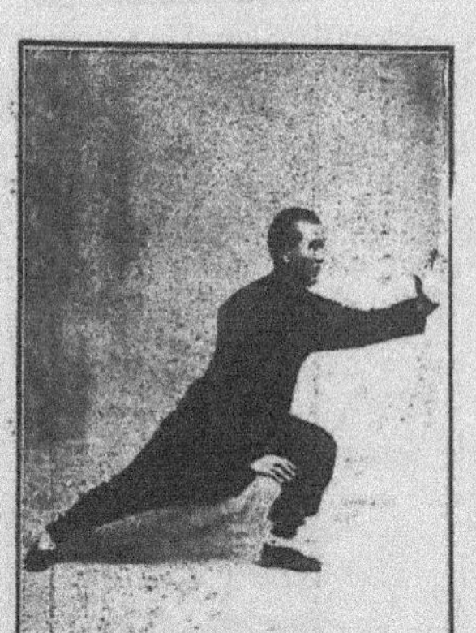

承上式不停，身隨腰收回，往下屈在右腿上，愈低愈好，低至左腿伸直，身不可太俯，頭仍要有項勁，左手隨腰轉而向下，至左足腕處，右手仍爲吊手，目前視，如第二七四圖。

動作圖解：由上圖姿式全身坐在右腿，遂即腰向前進，隨進隨提，使全身坐在左腿，左手隨身向前至與肩齊，手掌直立，手心向右，同時右手鬆開變掌，隨腰伸臂下沉漸向前轉動，至左腿膝右方，目視左手，如第二七五圖。

一百〇八

第二百七十六圖
第二式

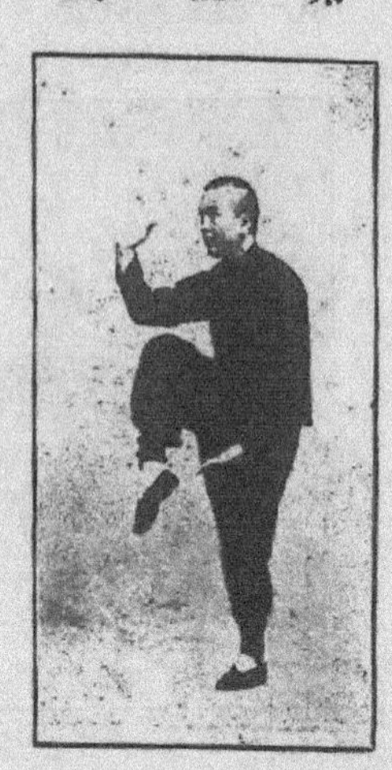

第二百七十七圖
第三式

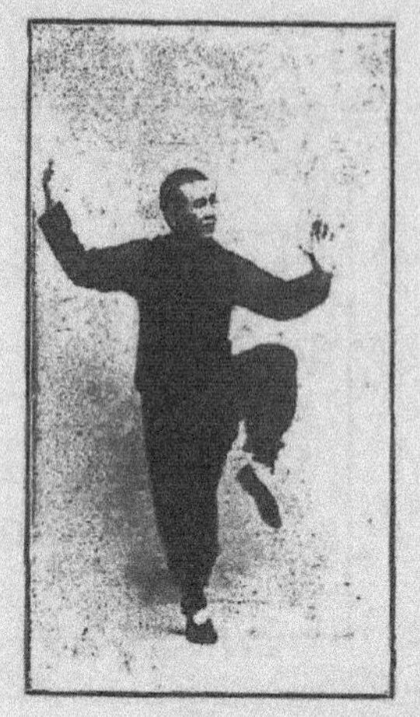

承上式不停，左手與肩齊處，而往下按，右手隨右腿往前提起，右腿提至膝與腹平，足尖下垂，右手提至肘與膝相合，手掌直立，手心向左，與右眉齊，如第二七六圖。

由上圖姿式變左式，右足旋向後退半步，使全身坐在右腿，左手隨左足上提，左膝與腹平，足尖下垂，左臂略伸，左肘與左膝合，手心向右，右手同時而往下旋轉平圓週，臂向後伸，手心向前，目前視，如第二七七圖。

第二百七十八圖
倒攆猴第一式

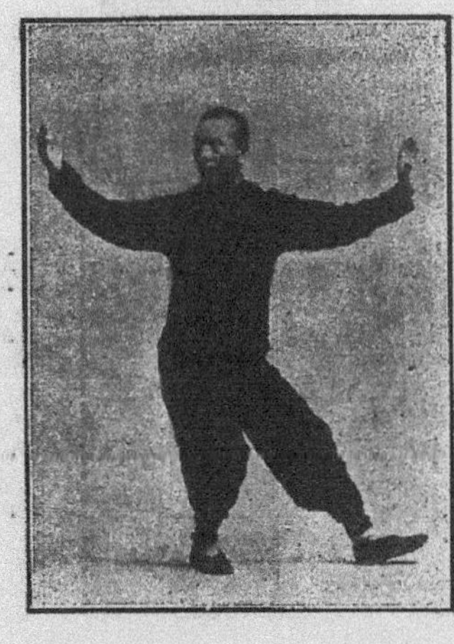

此式同前第六十七圖故不再贅述。

第二百七十九圖
第二式

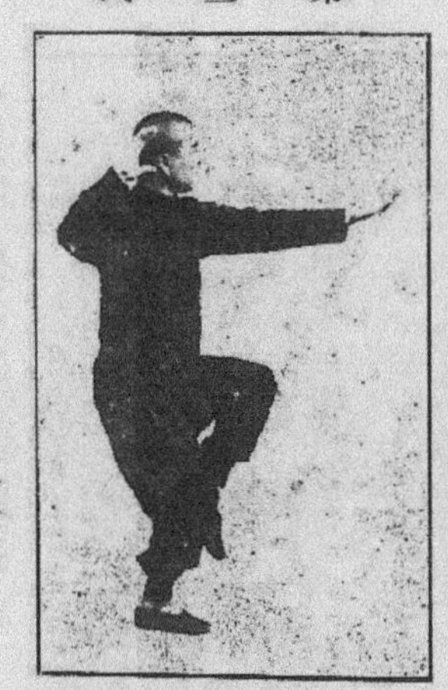

此式同前第六十八圖故不再贅述。

第二百八十圖
第三式

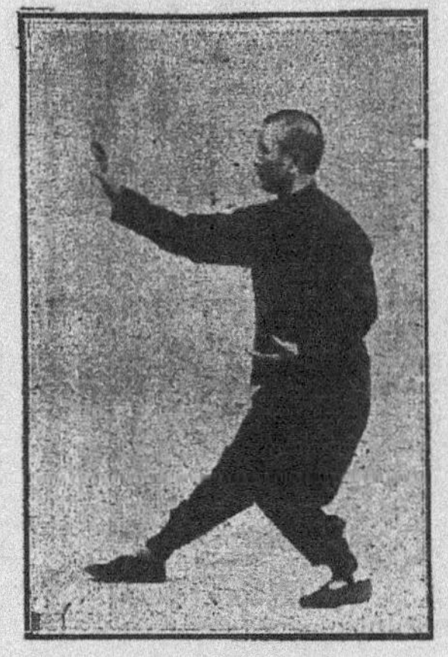

此式同前第六十九圖故不再贅述。

第二百八十一圖
右式第四式

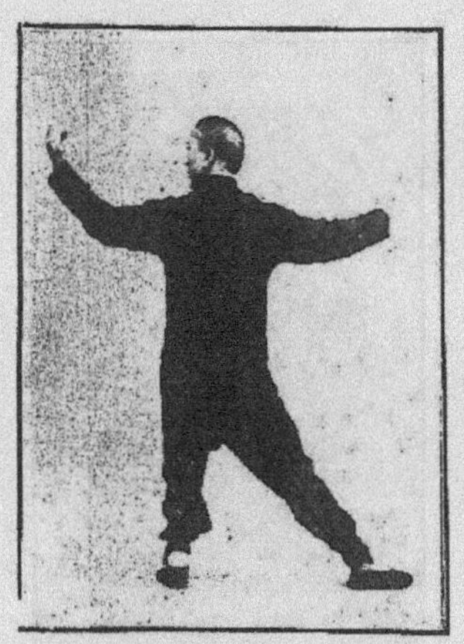

此式同前第七十圖故不再贅述。

第二百八十二圖

第五式

此式同前第七十一圖故不再贅述。

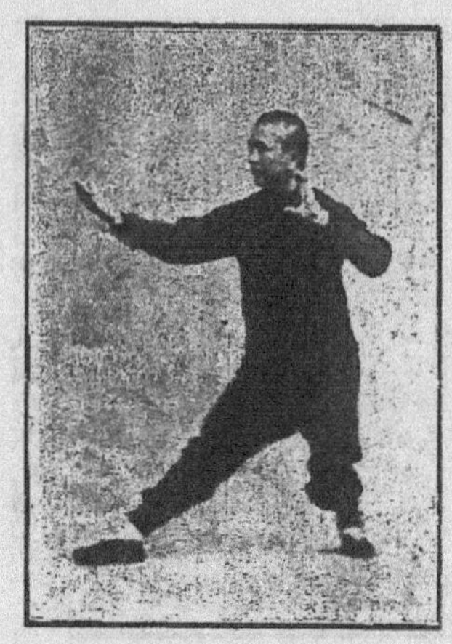

第二百八十三圖

第六式

此式同前第七十二圖故不再贅述。

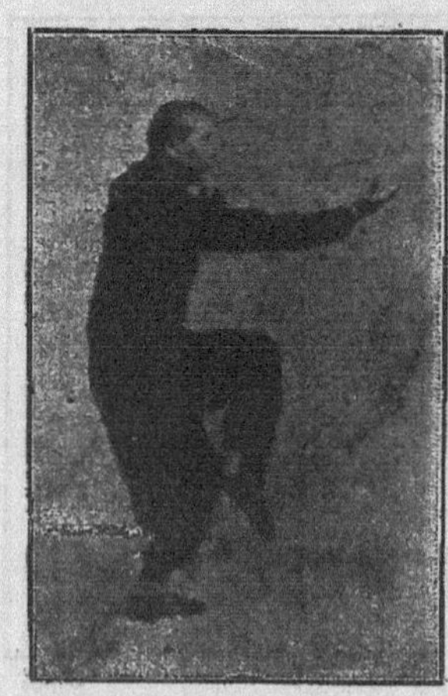

第二百八十四圖

第七式

此式同前第七十二圖故不再贅述。

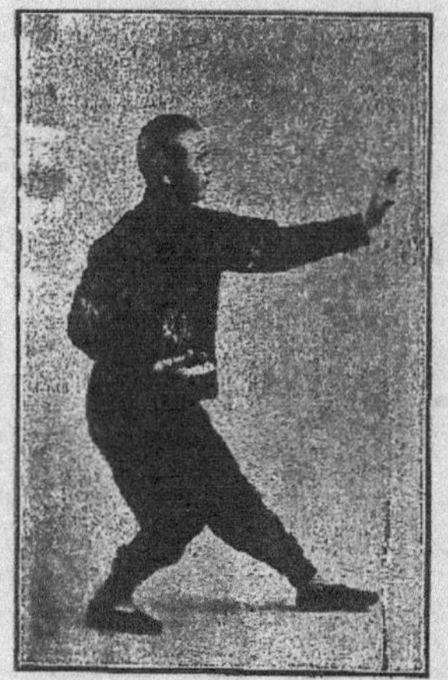

第二百八十五圖

倒攆猴第一式

此式同前第六十七圖故不再贅述。

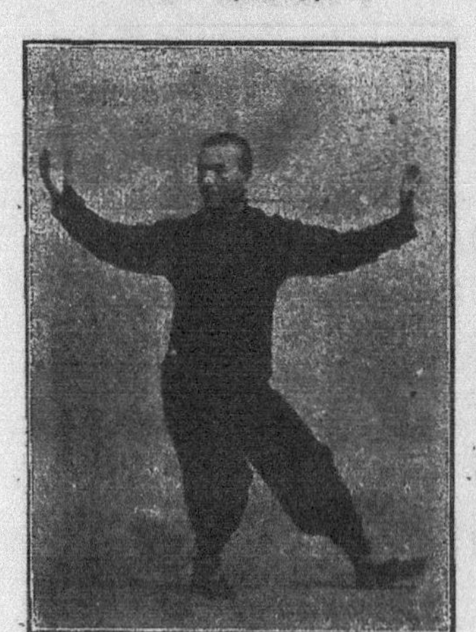

第二百八十六圖

第二式

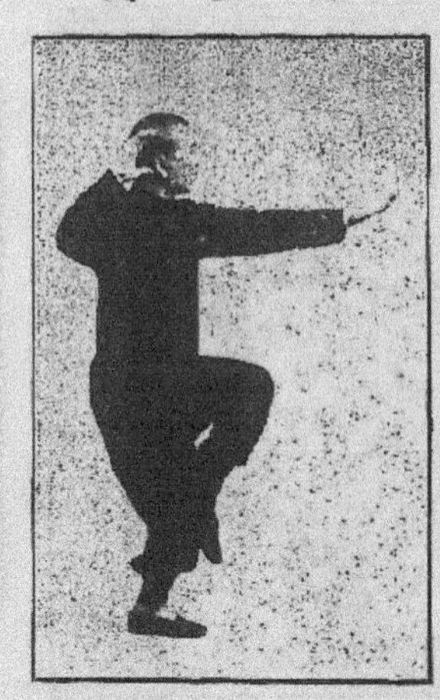

此式同前第六十八圖故不再贅述。

第二百八十七圖

第三式

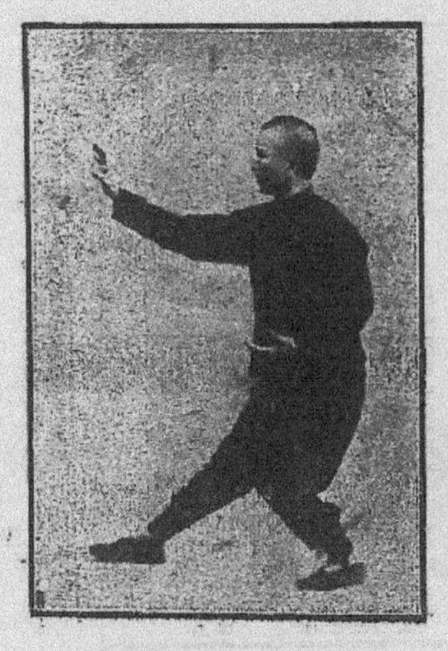

此式同前第六十九圖故不再贅述。

第二百八十八圖

斜飛式第一式

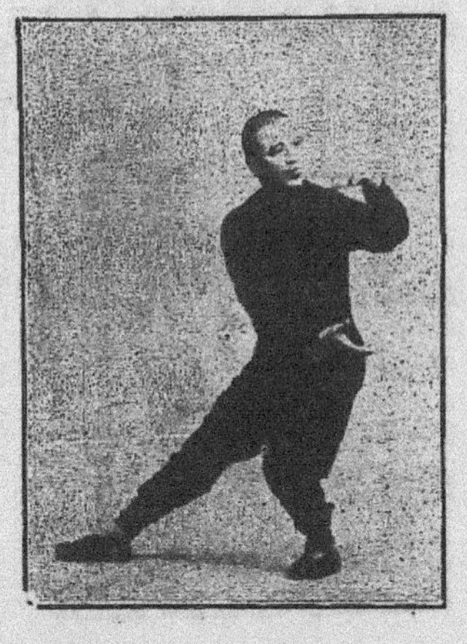

此式同前第七十七圖故不再贅述。

第二百八十九圖

第二式

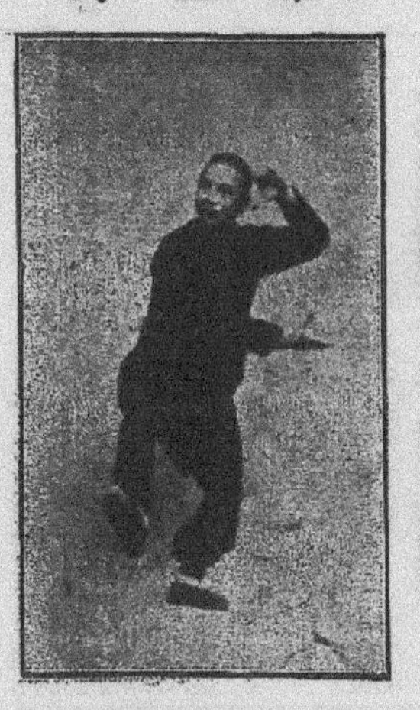

此式同前第七十八圖故不再贅述。

第二百九十圖

第三式

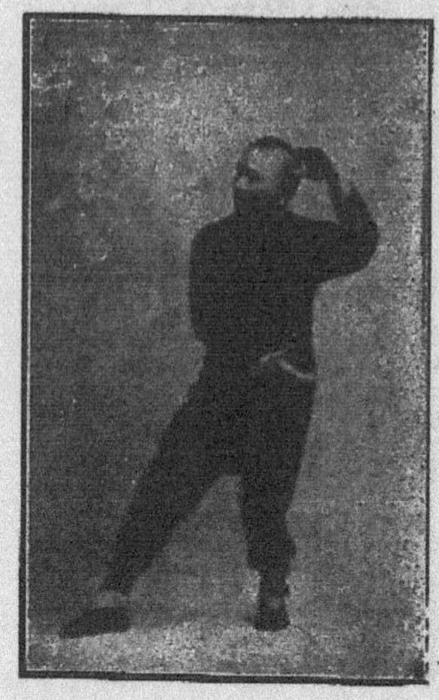

此式同前第九圖故不再贅述。

第二百九十一圖

第四式

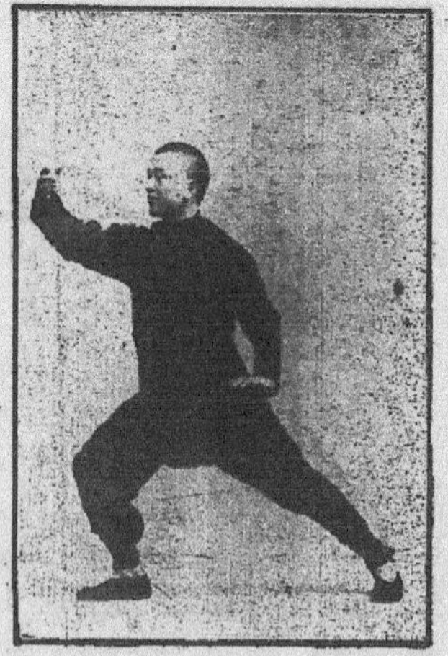

此式同前第十圖故不再贅述。

第二百九十二圖

提手上式第一式

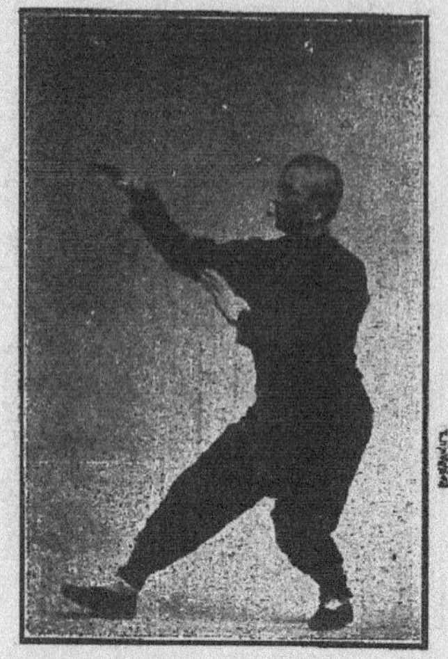

此式同前第二十三圖故不再贅述。

第二百九十三圖

第二式

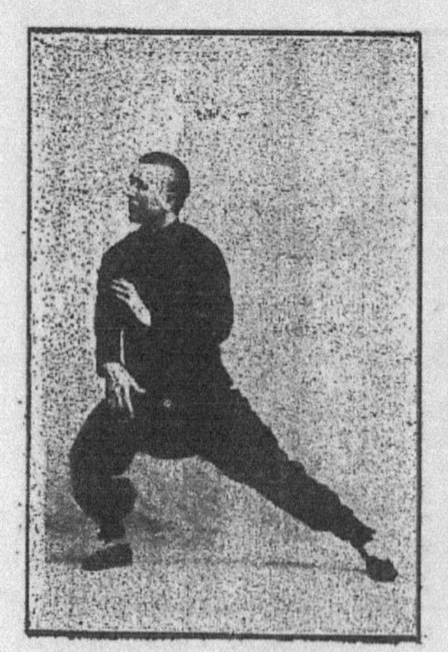

此式同前第二十四圖故不再贅述。

第二百九十四圖

第二式

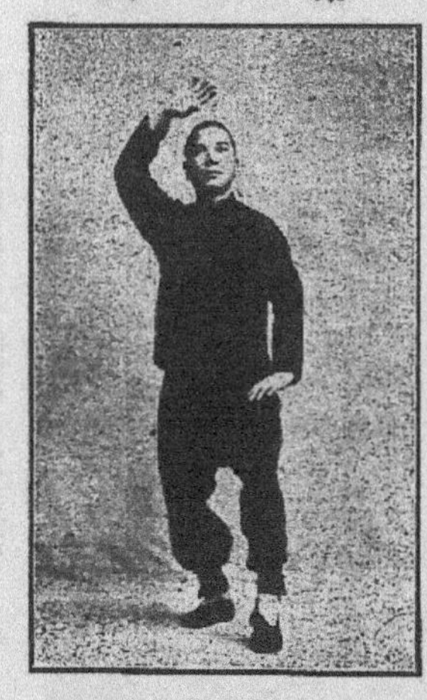

此式同前第二十五圖故不再贅述。

第二百九十五圖

摟膝拗步第一式

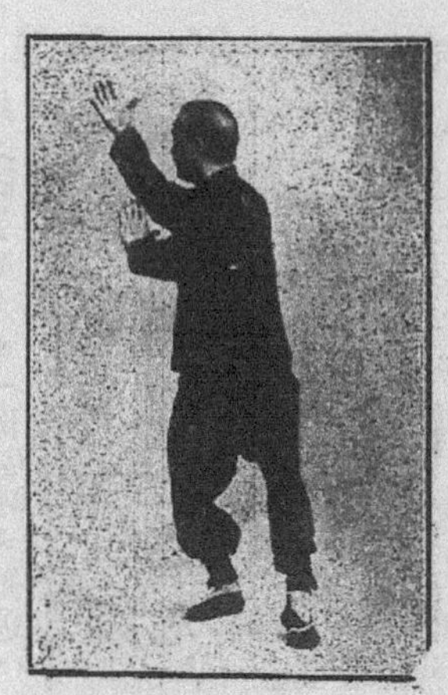

此式同前第二十六圖故不再贅述。

第二百九十六圖

第二式

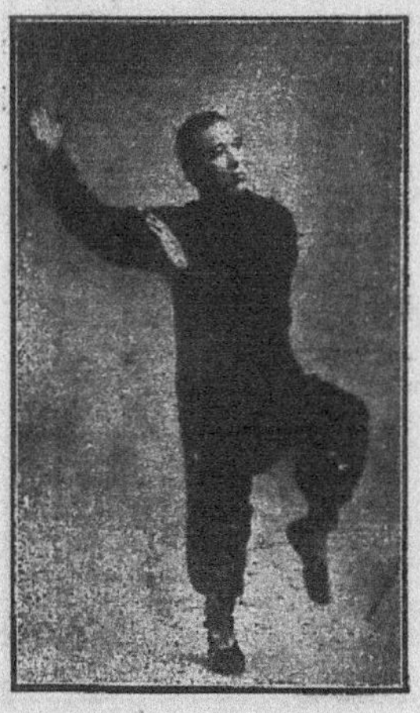

此式同前第二十七圖故不再贅述。

第二百九十七圖

第三式

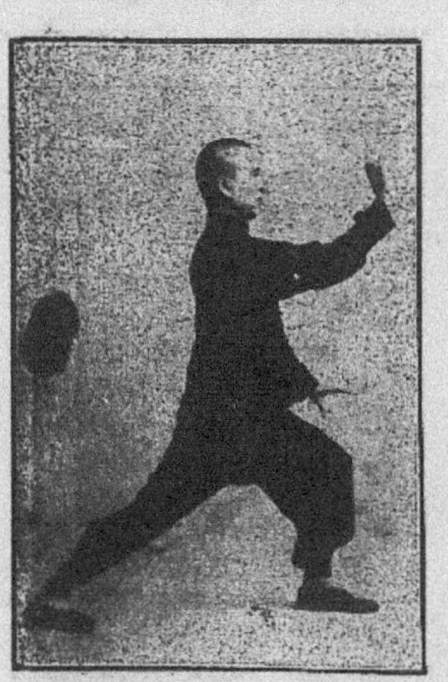

此式同前第二十八圖故不再贅述。

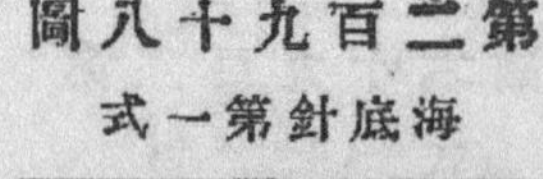

第二百九十八圖

海底針第一式

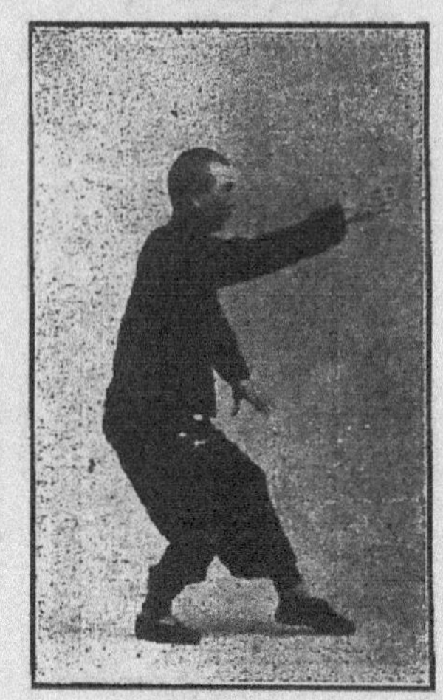

此式同前第八十七圖故不再贅述・

第三百圖

扇通臂第一式

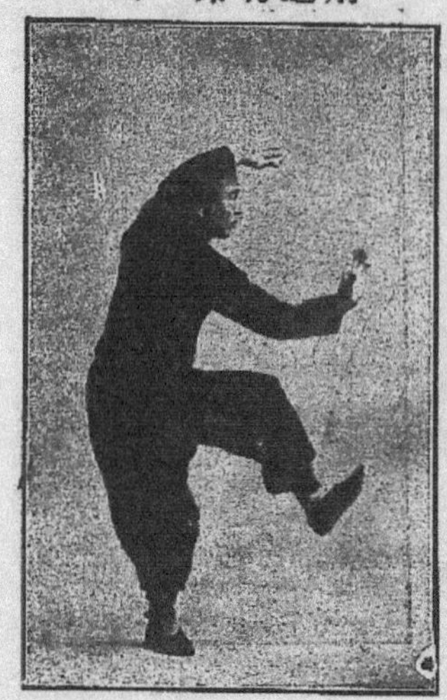

此式同前第九十圖故不再贅述・

第二百九十九圖

第二式

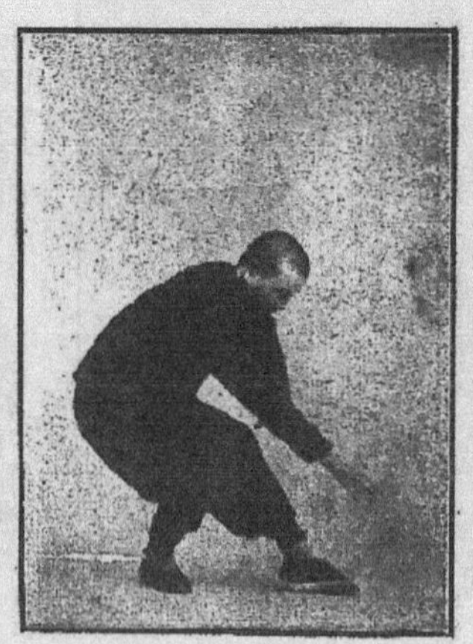

此式同前第八十九圖故不再贅述・

第三百零一圖

第二式

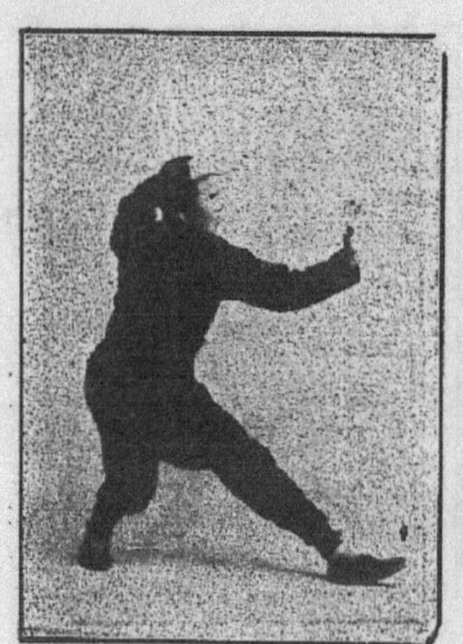

此式同前第九十一圖故不再贅述・

第三百零二圖

第三式

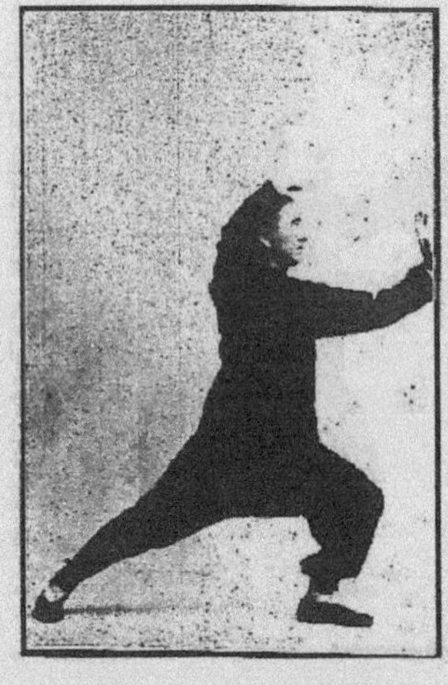

此式同前第九十二圖故不再贅述。

第三百零三圖

撇身捶第一式

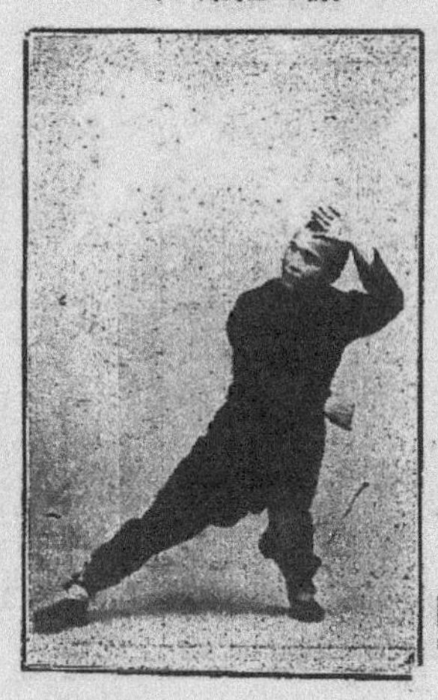

此式同前第九十三圖故不再贅述。

第三百零四圖

第二式

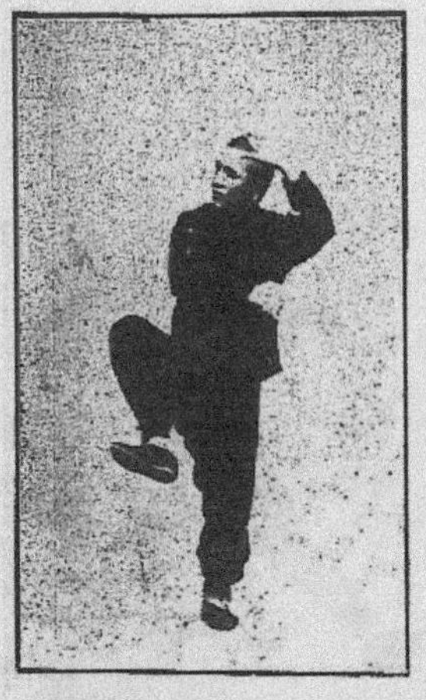

此式同前第九十四圖故不再贅述。

第三百零五圖

第三式

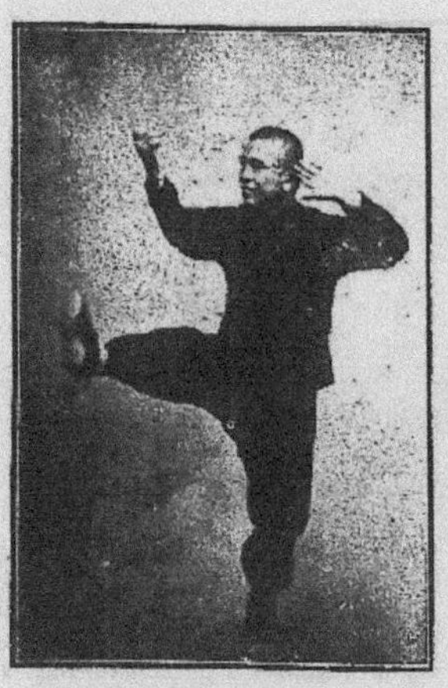

此式同前第九十五圖故不再贅述。

第三百零六圖

第四式

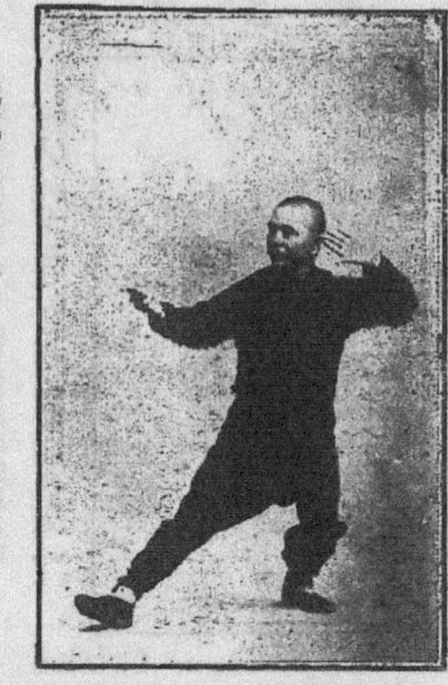

此式同前第九十六圖故不再贅述。

第三百零七圖

第五式

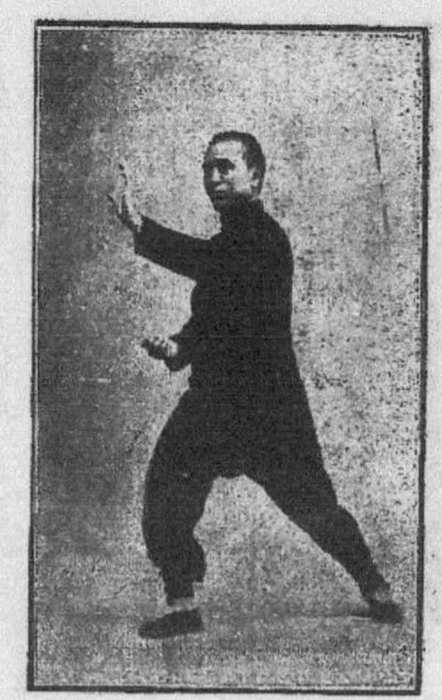

此式同前第九十七圖故不再贅述。

第三百零八圖

上步搬攔錘第一式

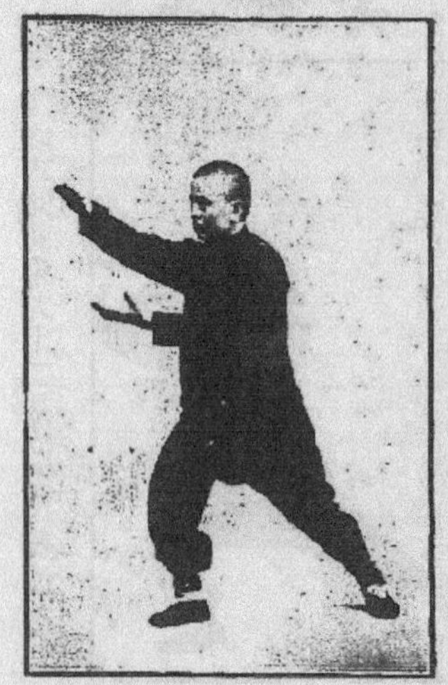

此式同前第九十八圖故不再贅述。

第三百零九圖

第二式

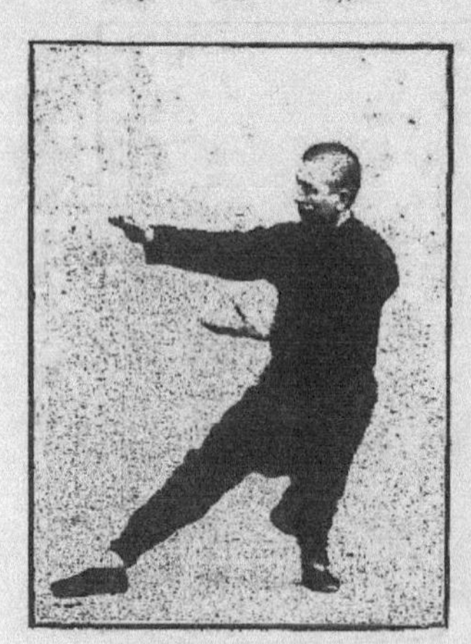

此式同前第九十九圖故不再贅述。

第三百一十圖

第三式

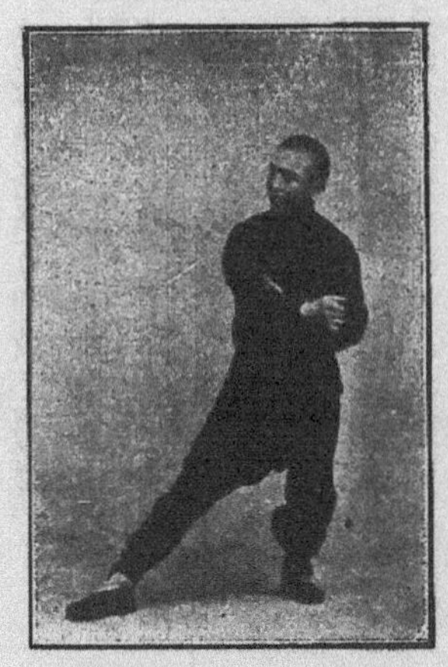

此式同前第一〇〇圖故不再贅述。

第三百一十一圖

第四式

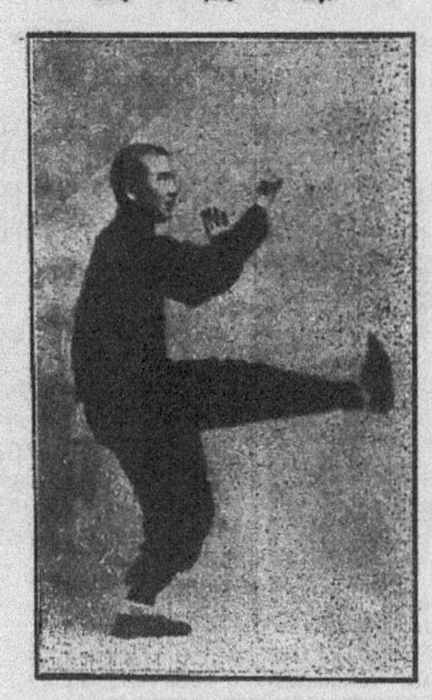

此式同前第四十二圖故不再贅述。

第三百一十二圖

第五式

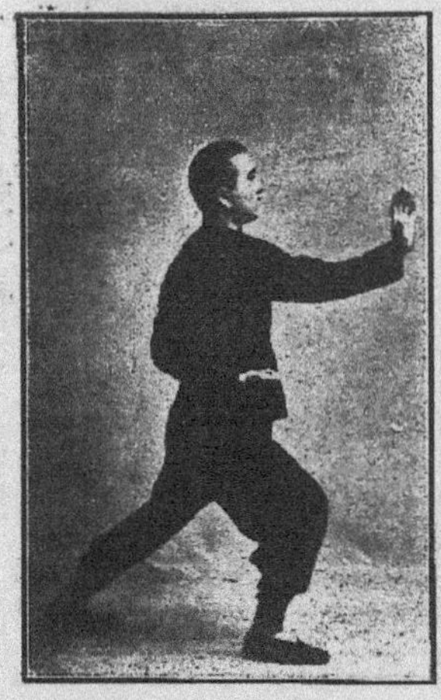

此式同前第四十三圖故不再贅述。

第三百一十三圖

第六式

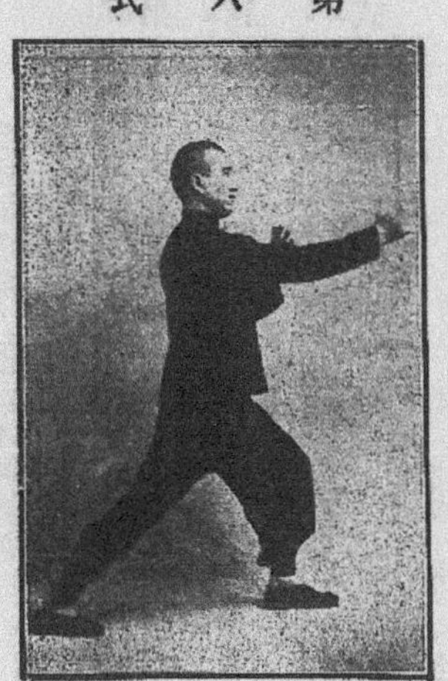

此式同前第四十四圖故不再贅述。

第二百一十四圖

右斜飛式第一式

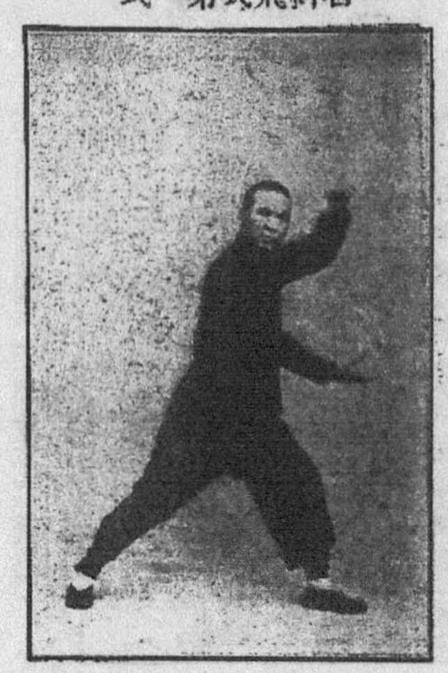

此式同前第七圖故不再贅述。

第二百一十五圖

第二式

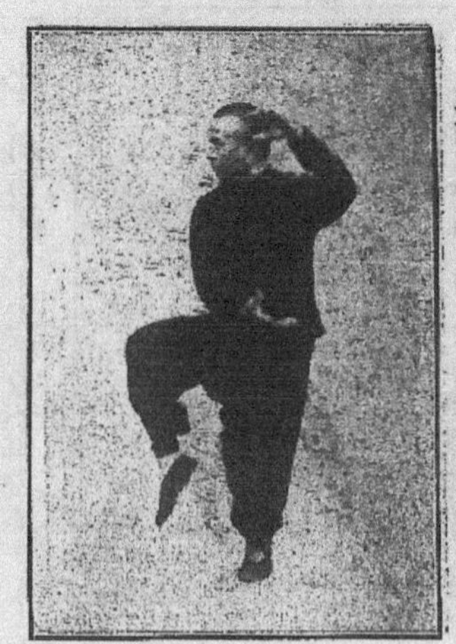

此式同前第八圖故不再贅述。

一百一十八

第二百一十六圖

第三式

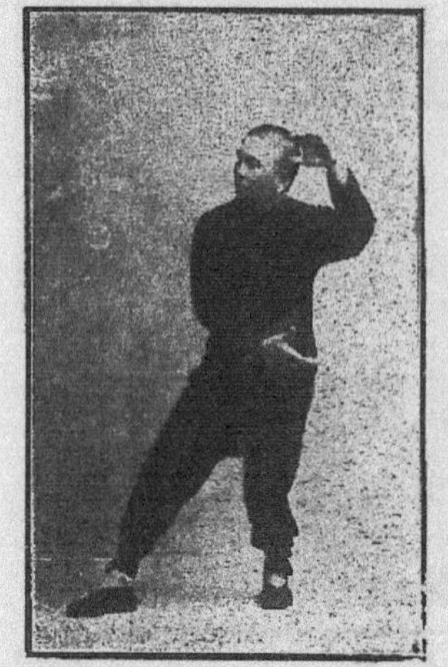

此式同前第九圖故不再贅述。

第二百一十七圖

第四式

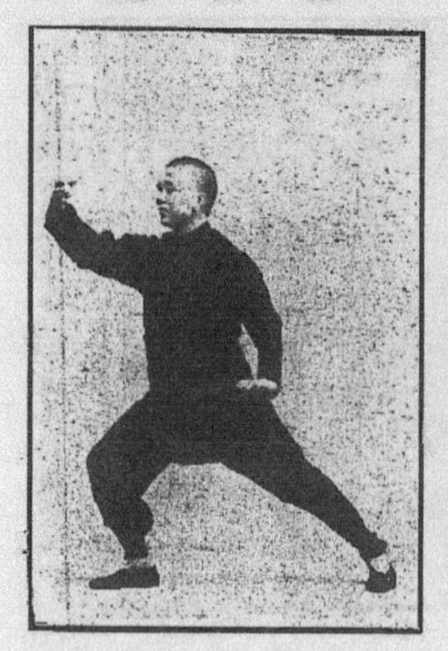

此式同前第十圖故不再贅述。

第三百一八圖

進步攬雀尾第一式

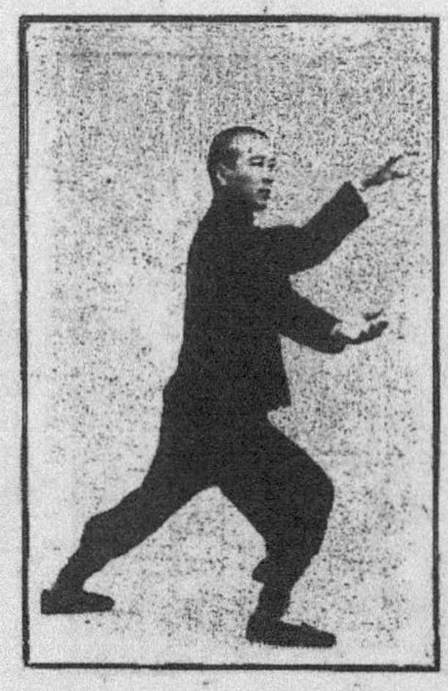

此式同前第十一圖故不再贅述。

第三百一十九圖

第二式

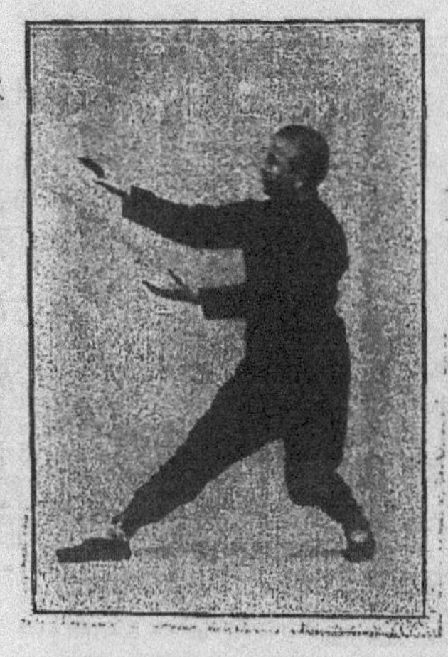

此式同前第十二圖故不再贅述。

第三百二十圖

第三式

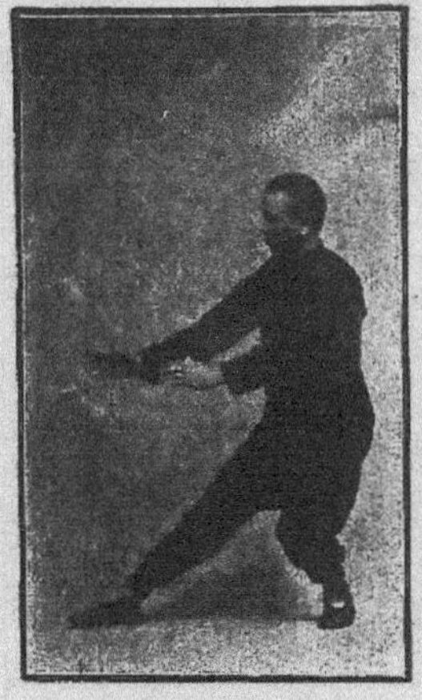

此式同前第十三圖故不再贅述。

第三百二十一圖

第四式

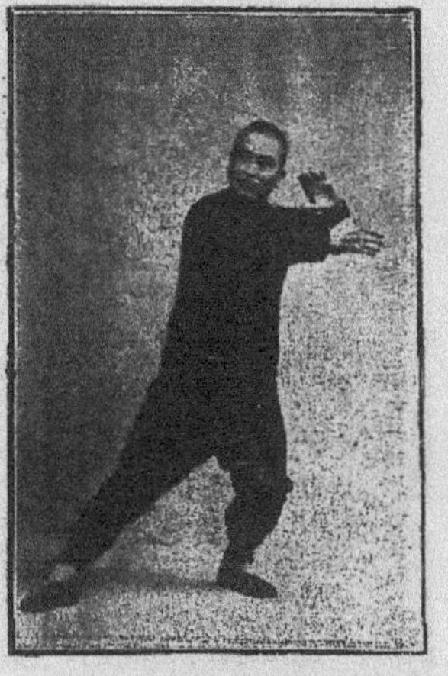

此式同前第十四圖故不再贅述。

第三百二十二圖

第五式

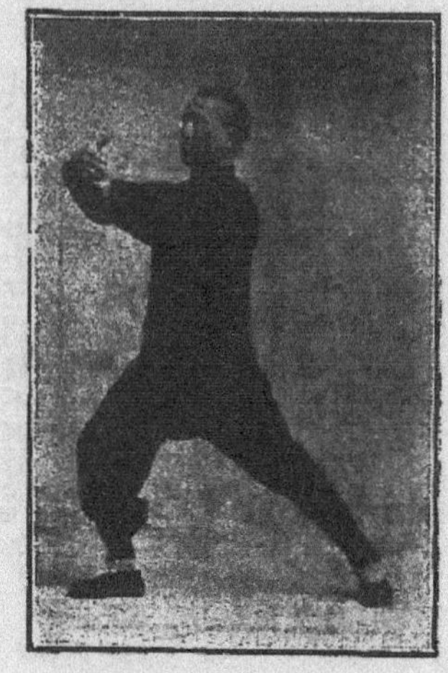

此式同前第十五圖故不再贅述。

第三百二十三圖

第六式

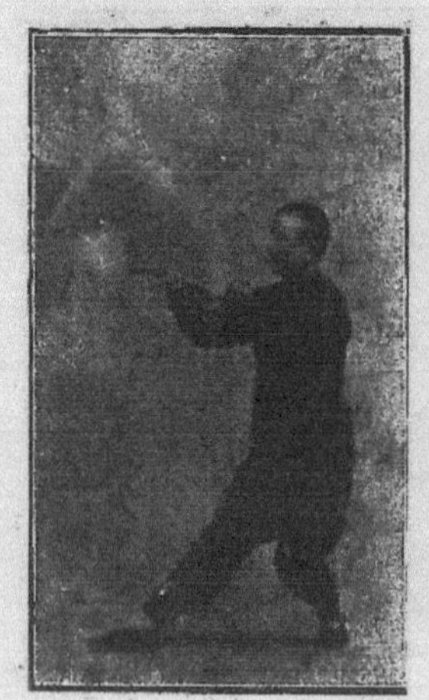

此式同前第十六圖故不再贅述。

第三百二十四圖

第七式

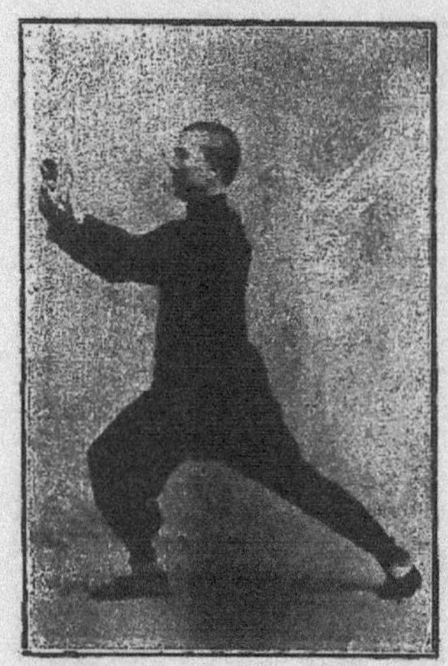

此式同前第十七圖故不再贅述。

第三百二十五圖

第八式

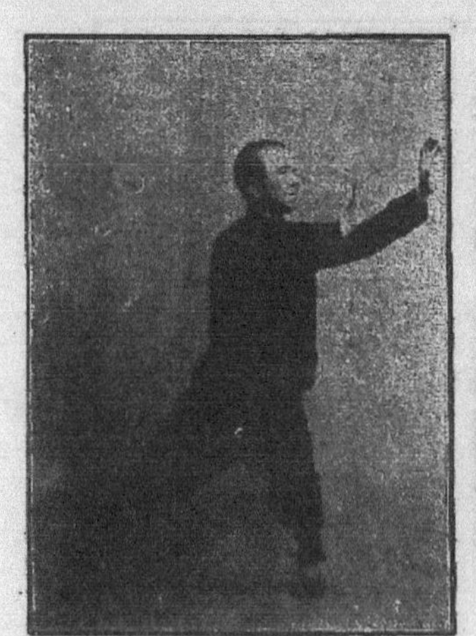

此式同前第十八圖故不再贅述。

第三百二十六圖

第九式

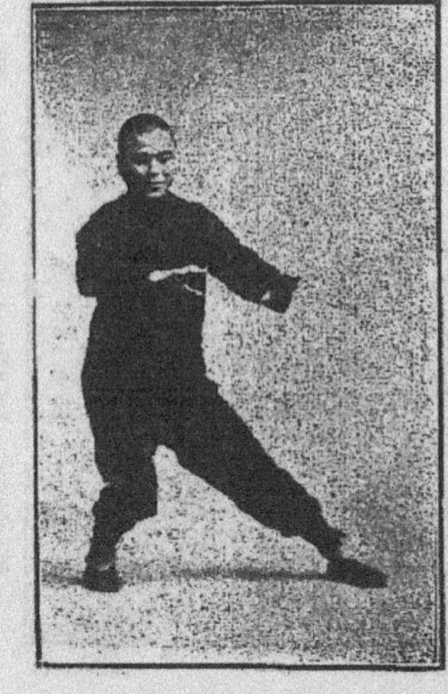

此式同前第十九圖故不再贅述。

第三百二十七圖

第十式

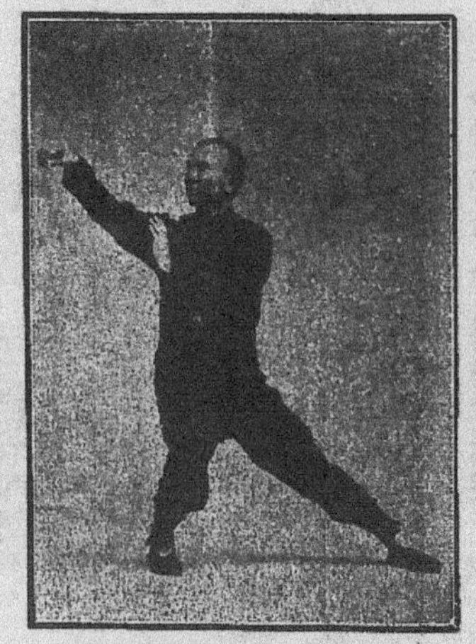

此式同前第二十圖故不再贅述。

第三百二十八圖

單鞭第一式

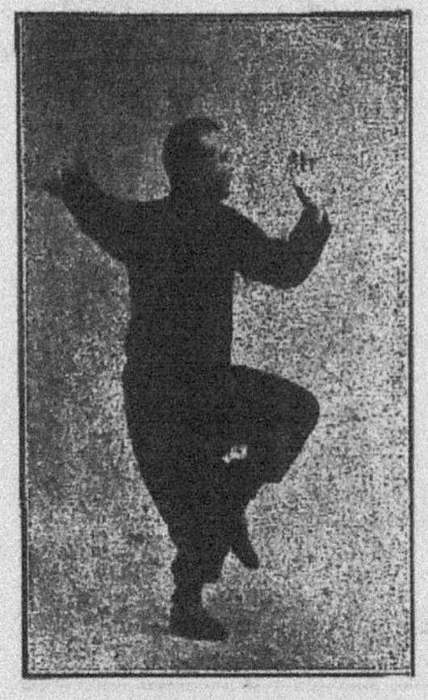

此式同前第二十一圖故不再贅述。

第三百二十九圖

第二式

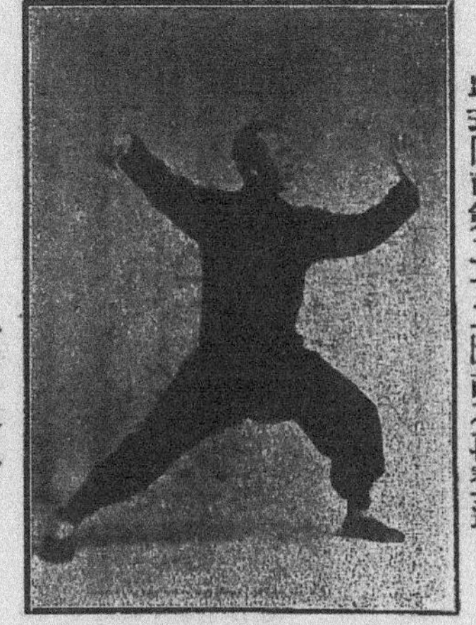

此式同前第二十二圖故不再贅述。

第三百二十六圖

拉手第一式

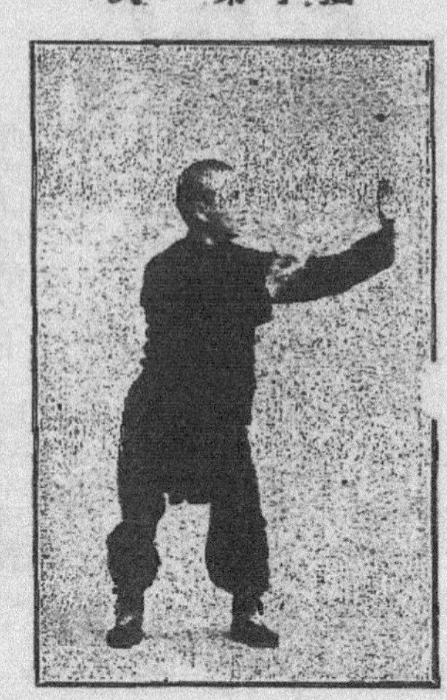

此式同前第一二〇圖故不再贅述。

第三百二十七圖

第二式

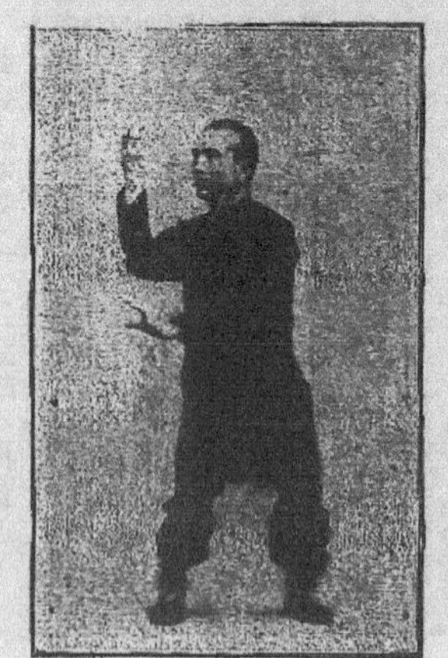

此式同前第一二一圖故不再贅述。

第三百二十八圖

第三式

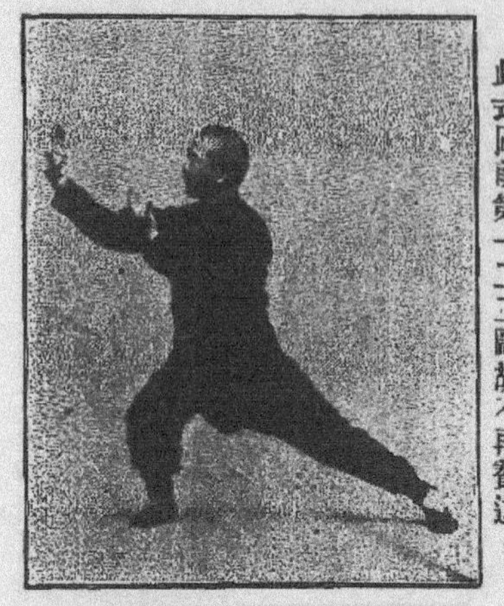

此式同前第一二二圖故不再贅述。

第三百二十九圖

第四式

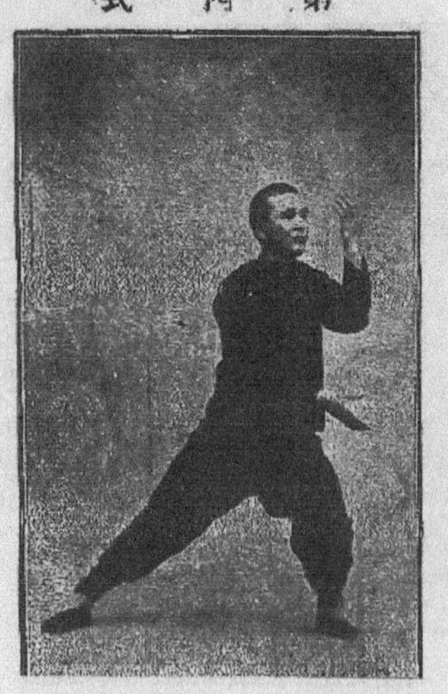

此式同前第一二三圖故不再贅述。

第三百三十四圖

第五式

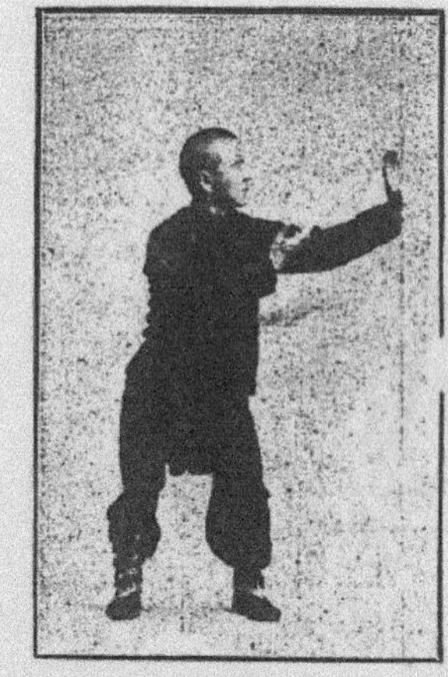

此式同前第一二四圖故不再贅述。

第三百三十五圖

第六式

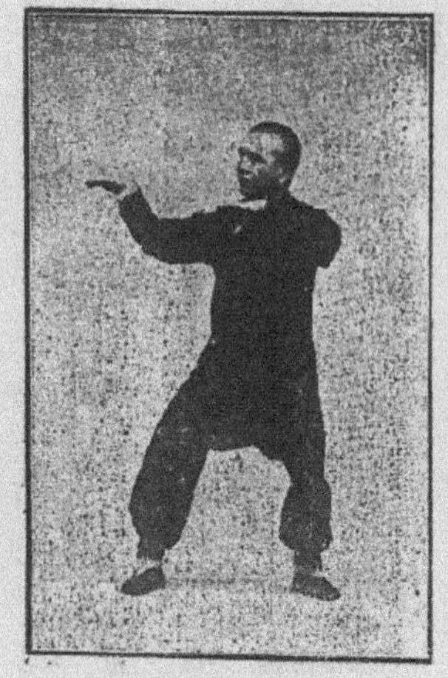

此式同前第一二五圖故不再贅述。

第三百三十六圖

單鞭第一式

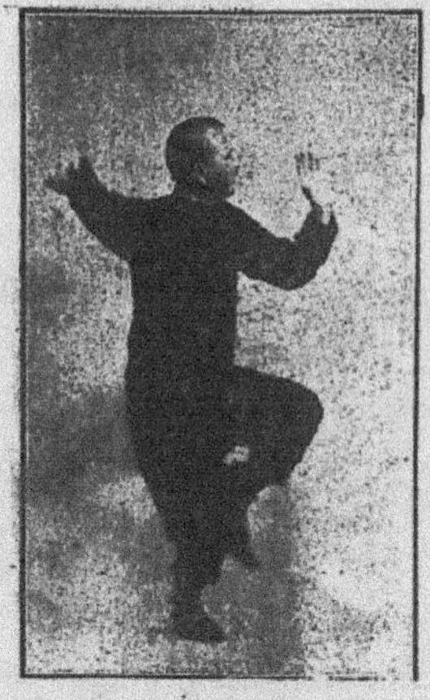

此式同前第二十一圖故不再贅述。

第三百三十七圖

第二式

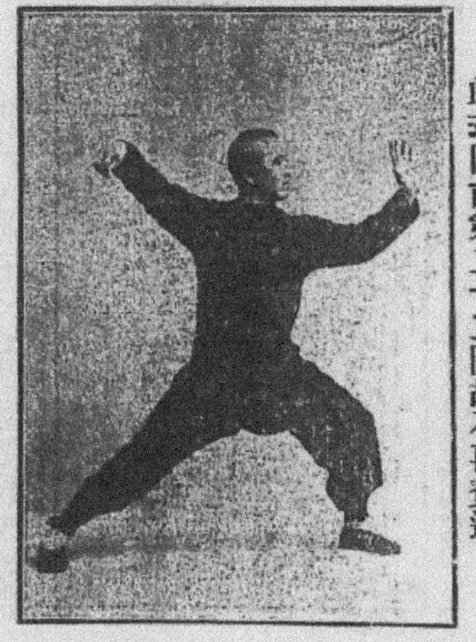

此式同前第二十二圖故不再贅述。

第三百三十八圖

高探馬第一式

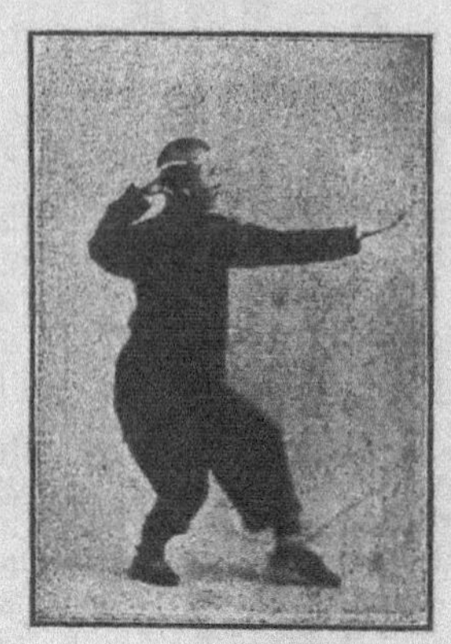

此式同前第一二九圖故不再贅述。

第三百三十九圖

第二式

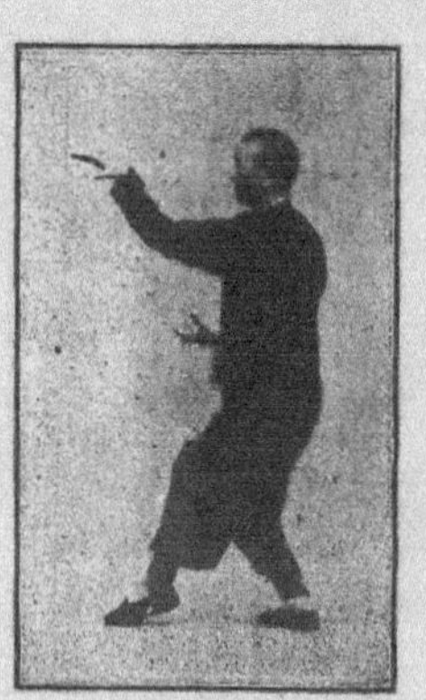

此式同前第一三〇圖故不再贅述。

第三百四十圖

十字腿第一式

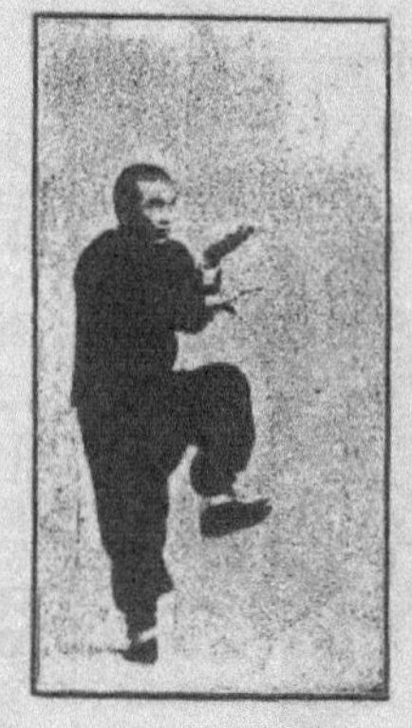

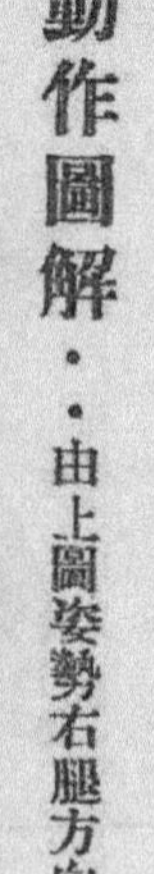

動作圖解：由上圖姿勢右腿方向不動，速將左腿提起屈膝，足尖向前，右臂屈回，手心向下，左手掌直伸，由右手腕上穿出，手心向上，含胸目視前方，如第三四〇圖。

第三百四十一圖

第二式

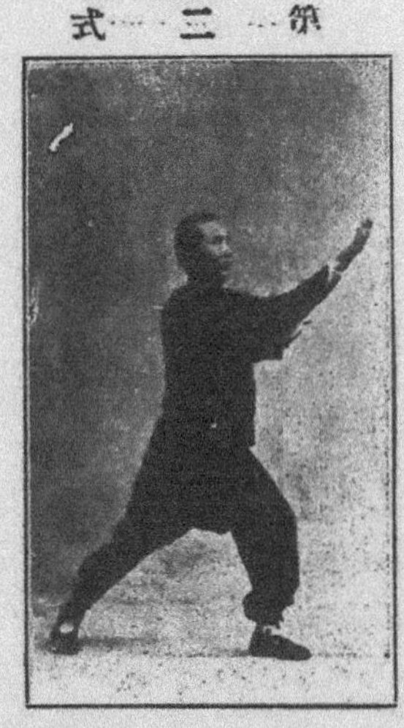

承接上式不停，將提起之左腿向前邁出一步踏實，成一弓蹬步，左手隨之亦向前穿出直伸，右手在左脇，手心向下，目視左手，如第三四一圖。

第三百四十二圖

第三式

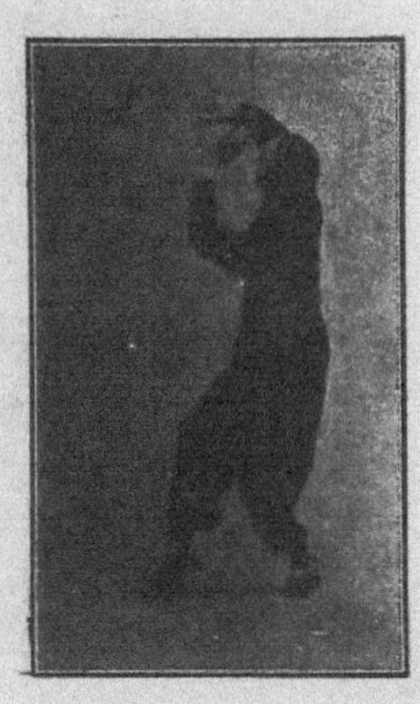

由上式身向右旋轉回身，兩足跟做軸，兩足尖一致向右撇，左足收回半步，足尖點地，坐實左腿，同時兩手亦隨之轉動，右手由下向上旋轉高提，手心向外，左臂屈回，手心向外按在右手下方，成一橢圓形，目視右手，如第三四二圖。

第三百四十三圖

第四式

第三百四十四圖

摟膝指膽錘第一式

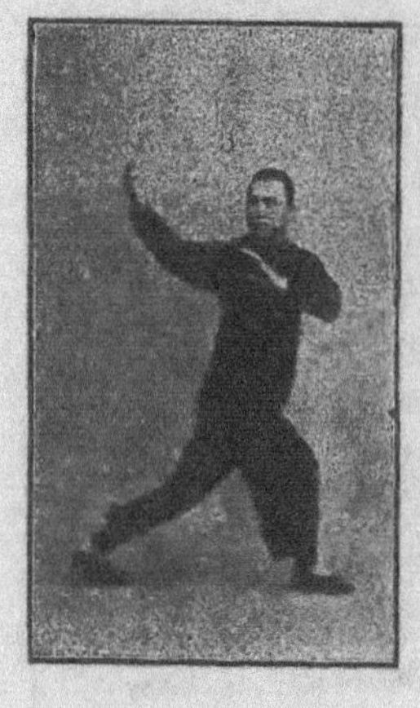

此式同前第三十六圖故不再贅述。

承上式不停，兩手分開，右手向後，左手向前，同時將右腿蹬出伸直，足掌向外，坐實左腿，身向右轉，兩臂與右腿成一平行線，兩手心皆向外，目視左手，如第三四三圖。

第三百四十五圖

第二式

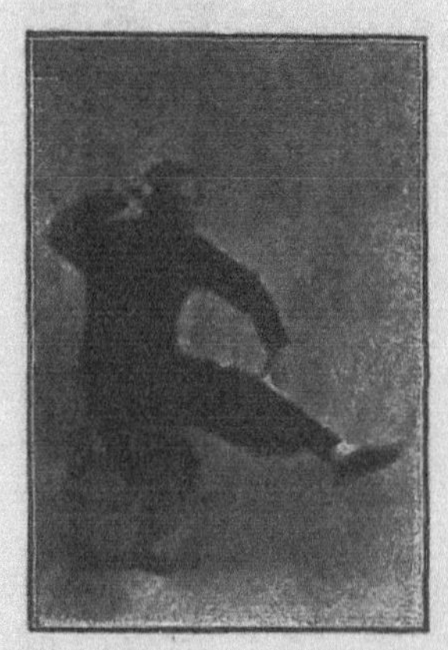

此式同前第一五二圖故不再贅述。

第三百四十六圖

第三式

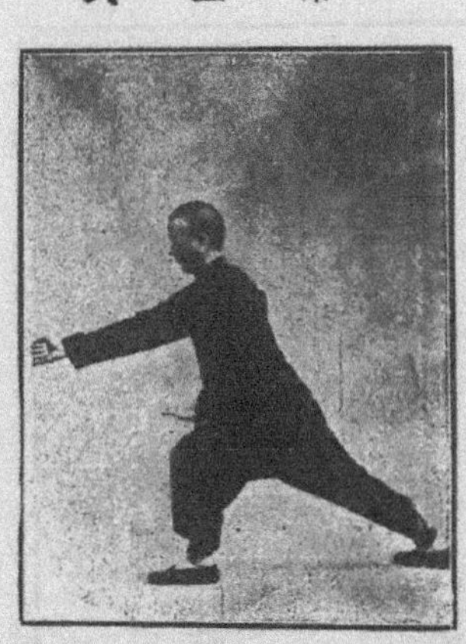

承上式左足向前邁出，左手摟膝右拳同時隨腰向前向下打出，坐實左腿，右腿蹬勁，目視右拳，較一五三圖右拳略高，如第三四六圖。

第三百四十七圖

左斜飛式第一式

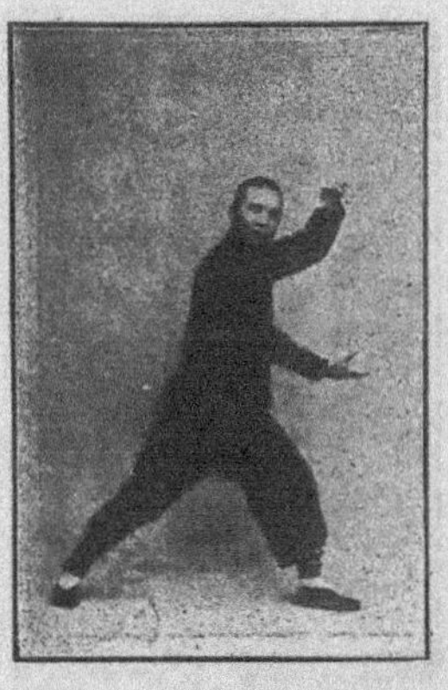

此式同前第七圖故不再贅述。

第三百四十八圖

第二式

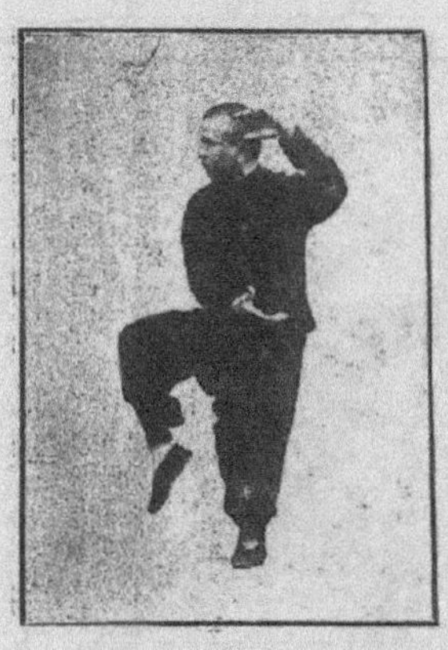

此式同前第八圖故不再贅述。

第三百四十九圖

第三式

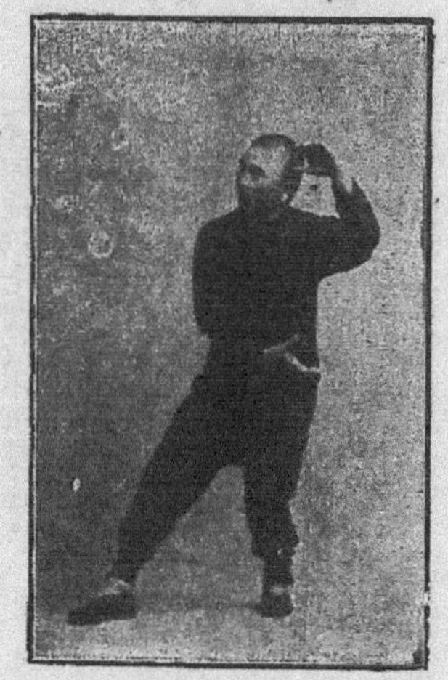

此式同前第九圖故不再贅述・

第三百五十圖

第四式

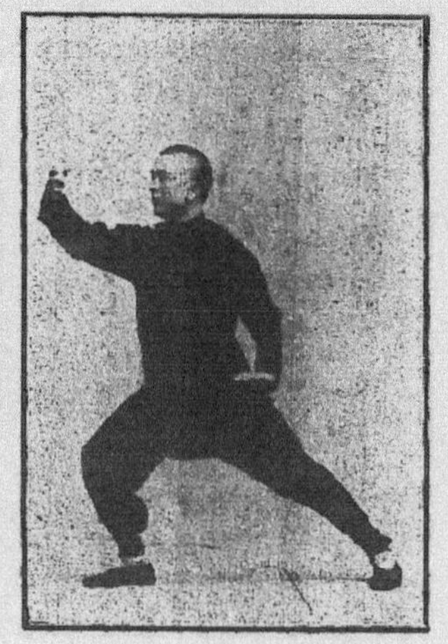

此式同前第十圖故不再贅述・

第三百五十一圖

攬雀尾第一式

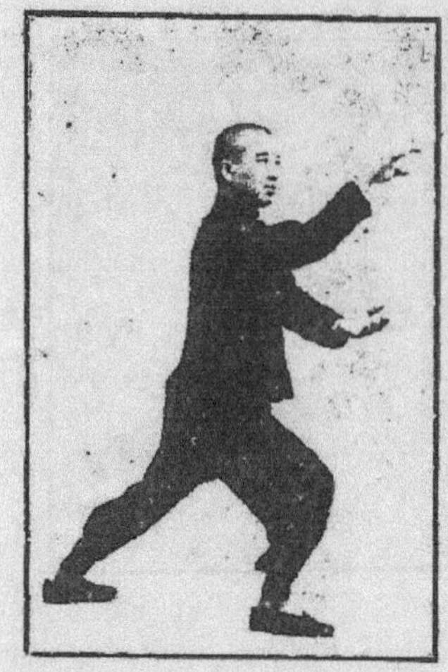

此式同前第十一圖故不再贅述・

第三百五十二圖

第二式

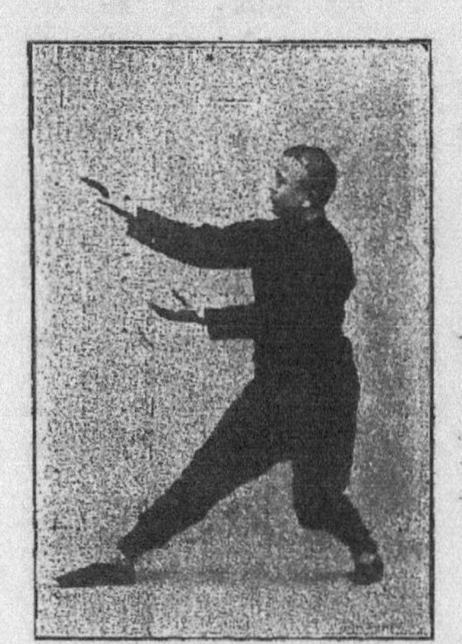

此式同前第十二圖故不再贅述・

第三百五十三圖

第三式

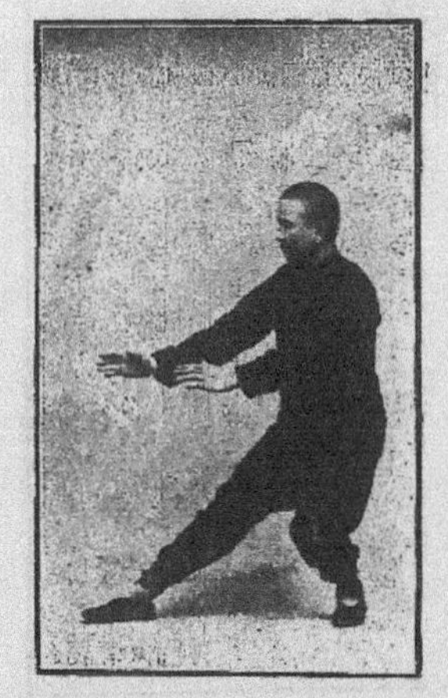

此式同前第十三圖故不再贅述。

第三百五十四圖

第四式

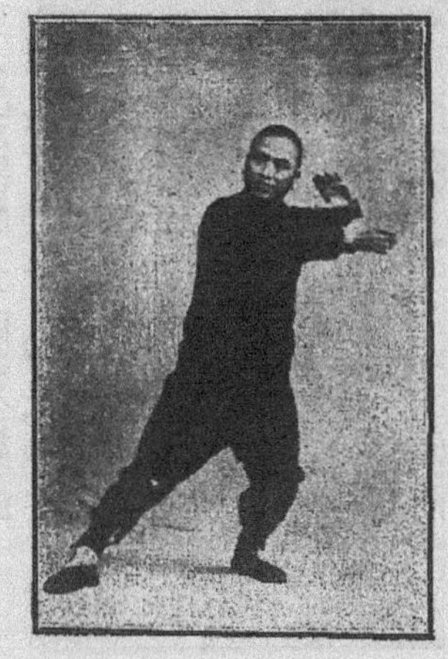

此式同前第十四圖故不再贅述。

第三百五十五圖

第五式

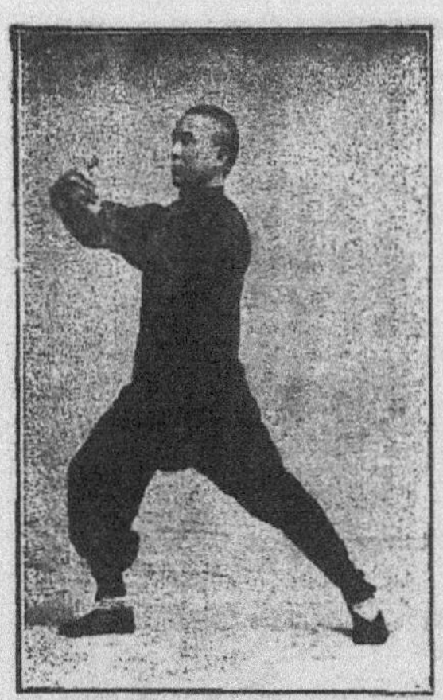

此式同前第十五圖故不再贅述。

第三百五十六圖

第六式

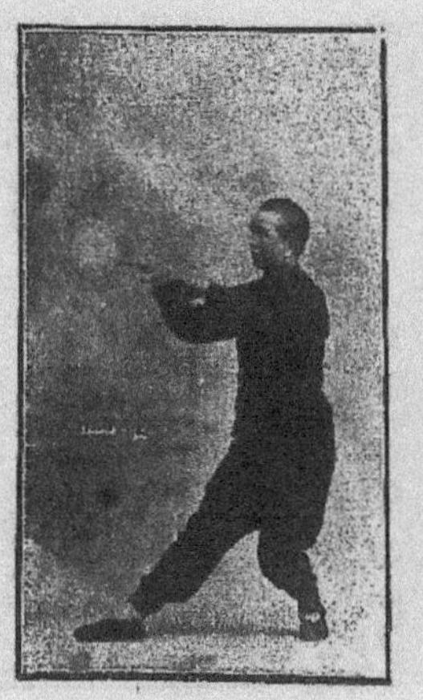

此式同前第十六圖故不再贅述。

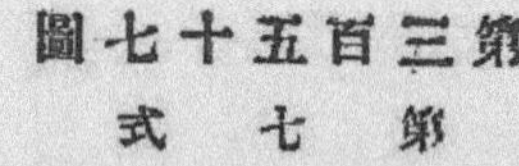

第三百五十七圖

第七式

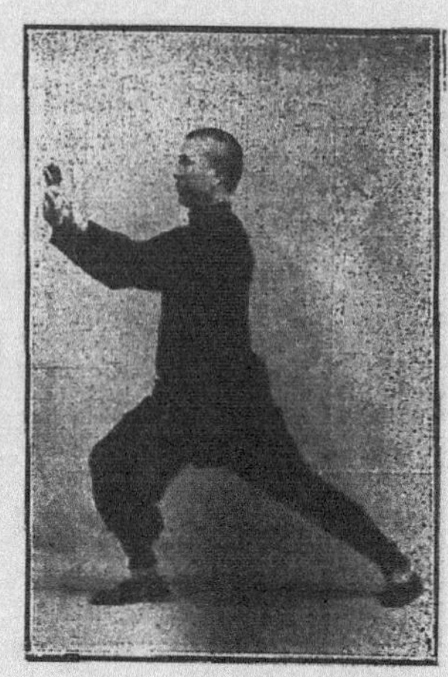

此式同前第十七圖故不再贅述。

第三百五十八圖

第八式

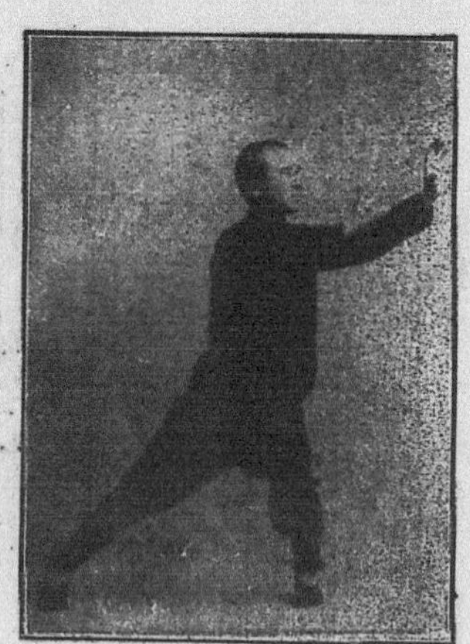

此式同前第十八圖故不再贅述。

第三百五十九圖

第九式

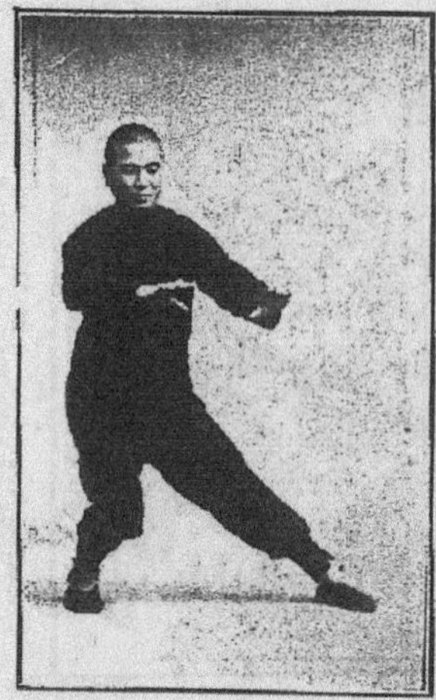

此式同前第十九圖故不再贅述。

第三百六十圖

第十式

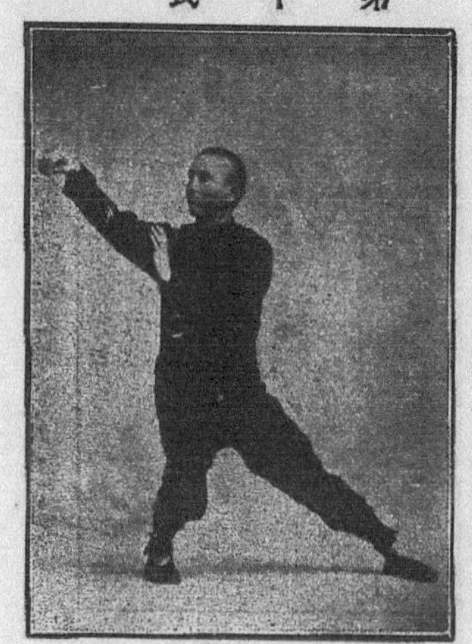

此式同前第二十圖故不再贅述。

第三百六十一圖
單鞭第一式

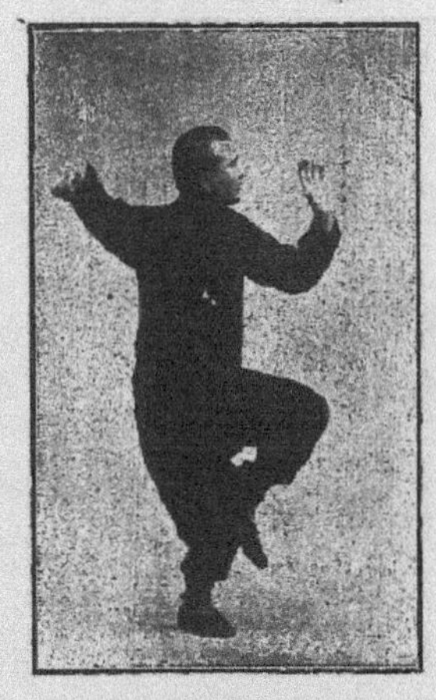

此式同前第二十一圖故不再贅述。

第三百六十二圖
第二式

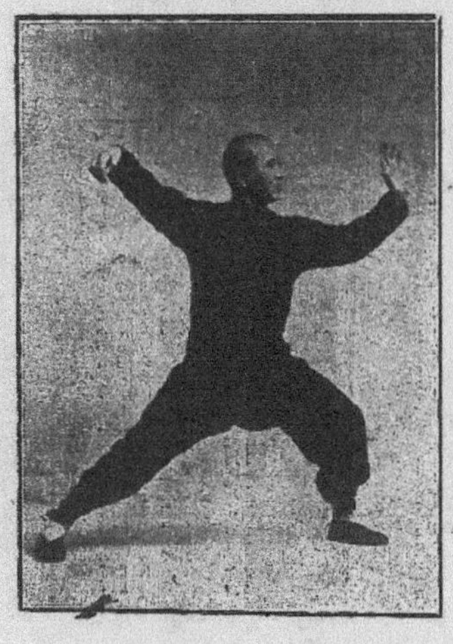

此式同前第二十二圖故不再贅述。

第三百六十三圖
單鞭下勢第一式

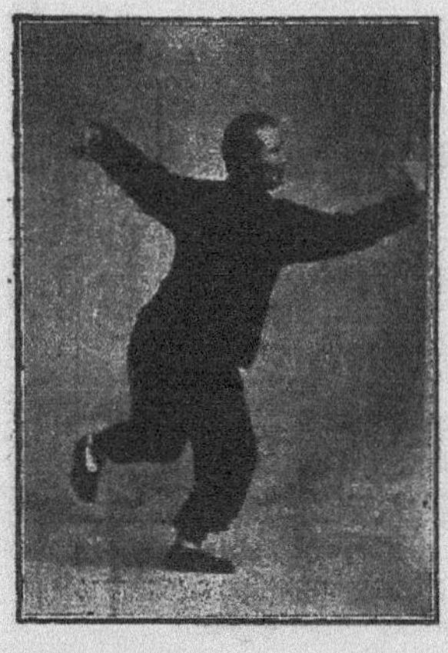

此式同前第二七二圖故不再贅述。

第三百六十四圖
第二式

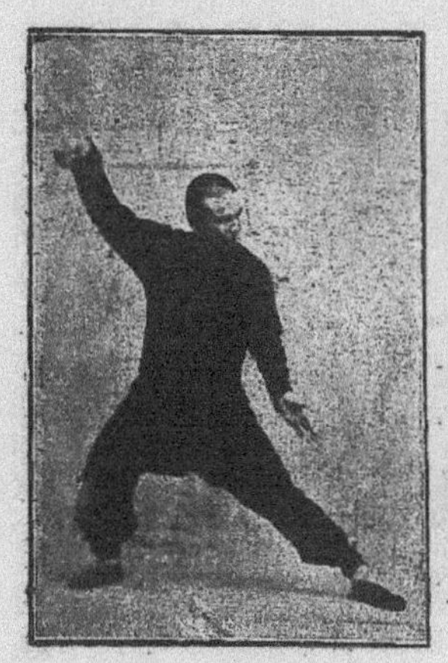

此式同前第二七三圖故不再贅述。

第三百六十五圖

第三式

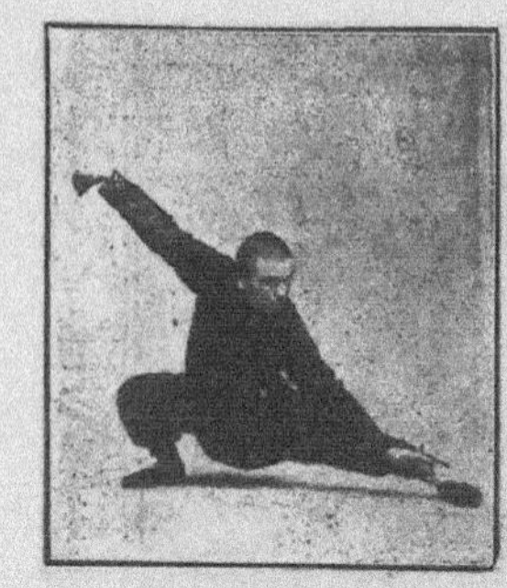

此式同前第二七四圖故不再贅述。

第三百六十六圖

上步七星撩陰脚第一式

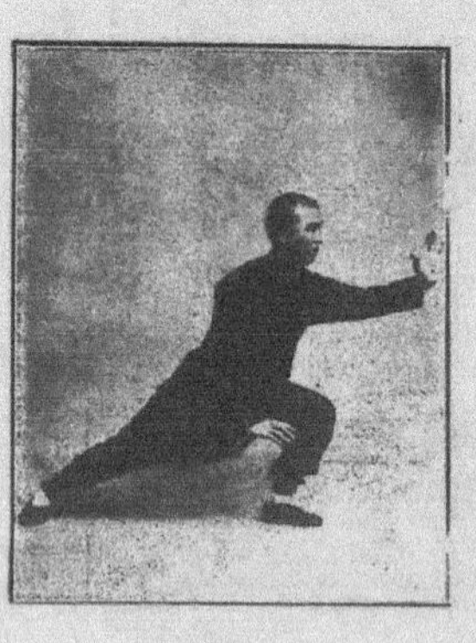

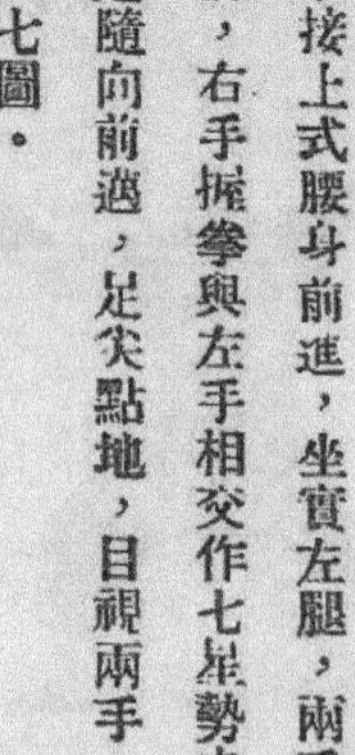

承接上式腰身前進，坐實左腿，兩手隨腰往前，右手握拳與左手相交作七星勢之形，右足隨向前邁，足尖點地，目視兩手，如第三六七圖。

第三百六十七圖

第二式

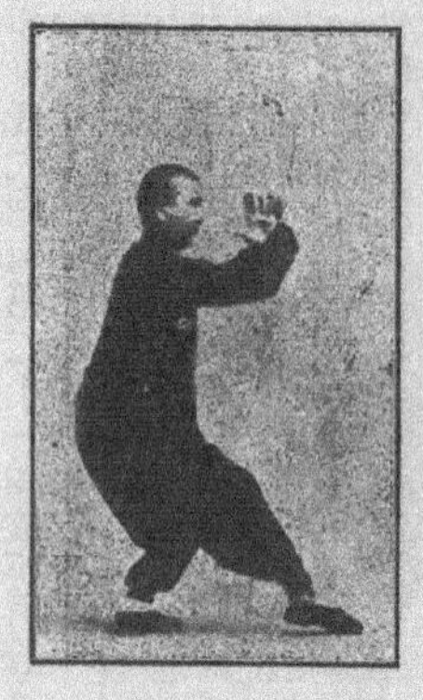

此式同前第二七五圖故不再贅述。

一百三十二

第三百六十八圖

退步跨虎第一式

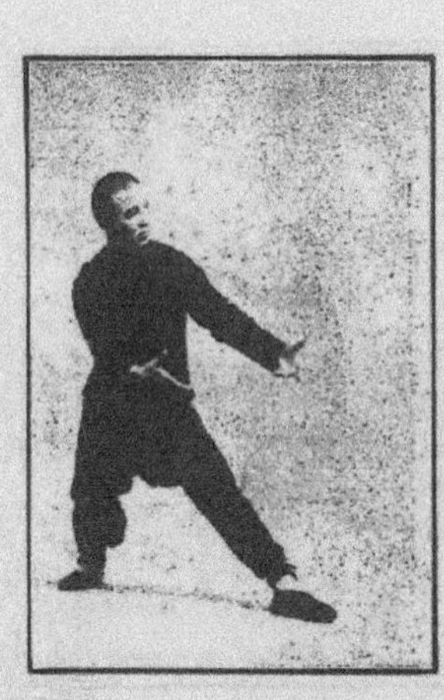

第三百六十九圖

第二式

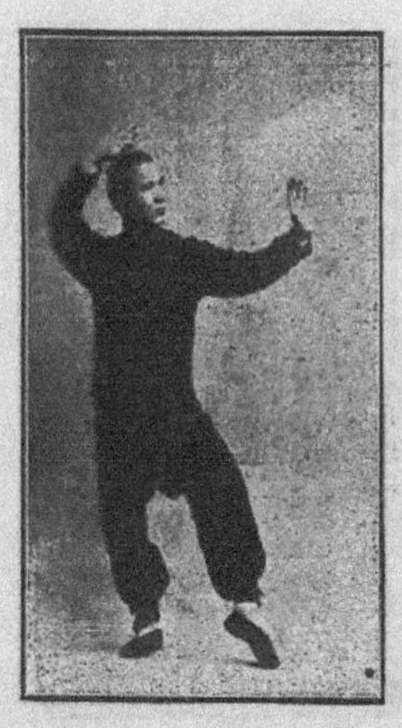

動作圖解：由上圖姿勢右足復向後退一步坐實，左腿遂即伸直，兩手隨之而分開，腰向後坐，兩手心向內，如捧一物，目視前方，如第三六八圖。

承接上式不停兩手由下旋轉翻上，右手略高，手心向外，左手略底，手心向左，左足即隨之退回半步，足尖點地，目視前方，如第三六九圖。

此式同前第一八二圖故不再贅述。

第三百七十圖

轉脚擺蓮第一式

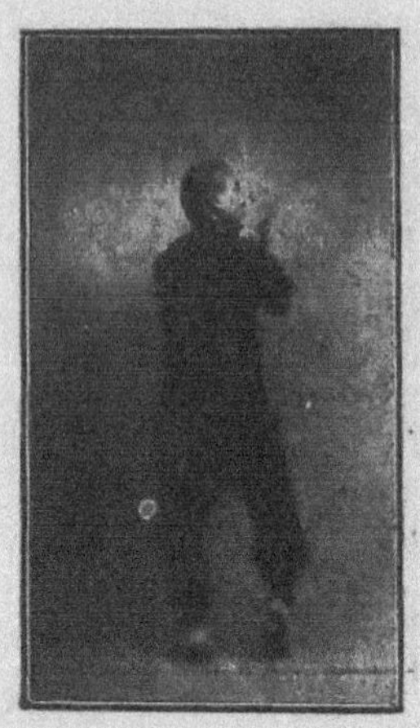

第三百七十一圖

第二式

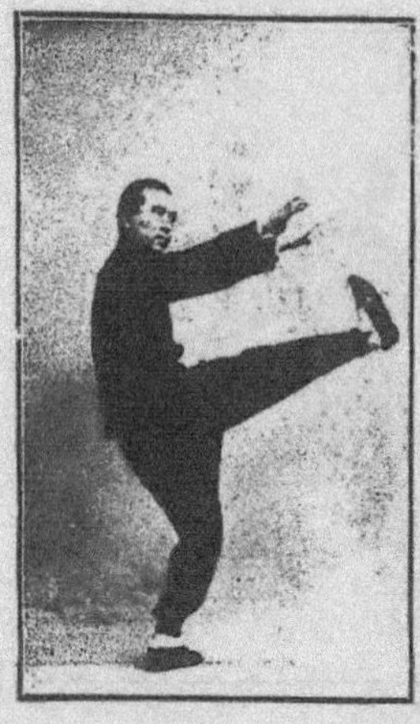

承接上圖姿勢，將右足提起，由左擺右前方，兩手並擺一平，稍拍足背，右腿蹬直，目視右方，皆坐實一左腿上，如第三七一圖，

第三百七十二圖
彎弓射虎第一式

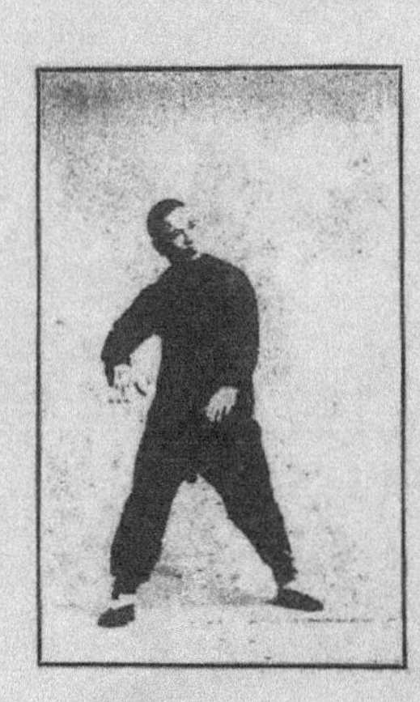

第三百七十三圖
第二式

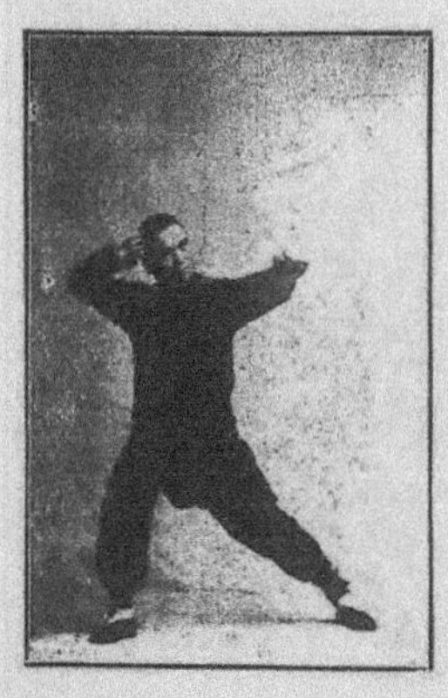

動作圖解：．由上圖姿式兩手將右足背拍後，將右腿向右前方落實稍屈膝，兩手隨腰隨右足向右向下圓轉，手心向下，目視左方，如第三七二圖．

承上式不停，兩手又由下而上圓轉，遂即握拳，右拳在額上，拳心向外，左拳向左前直伸出，拳心向下，作射虎勢，右腿弓勁，左腿蹬直，目視左拳，如第三七三圖．

第三百七十四圖

上步搬攔錘第一式

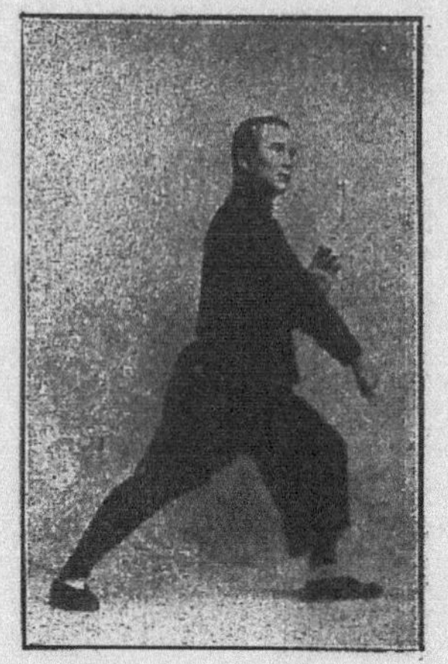

此式同前第四十一圖故不再贅述・

第三百七十五圖

第二式

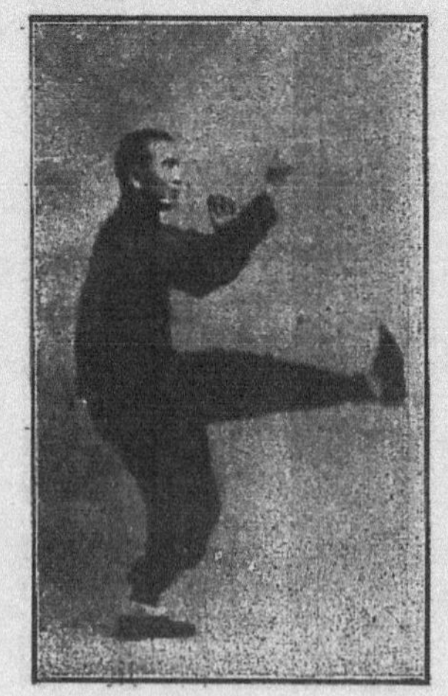

此式同前第四十二圖故不再贅述・

第三百七十六圖

第三式

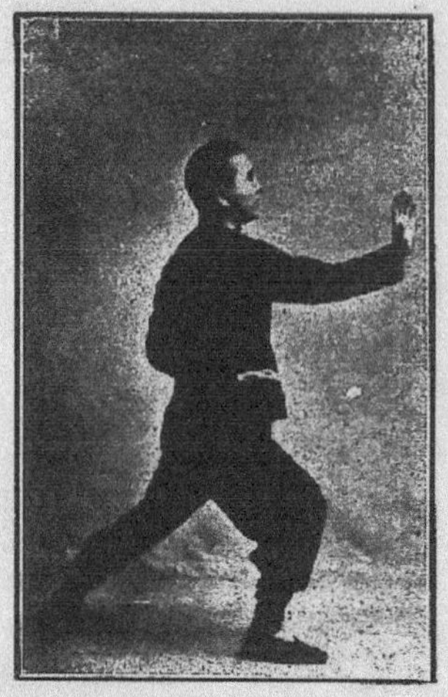

此式同前第四十三圖故不再贅述・

第三百七十七圖

第四式

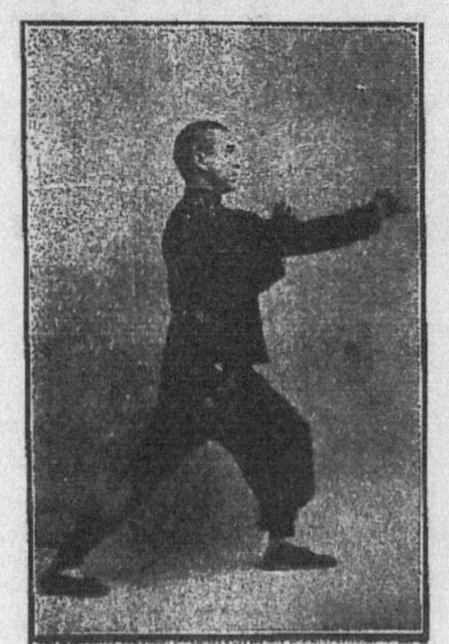

此式同前第四十四圖故不再贅述・

第三百七十八圖

如封似閉第一式

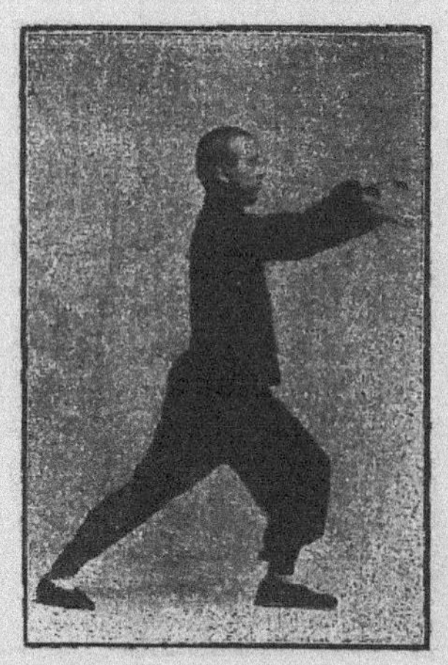

此式同前第四十五圖故不再贅述。

第三百七十九圖

第二式

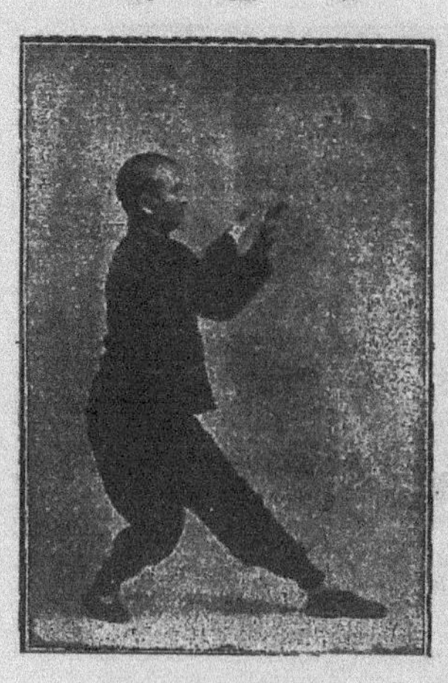

此式同前第四十六圖故不再贅述。

第三百八十圖

第三式

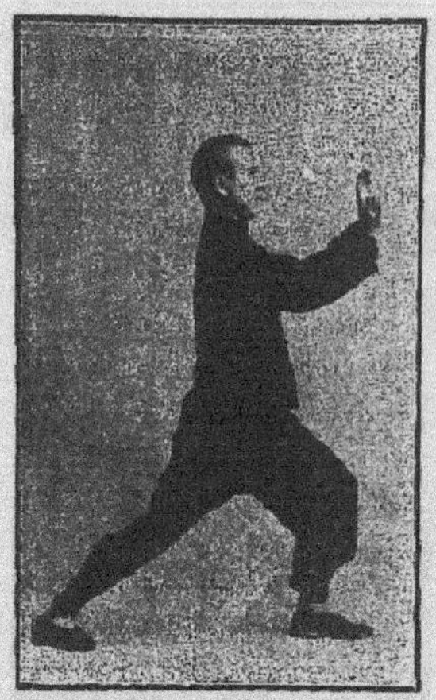

此式同前第四十七圖故不再贅述。

第三百八十一圖

十字手第一式

此式同前第四十五圖故不再贅述。

第三百八十二圖

第二式

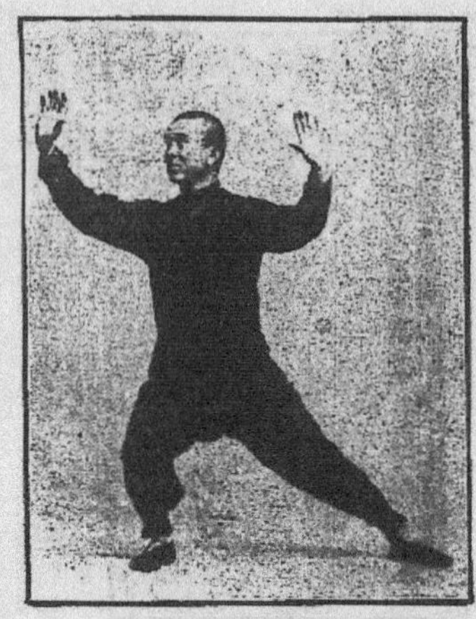

此式同前第四十九圖故不再贅述。

第三百八十四圖

第四式

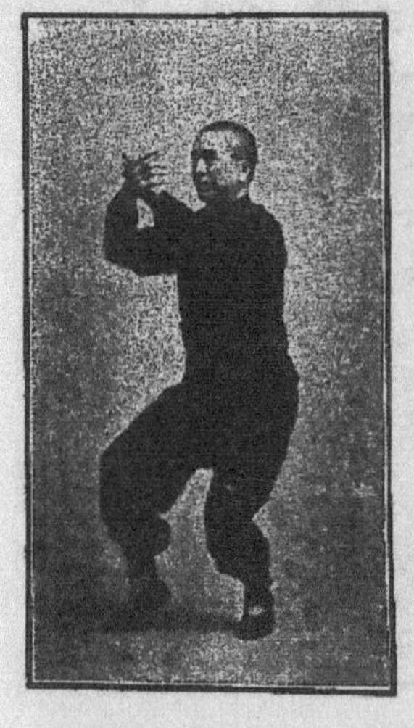

此式同前第五十一圖故不再贅述。

第三百八十三圖

第三式

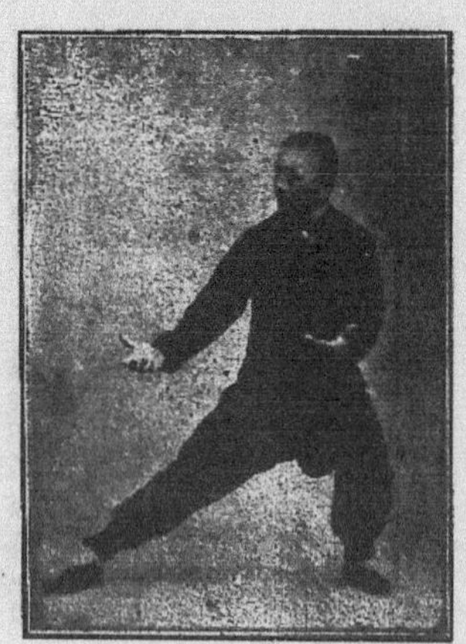

此式同前第五十圖故不再贅述。

一百三十八

第三百八十五圖

合太極

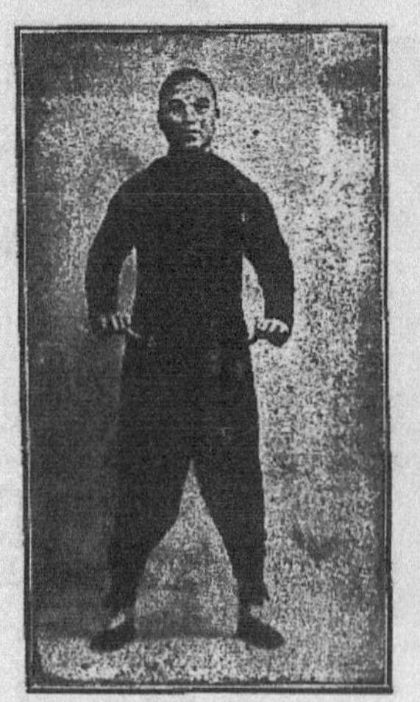

此式同前第三圖故不再贅述。

以上所列各式，學者循序漸進，每日學之，至多不能過二三式，務求規矩悉合，不可貪多，初學之時，每式不能不斷，至學完後，漸求聯合一氣，所列注意十事，均須刻刻體驗，習之一二年，先天之力化盡，後天自然之內勁漸長，原譜所謂以心行氣，務令沉着，乃能收斂入骨，以神斂氣沉爲主，久之練氣入骨，則渾圓綿柔沉重堅剛，兼而有之，

推手

推手者，所以求其用也，他種拳術，雖亦有二人對手者，然不過十餘式，再多不過數十式耳，而來者其法不一，何能執定法以應之哉，太極推手，則有掤握擠按採挒肘靠八字，此八字所以練其身之圓活，二人黏連粘隨，周而復始，如渾天之球，斡旋不已，而經緯弧直之度，莫不全備，將此一身，練爲渾圓之一體，隨屈就伸，無不合宜，則物來順應，變化而無窮矣，此所謂萬法歸一，得其一而萬事矣，

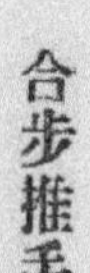

合步推手

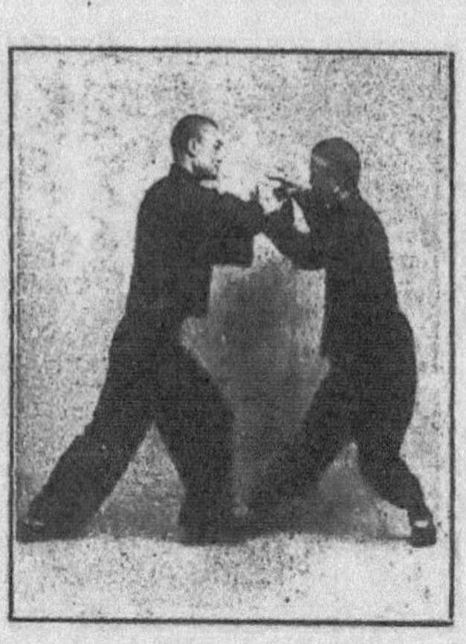

第二圖

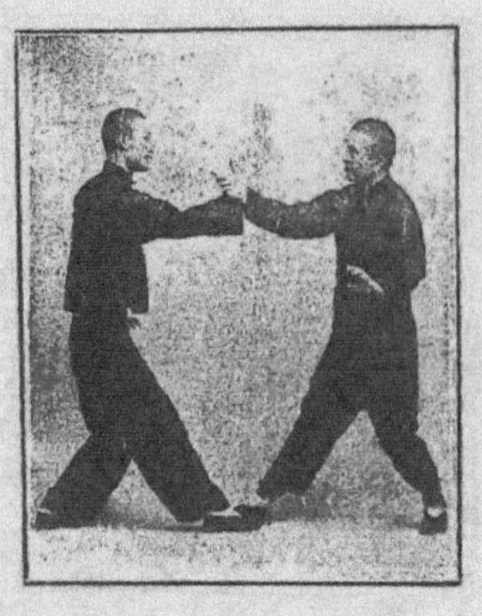

第一圖

甲乙二人對立，甲右足在前，左足在後，乙右足在前，左足在後，此爲合步推手。

甲左足，乙右足，要平行相對，甲右足，乙左足，其距離寬窄，則各人長短不同，未能拘定，總以身體前進後退，得機得勢，毫不覺費力爲度，甲乙各出右手，以手腕背相黏，此謂之掤，如推手第一圖（先出左手亦然）。

甲右手隨腰往回收，以左手腕黏於乙右手之肘處，亦同時往回攦，此謂之攦，如推手第二圖之甲，

乙被甲攦，則身傾於左方，似不得力，而乙之右手，隨甲攦之方向送去，以左手掌補於右肘灣處，向前擠去，此謂之擠，如第二圖之乙。

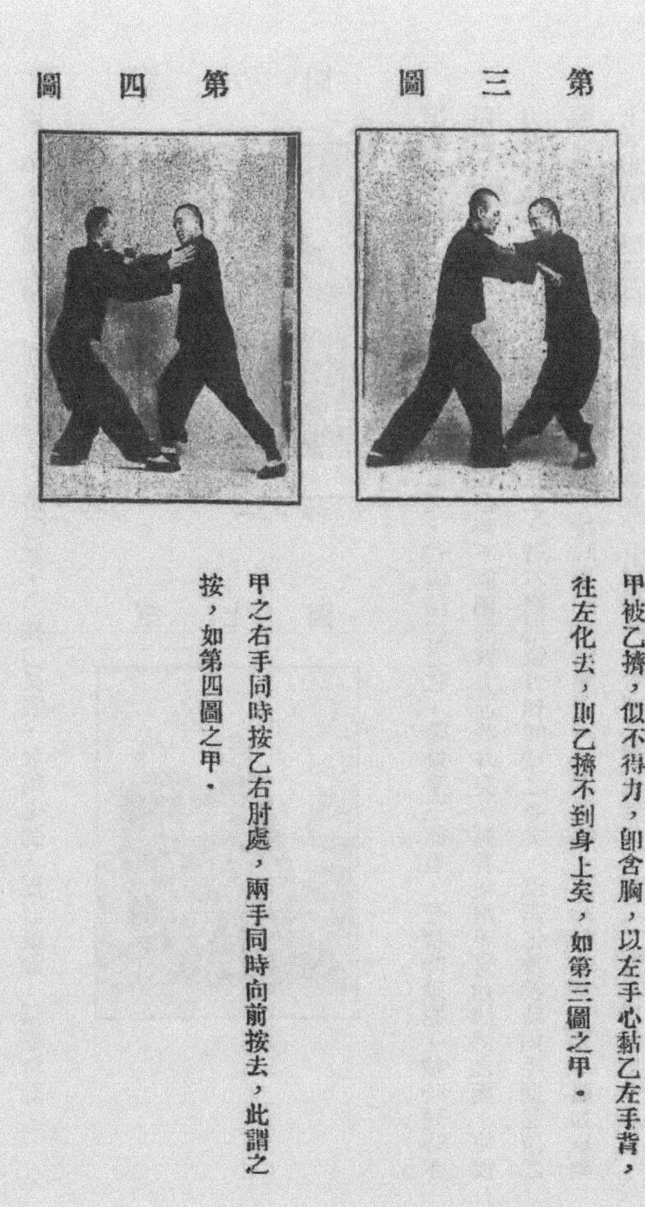

第三圖

第四圖

甲被乙擠，似不得力，即含胸，以左手心黏乙左手背，往左化去，則乙擠不到身上矣，如第三圖之甲。

甲之右手同時按乙右肘處，兩手同時向前按去，此謂之按，如第四圖之甲。

○乂被○按，似不得力，則仍以右手隨腰往後收回，以左腕黏甲右肘往回攌，如第四圖之乙・乙攌○擠，五圖未揷，如第六圖，○擠○掤，○按○乂攌，如第七圖，周而復始，循環無端，

第六圖

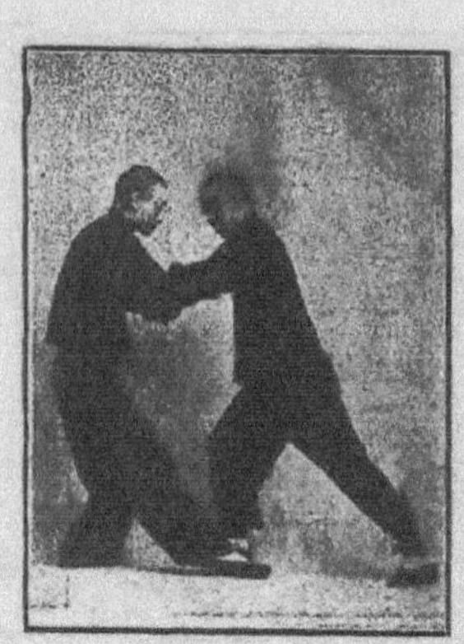

第七圖

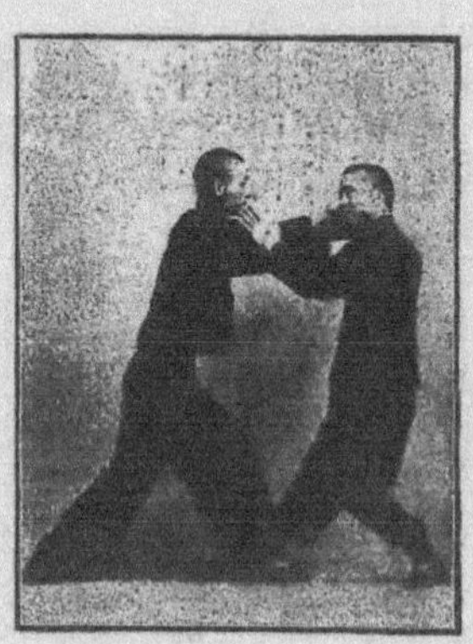

掤攌擠按掤字在前，如元亨利貞之元，仁義禮智之仁，蓋兼乎三德也，蓋擠時須掤，按時攌時亦須掤，掤者如手捧物之意，如擠按攌時不能掤則彼力近我身矣，掤者使兩手臂如圓體之面，使彼力在圓球上面，圓球一動則其力化去，若不掤則彼力到圓球之心矣，或謂化敵擠時兩手掤起謂之掤亦通，掤攌擠按，二人循環爲之，按時擠時坐前腿，不可太過膝，掤時攌時坐後腿，腰如車輪上下相隨，原論曰，掤攌擠按須認眞，上下相隨人難進，任他巨力來打我，牽動四兩撥千斤也・

換步

換步者，甲坐左腿進右步，乙坐右腿退左步，是之謂換步，反之，乙進左步，甲退右步亦可。

換手

換手者，甲被乙握時，不補擠而握回，乙即補擠手即換手也。

順步推手

順步推手者，甲左足在前，右足在後，乙右足在前，左足在後，謂之順步推手，均如合步推手相同，不必重述。

活步推手

活步推手者，甲乙二人對立，均左足在前，右手相粘，甲握乙，右步略騰起落下，左步退於右步之後，右步復退於左步之後；乙擠甲，左步略騰起落下，右步進於左步之前，左步復進於右步之前，甲掤乙按乙擠乙，左步略騰起落下，右步進於左步之前，左步復進於右步之前，乙掤甲握甲，右步略騰起落下，左步退於右步之後，右步復退於左步之後，乙叉掤甲按甲擠甲，步如前甲，甲叉掤乙握乙，步如前乙，二人往來練之，二人或換步或手，均可，活步推手，難以圖形表示之。

其擠按均與順步推手同，惟動步耳，以上推手，無論合步順步，進退步，均須時時練習，不可間斷，久之自能懂勁，敵意從何方而來，稍觸卽知矣。

大攦

大攦者，採挒肘靠四隅也，二人南北對立，甲向南，乙向北，俱左足在前，甲乙右手腕相黏，乙攦甲肘，乙右步向西南邁去，作騎馬式，右手攏甲腕，左手腕粘甲之肘，與小攦相同，甲左足向東南邁去，須與乙兩足成正三角形，右足卽向乙之襠內插進，正對乙之正面，右手往前鬆勁，左手扶於右肘灣內，眼神對乙之面，右肩卽靠於乙之胸前，甲卽不能立住而跌出矣。

第一圖

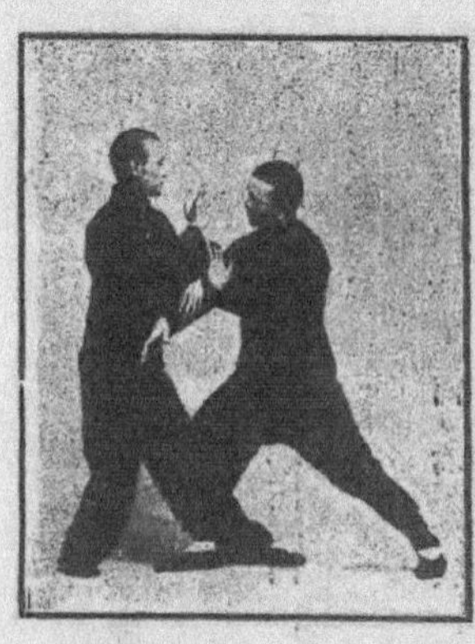

第二圖

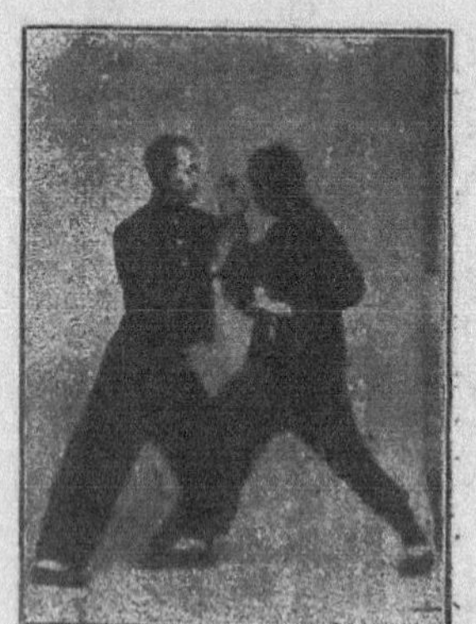

乙見甲至，即以左膊隨腰往下一沈，甲即不能靠入，以右手向甲面一閃，一閃即挒意。甲若不變，即被乙挒，或被乙膊擠出，故甲速以右腕接乙右腕，右足收至左足處，翻身，右足往東南邁去，左手攦乙之肘，形勢與乙第一次攦時相同，乙隨進左步，右步向甲膽內插進，靠入，如甲第一次靠相同，甲被乙靠，速以左手採住乙之左手背，速含胸，左足逃出於乙右足之前，乙如不變，甲兩手即可將乙按出，乙速以左手腕黏甲左手腕，右足收至左足處，以右手攦甲左肘，左足向西北邁去，甲速進右步，與乙兩足成正三角形，左足向乙膽內插進靠之，乙見甲至，以右膊隨腰往下一沈，甲即不能靠入，以左手向甲面上一閃，甲速以左手腕接乙左手腕，左足收至右足處，翻身，左足往東北邁去，右手攦乙之肘，乙隨進右步，左足向甲膽內插進靠入，此四隅俱全，若隨攦，或逃腿，或單手閃，均可隨意，如大攦四圖，第一圖甲攦乙靠，第二圖甲靠乙挒，第三圖乙靠甲閃手採逃腿，第四圖甲靠乙逃，腿雙手按，略備形式，甲乙轉換，或以乙爲甲，以甲爲乙均可，其應用之規矩，雖詳細說明，而其巧妙，仍非口傳心授不可。

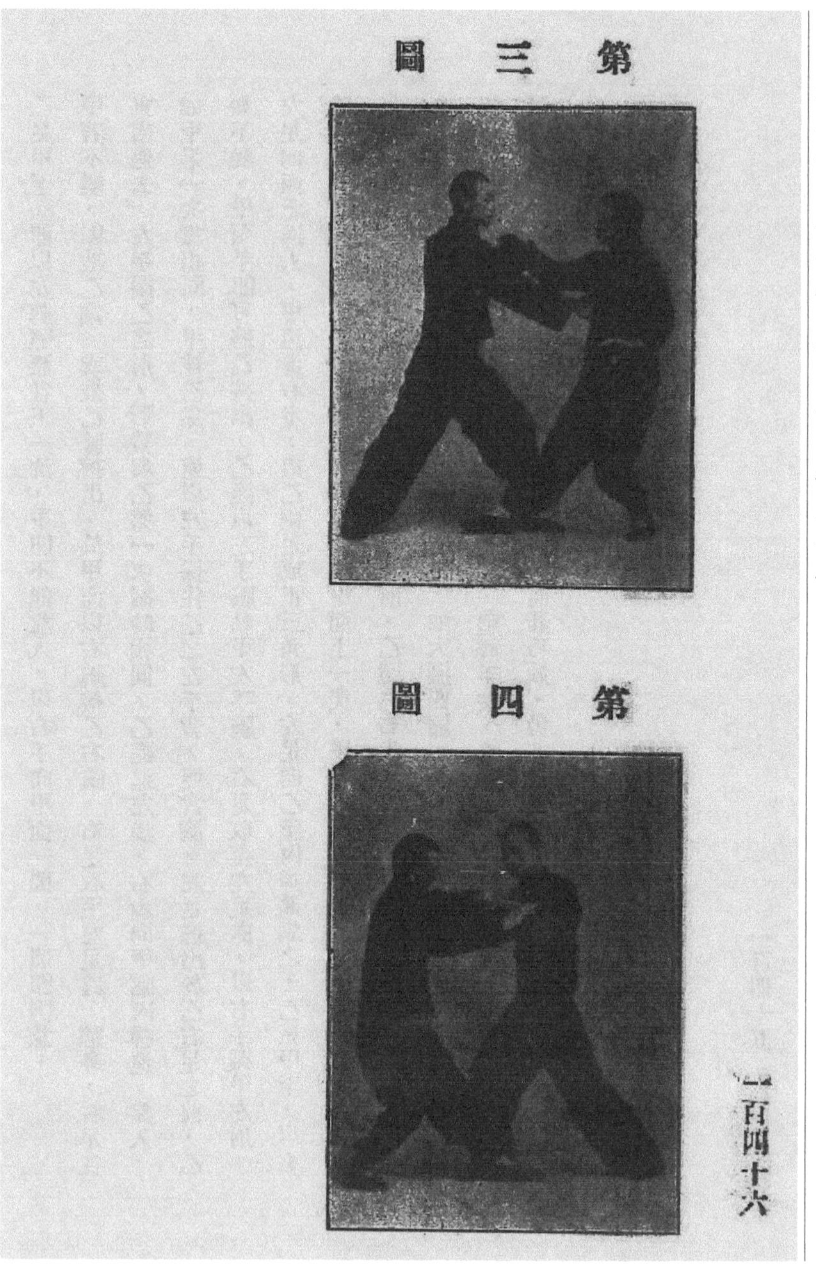

第三圖

第四圖

中華民國二十三年九月初版　太極拳全書

每冊實價洋

編著者　山左于化行

校正者　京兆王子章

印刷製版者　叔恭製版社
濟南西門大街
電話二五〇一

各省市各大書局代售

武當拳術秘訣

金一明 著

中華書局 民國十九年二月版

武當拳術秘訣

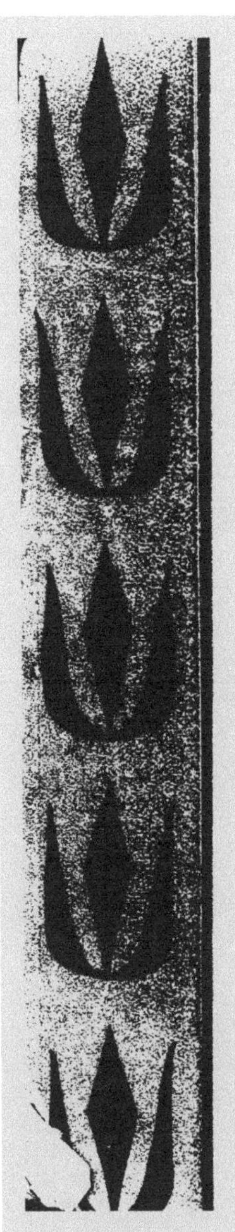

武當拳術秘訣

金一明 著

中華書局印行

武當拳術秘訣

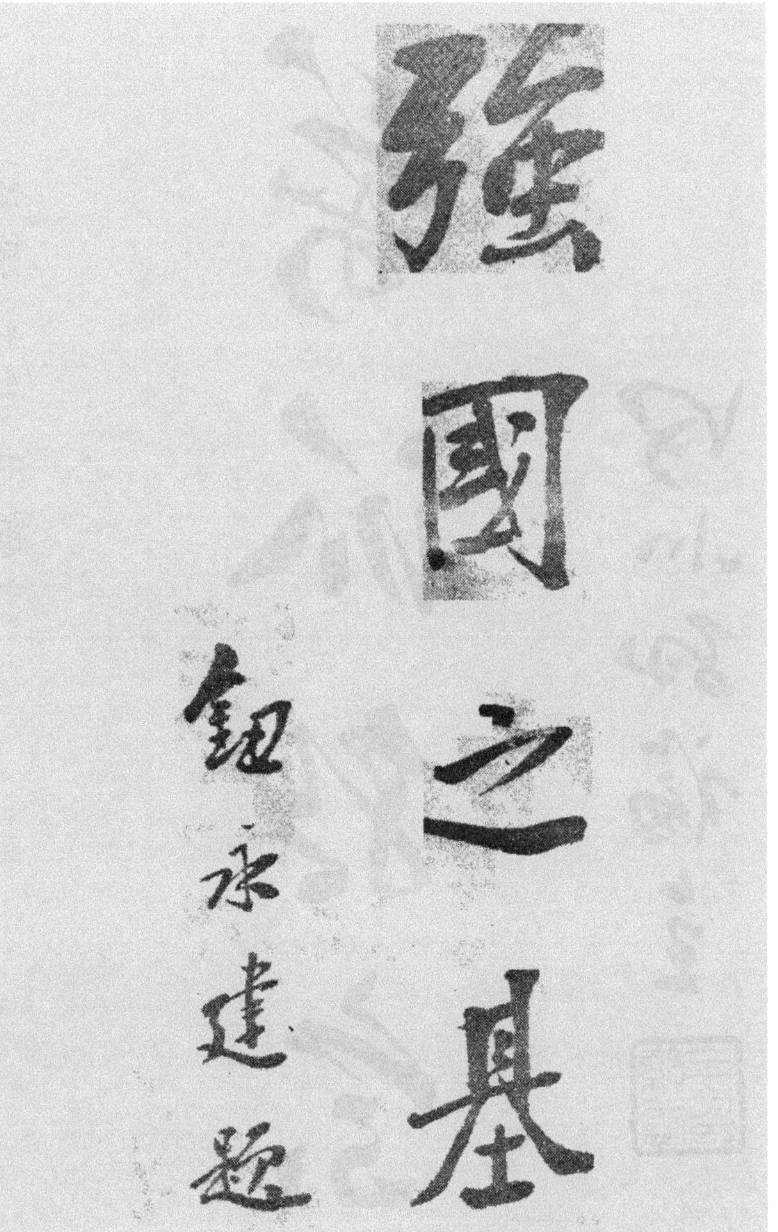
強國之基
鈕永建題

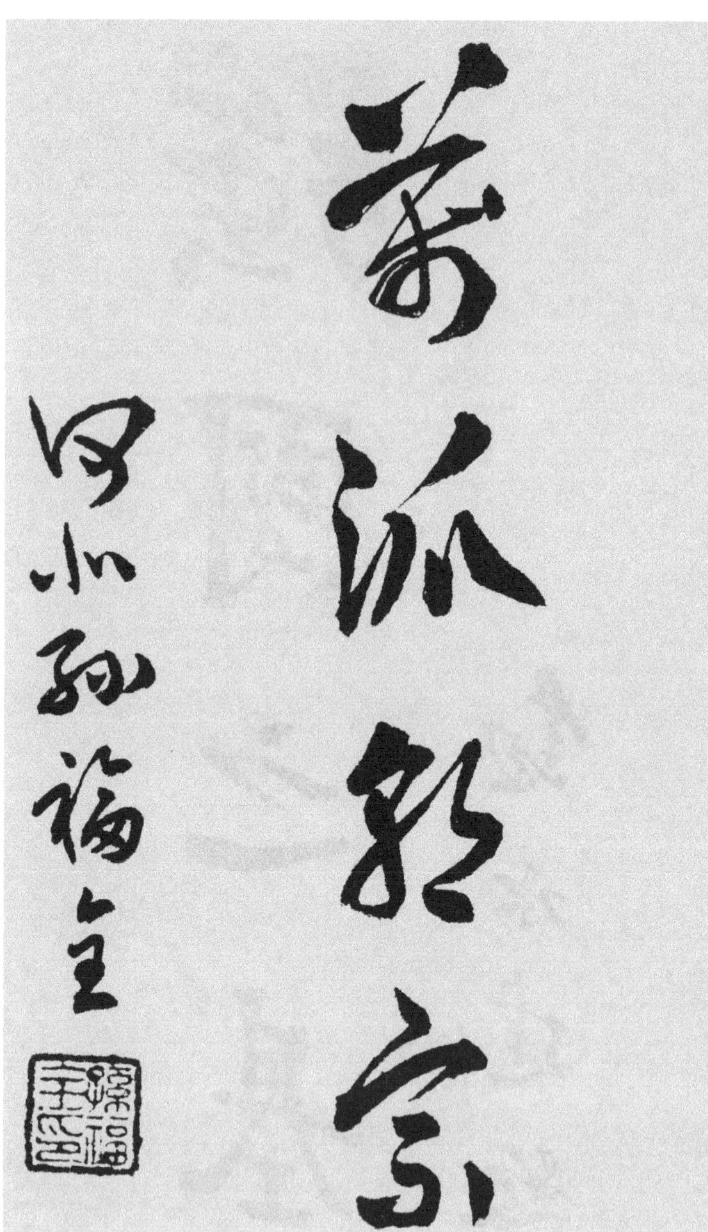
孫祿堂先生題字
萬派歸宗
同小弟福全

一明仁兄武當拳術玉影

（著者小影）

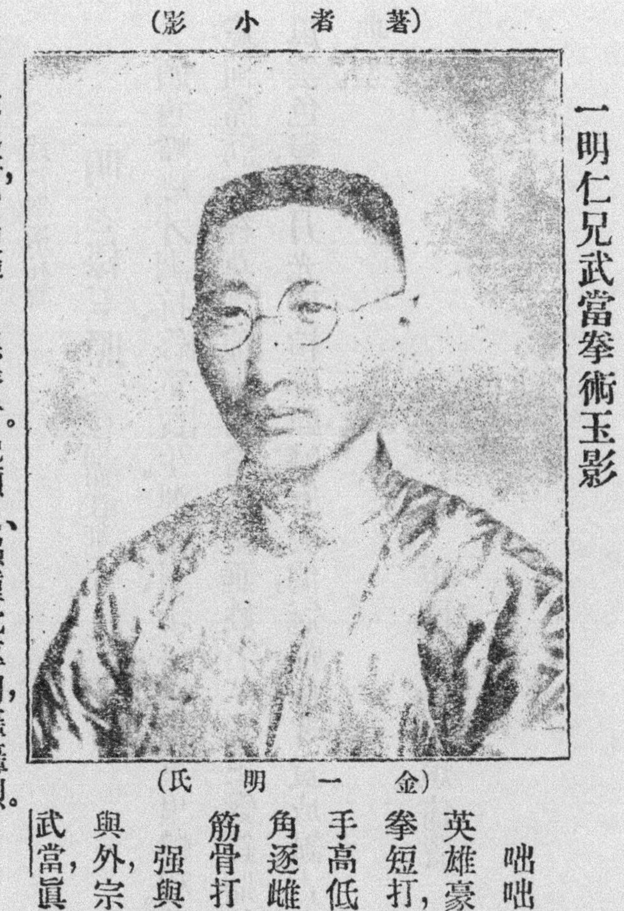

（金一明氏）

咄咄儒冠，誤多少、英雄豪傑。轉不若、長拳短打，軟摀硬跌。舉手高低門戶判，當場角逐雌雄決。把渾身、筋骨打熬成，堅如鐵。強與弱，勇和怯，內與外，宗派別。問三丰武當，眞傳秘訣。全賴先生除紙筆，指陳要旨焦唇舌。挽頹風、強種此專門，轟轟烈。

（右調寄滿江紅）

愚弟 郭仁卿拜題

著者小影

一

武當拳術秘訣　二

一明老棣玉照（平韻滿江紅）

頭角崢嶸，才調抗、終童賈生。渾不負、十年蛾術，萬里鵬程。欲請長纓賚武緯，誰虛前席訪文經，莫讓他、列宿繪雲臺，垂姓名。　圖史鑠，鐘鼎銘；歷元白，引丹青。甚風雲色變，日月光明。楦辟麒麟宜去僞，冠彈獬豸貴成誠。古今來、算只老成人，昭典型。

東園　吳承烜仲倚聲

編輯大意

一、本篇定名武當拳術秘訣。因拳術分內外二家：外家拳術秘訣，業經本局出版；而於內家武當拳術秘訣，獨付缺如。著者不敏，深爲抱憾。值茲國術昌明之際，遂於編著石頭拳術、（民國七年中華書局出版）及三義刀、與六通短打（大東書局出版）諸書後，復著此篇。

一、本篇首敘武當之發源，次敘張三丰之事跡，與內家拳之名稱，及其源流；兼述內外兩家拳法不同之點，相提並論。世之習武當拳術者，固不可不備此書。世之習少林拳術者，俾閱此書，亦可互資比例耳。

一、本篇將武當派之手法、打法、穴法、步法、及其鍛鍊之秘訣、繪圖別類，詳加解釋，旁諮博採，定其是非，固由著者研究拳術數十年之苦功而來，然若非留心編著，則本篇雖成，亦不敢出而問世。至於本篇內容，金玉泥沙，一爐共冶，雖知不免東鱗西爪之識，而索奧探源，發揚精義，自信尚非率爾操觚者，所可同日而語也。

武當拳術秘訣　四

一、本篇詳述內家六路拳與十段錦之詮解，以及收徒五戒，拳家八反之眞詣，與練拳秘訣，拳術總論，序其大要，擇其精英，總期閱之能知其方，習之能得其法，手此一篇，不致悞入歧途，轉可得其捷徑；更不須習技於江湖術士，致生問道於盲之弊也。

郭序

嗚呼！運籌帷幄，固能決勝疆場，鍛鍊身腰，亦足振興國脈。班超投筆，未必無練習工夫；祖逖着鞭，亦必賴精神振作。楚霸王、拔山舉鼎，雖云天武神威；達摩祖、精勁神功，要亦凝神煉氣。此吾友一明金子，武當拳術一書之所由作也。一明金子，吾揚望族，邗水世家。毛錐簡札，果然戎馬書生；裙屐翩翩，不愧英雄兒女。花拳繡腿，早受業於名師，巧打神拿，亦遍訪諸好友。長拳短肘，要皆信手拈來；運氣提工，無不隨心所欲。是以造詣功深，得秘訣於少林；精華萃集，復闡揚夫武當。本三丰之要訣，爲內家之正宗。虎蹲猿躍，鶴落鷹揚。點法貴乎探爪，步法重在跕樁。既有趕打等打之分，復有生門死門之別。內家之字訣，等於西洋之拚音；武當之秘傳，宛似中文之勾劃。其中奥妙，無不講求。苟非一明先生之研究有年，何以發其精而撮其要，卽其淺而言其深哉？而況黨國多艱，列强環伺，若不於拳術功夫加意探索，欲吾種族之强盛難矣。是書告成，梓而出之，蓋亦强吾種族之工具也。是爲序。

民國十七年冬月中旬江都郭慶謹序。

趙序

僕少遊學武昌，壯及豫皖各省，遍訪技擊名家，所見不過江湖賣技者流，或有傳技於鄉曲之教師。而所挾之技，有具內功而無手術，有精手術而無內功，或擅一指一足之長，頗不乏人。求其通於武當少林兩派之源流，及內外功之奥妙者，不啻晨星落落矣。今季隨軍來揚，適該地國術館開會成立，會場中有金一明先生其人者，手持武當拳術秘訣著本一部，僕索而觀之。細探內幕，係少林與武當秘訣之異同，而煅煉心身之法尤其完備。嗟乎！先生奇矣哉！考吾國自漢唐以來，多偏重文藝而輕武略，而釋家所傳之少林技，道家所傳之武當術，習之者，間於綠林海洋盜寇以爲强暴刦掠之資。卽或有一二人精斯道者，常挾技以自寶，尤不肯以其眞諦傳人，致斯道之湮沉，幾如廣陵散之音絕人間矣。吾嘗聞羅素有云：法律之起源，是起於人類之互相仇視；國家之成立，是成立於人類之生存競爭。蓋民族不强盛，則不能生存；無競爭則無進化，斯定理也。若僅以奄奄無生氣之國民，則國將不國，安冀其能享自由平等之幸福哉？先生是書，非强國保種之良方歟？僕因有感，并爲之序。

大中華民國十八年元月中旬，祁陽趙海屛，序於維揚軍次。

張序

古今來，一名一物，一技一藝，創始者，苦心孤詣，殆不知幾費艱辛，幾經磨勵，而後得專門名家之譽。然不經博雅淹通之士，揭其奧旨，闡其眞源，未必能流傳百世，爲後學之模範。昔人所謂『莫爲之後，雖盛不傳』者此也。中國之有拳術，由來久矣。其最著者爲外家拳內家拳，外家創始於達摩，內家創始於張三丰。世之談技擊者，皆奉之爲鼻祖。然羨之慕之者雖多，而其中之秘訣，能了然於心者，則百無一二也。若不分門別類，闡發無遺，不足以紹眞傳而餉後進。少林拳術秘訣出版，已非一日；惟武當拳術秘訣，尚付闕如。余友金君一明，感爭端之日啟，冀我武之惟揚，不憚縷析條分，悉心研究，本一己之心得，以貢諸當代。其於練手、練步、點穴、打法、以及詮解、總論，無不詳細述及。內家之優美，至此嘆觀止矣。金君錦心繡口，咳吐珠玉，文學既爲吾揚之冠，而注重武技，鍛鍊體魄，尤覺神采奕奕，足與豪傑相頡頏。今著是書，悉本於平日之身體力行，非率爾操觚者可比。嗟乎！處此武裝和平時代，非精於武技者，不足以圖生存。故近年各省學校，皆添設拳術一科。我國青年，苟再得是書而誦習之，俾手眼身步，各盡其妙，運氣功而練筋骨，於體育大有裨益。然後嘆拳術爲自强之基礎，世之習拳術，恃勇力，作私人之奮鬬者，蓋亦誤矣。

中華民國十八年元旦日，江都張嘉樹序。

題一明先生武當拳秘訣七古

昔有華陀大羅仙，戲究五禽可延年；達摩亦欲强軀殼，復化五禽爲五拳；授徒嵩山少林寺，技遍南北衍綿綿。降及宋代張三丰，參透三昧養先天，練氣不假呼吸力，練力卻能柔克堅。授徒武當樹門戶，兩派相爭數百年。誰知胡虜主中夏，防我民族灰復燃，傳檄海內搜壯士，斯道從此等浮烟。而今欲訪兩家技，麟角鳳毛幾失傳。偏有維揚一明子，獨抱眞璞著宏篇，搜羅今古名家術，秘密妙諦深入玄。吁嗟乎！先生奇才世有幾，畢生雄風遍都市。儂今讀之心膽壯，拈毫成句欽未已。

祁陽陳玉俟女士作於邗江軍次。

作者引言

今世談技擊之術者，曰：內家拳，出自武當派，宋之張三丰，是其始祖也。曰：外家拳，出自少林派，達摩禪師，是其始祖也。余謂技擊之術，吾國自古有之，不僅自武當少林始，特武當少林集技擊之大成耳。詩云：『無拳無勇，職爲亂階』。是古時卽有武技一證。管子云：『於子之屬，有拳勇股肱之力，秀出於衆者，有則以告。』是提倡武技者一證。孔子敎人寓射於六藝，是注重武技者又一證。又荀子云：『

齊人隆技擊。』又漢書齊愍以技擊強。他若太史公游俠傳漢書方技傳等書，皆吾國自古卽有技擊之明證也。溯而上之，余謂有人類卽有技擊。上古之時，獸蹄鳥跡之道，交於中國，苟無技擊，人類亦不能生存。故技擊者，人類爭存之本能也。謂有人類，卽有技擊之術也可。謂技擊者，人類爭存之秘方也，亦無不可。其源流淵邃，難以考求。然近世學者，喜談內外家，其於內外家之源流秘訣，每多數典忘祖之譏。少林拳術秘訣，業經印行，世間多有知者。獨於武當拳術秘訣，知者尚鮮。著者不敏，用敢掇拾羣言，闡揚內家眞諦，兼及兩派不同之點，自知蠡測管窺，不足垂爲定論，尚祈海內方家指而教之，則幸甚矣！

大中華民國十七年，冬十月中旬，揚州金一明謹識。

武當拳術秘訣目次

武當拳術秘訣

江都金一明著

一 武當之發源

武當、山名，在今湖北均縣西南一百里，爲巴山東出之支脈。巴山屬中崑崙山脈之南支。又武當縣名，秦漢因山置縣，其故城地址在均縣之北。隋時改爲均州。清屬襄陽府轄，現稱均縣。

武當山，又名太和山，又曰仙室。荆州圖副記其峯最高者，曰天柱，昔眞武曾棲止修煉於此。後人謂非元武不足以當之，更名武當。明嘉靖間，賜名元嶽。周圍八百餘里，爲峯二十七，巖三十六，其秀峯曰參嶺。因其幽秀，故道術之士踵往修煉，相繼不絕，其名遂益著。

二 宋之張三丰

寧波府志載：張三丰亦作張三峯，宋之技擊家，本武當丹士，徽宗召之，道梗不

「前，夜夢神授拳法，厥明，以單丁殺賊百餘，遂以絕技名於世。後傳其術於四明。明嘉靖時有張松溪者，最著名，所謂內家拳也。其法主於禦敵，非遇困厄不發，發則所當必靡。閱此應知張三丰，爲宋之技擊家。因修煉於武當，故世傳有武當派之名稱。其夜夢神授拳法，係借神道以設教，使得傳其術。至明嘉靖時張松溪傳其術，其名益顯。張三丰非明嘉靖時人，當更無絲毫疑議。乃今之談內家拳者，每謂張三丰爲明朝人，是不可不加研究，用備參考也。

三　明之張三丰

明史載：張三丰遼東懿州人，名全一，一名君實，三丰其號也。以其不飾邊幅，又號張邋遢。頎而偉，龜形鶴骨，大耳圓目，鬚髯如戟。寒暑惟一衲一蓑，所啖升斗輒盡，或數日一食，或數月不食，書過目不忘，游處無恆。或云：能一日千里。善嬉諧，旁若無人。嘗遊武當諸巖壑，語人此山異日必大興。時五龍南巖紫霄俱燬於兵，三丰與徒去荊榛，闢瓦礫，創草廬居之。已而舍去。太祖聞其名，洪武二十四年，遣使覔之，不得。後居寶鷄之金臺觀。一日、自言當死，留頌而逝，縣人具棺殮之，及葬，聞棺內有聲，啟視，則復活。乃游四川，見蜀獻王，復入武當，歷襄漢，踪跡益奇幻。永樂中成祖遣給事中胡濙，偕內侍朱祥，賫璽書香幣往訪，遍歷荒徼，積數年不遇。乃命工部侍郎郭璡，隆平侯張信等，督丁夫三十餘萬人，大營武當宮觀，費以百萬計。既成，賜名太和太岳山，設官鑄印以守，竟符三丰言。或言三丰金時人，元初、與劉秉忠同師，後學道於鹿邑之上淸宮。然皆不可考。天順三年，英宗賜誥贈爲通微顯化眞人，終莫測其存否也。

徵異錄則謂張邋遢，名君寶，字鉉一，別字玄玄，遼東懿州人，張仲安第五子也。丰姿魁偉，龜形鶴骨，大耳圓目，鬚髯如戟，頂作一髻，自號保和容忍三丰子。手執刀尺，寒暑惟衣一衲，或處窮寂，或游市口，浩浩自如，旁若無人。有問之者，終日不答一語，及與論三教經書，則吐辭滾滾，皆本道德忠孝。每遇事，輒先知，或兩月始一食，然登山如飛；或隆冬臥雪中，齁鼾如雷；時人咸異之，因呼爲張邋遢。元末、居寶鷄金臺觀，嘗一日辭世而逝，從者爲棺殮，及窆，發視之，復生。乃入蜀，抵秦，游襄鄂，往來長安，歷隴岷甘肅。洪武初入武當，登天柱峯，徧歷名勝，使弟子邱元靖住五龍，盧秋雲往南巖，劉古泉楊善登往紫霄，乃自結草廬於展旗峯北，曰遇眞宮，草菴於土城，曰會仙館，令弟子周眞傳守之。洪武庚午，拂袖長往，不知所之。明年、太祖遣三山道士請造朝，了不可見，或云住青州雲門洞。永樂初遣給事中胡濙指揮使楊永吉等物色之，不得。十年二月成祖爲書詔道士元虛子，往武當，於玄玄舊遊處建道場，焚書冀有聞焉；不獲，仍御製詩賜之，有『若遇眞仙張有道，爲言竚踪長相思』之句。天順末，或隱或現，上聞之，封爲眞人。後往來鳴鶴山，半載、不知所終。

綜觀以上記載，若謂明之張三丰，即是宋之張三丰，前後即是一人，原無不可。然按諸史書記年，由宋徽宗至明成祖時，相距約三百二三十年；若張三丰果係一人，則其年齡當有三百餘歲。清徽歙汪錫齡著三丰本傳，謂其降生於元定丁末。張三丰嘗自言：『吾之名號多與古今人同，知之卽改，於心乃安。又延祐初，余年六十七歲』。逆而數之，適在元定宗之初年，宋理宗之淳祐年也。是元運北起，三丰生遼東入元之版，世稱三丰爲元末明初人而不知爲宋末元初人也。雖然，仍非徽宗時之張三丰。考諸宋史，理宗在位四十年，溯而上之，寧宗在位三十年，光宗五年，高宗三十六年，欽宗二年，徽宗二十六年，是由徽宗至理宗朝，不連徽理在位年數計算，其間尚距七十三年，雖欲稱其明之張三丰，卽是宋之張三丰，仍不可得。况乎歷覩張三丰全書，僅載其爲道學之顯跡，毫無拳術上之片言隻字。他如萬姓統譜則謂張三丰經書一覽卽成誦，洪武二十六年九月二十日辭世，民人楊軌山等殮之復生。淮南雜記則謂爲龍虎後裔，是所稱三丰者，均以道學鳴於世，未嘗以拳術聞也。

王漁洋先生云：『拳勇之技，少林爲外家，武當張三丰爲內家，三丰之後，有關中人王宗傳溫州陳州同，州同爲明嘉靖間人，故今兩家之傳，盛於浙東。順治中，王來咸，字征南，其最著者，靳人也。』又云：『征南之徒，又有僧耳僧尾，二者皆僧也。』是拳術武當派見於野史之可考者。惟未言及張三丰爲何時人，閱者憾之。至於宋明之兩張三丰，是一是二？著者不敏，仍未敢加以武斷之辭，僅就所知，述其歷略如此。願與海內同好者，共同公判焉！

四　內家拳之名稱

技擊之術，至今漸已昌明，無知之士，妄言家數，每有擅一技之長者，輒侃侃而言曰：吾內家拳也。或擅一拳之能，亦炫燿以欺人曰：吾外家拳也。若詢其何謂內家，何謂外家？甚至有謂內家專於內功，外家專於外功；更有謂內家不能勝外家；又有內家以柔勝，外家以剛勝。是直目內家爲軟功，外家爲硬功矣。噫！言者諄諄，聽者齒冷，吾道不傳，若長此不辯，此種光怪陸離之言論，一悞再悞，互相傳播，貽識大方，不知伊於何底！爰將內外之名稱合並述之如下：

莊子云：『彼遊於方之外者。』故釋子稱曰方外，是爲外家名義之始。故沙門弟子欲與俗人有所區別，嘗稱原有之家曰俗家，稱剃度之所曰外家，故少林派世稱爲外家拳。至於內家二字，本指宮人之稱，猶言內府內侍也。張三丰欲另樹一幟，以示與少林有所區別，故自稱其拳曰內家拳。

閱此當知命名之義，並非內家專精內功，外家專精外功明矣。余推求其命名之義，已非朝夕，檢閱歷代史籍，獨於技擊一門，鮮有紀載；間有稗官野史，稍有著錄，亦不過存十百於千一，僅見管豹之一斑耳。是以欲闡揚其秘訣，更戛戛乎其難矣。

五　內家與外家不同之點

同爲一拳，何以有內外家之分？豈內外家亦有不同點歟？曰然。蓋外家之有拳術也，本非用爲殺人禦敵之用，緣因佛氏之禪功，喜靜而不喜動，每有因趺坐參禪，因之精神疲敗，萎靡不振者。佛法雖外乎軀殼，苟欲其靈魂與軀殼相離，而至出定入定神化之境，亦非先修強身之道不可。軀殼強而後靈魂易悟，故於禪功而外，每有取鶴鹿之神情，而爲練習拳功之姿勢；取其一靜一動，一陰一陽，剛柔相濟，相輔而行，迴環運用，有相尅相生之效，以補禪功之不足，而促成明心見性之功能。此爲少林有拳術之眞理。是以其術不易輕傳俗人，非沙門釋子，不能參透其中三昧，故爲世人所嫉視。

自魏晉以降，唐宋以來，朝代變更，其間緇衣者流，奔走十方，遂變佛門鍛鍊體魄之禪功，而爲戰鬬防身之預備。其間忠臣義士，大奸巨猾，出入空門，更不知凡幾。世雖稍稍知其術，然諱莫如深。斯時張三丰應運而生，秉天賦之偉姿，過人之智識，慨其術之不能見用於世，而反見嫉於人，遂加以研精，再變其戰鬬防身之秘法，而爲主于禦敵之秘訣，授術收徒，著述謄抄，公諸天下，其派遂大興。然求之今日，其謄抄之秘訣，已如吉光片羽，不可多得。今祇得窺其一斑，先將内外家不同之點，謹識於下：其術容再詳述之。

甲　外家拳　少林派，以調呼吸，練百骸，進退敏捷，剛柔相濟爲主。

乙　內家拳

武當派，以強筋骨，運氣功，靜以制動，犯則立仆爲主。

六　武當派之源流

武當脫胎於少林　少林派，以五拳爲精髓，以十八式爲骨絡。張三丰始學拳術於少林派，既得其精微奧詣，復從而翻之，變十八式爲十八字，變五拳之形式而爲十段錦之長拳；統納五拳十八式，及十八字之精義於十段錦之中。故學內家者，得其一二，已足勝少林。然亦非內家有所領悟不可。苟工夫欠缺，僅知皮毛，則又當別論。張三丰傳關中王宗，王宗傳陳州同。分支江浙者，有張松溪，單思南——單思南獨得其全。思南傳於王征南，王征南傳於黃百家。黃百家既得其眞傳，復將其秘傳歌訣，詮加注釋，以備遺忘。於是內家拳遂傳於世。然滿清末葉，戰鬬之術，日新月異，鎗炮興而拳術廢；加以義和團之後，重文輕武，幾目拳術家爲拳匪。制藝求才，文人士子，埋頭窗下，每無病而作呻吟；走卒傖夫，習技無多，輒因此而獲咎戾。座中有言及拳技者，聞者幾如談虎變色。故其內家拳一書，抄本亦成廣陵散矣。著者於拳術一道，留心有年，於民國四年，曾與鄭子粹亞同著石頭拳，其後復著三義刀及六通短打等書。於內家拳亦略知梗概，爰將其秘訣公諸世人，俾資考據。

七　練手之法

練手之法，武當派本有三十五字：曰斫、曰砍、曰科、曰磕、曰靠、曰擄、曰逼、曰抹、曰芟、曰敲、曰搖、曰擺、曰撒、曰鐮、曰攉、曰兜、曰搭、曰剪、曰分、曰挑、曰綰、曰衝、曰鉤、曰勒、曰耀、曰兌、曰換、曰括、曰起、曰倒、曰壓、曰發、曰插、曰削、曰鈎。後有更爲十八字者，變煩爲簡。十八字者何？曰殘、曰推、曰援、曰奪、曰牽、曰捺、曰逼、曰吸、曰貼、曰攔、曰圈、曰插、曰拋、曰托、曰撩、曰撒、曰呑、曰吐，共十八字。訣曰：此手精奇，不用猛力，文人弱士，皆可學習。總究其理，十八字勢，按上中下，左右進取。上中宜緊，下部曲膝，舉身立脚，切勿用力，直由子午，後曲前直，如十八字，各隨所宜。殘推援奪，牽捺逼吸，拋托擦撒，隨手順意。逼捺隨轉，借彼勢力，手到其胸，急推莫遲。攔不與鬭，貼跌更奇，彼來兇勇，圈插敵之。以柔克剛，以疾克遲，以靜待動，以曲取直。任彼千變，我心則一。身正貌柔意捷氣吸，性靜情逸，目定神恬，進生退死，畏懼不得。入門手法，緊直來身，千鈞以捺，緊抑手從，足進肩隨。其中奧妙，瀟灑脫離，來有蹤影，去無形跡。後其所發，先其所至，字字循環，一能克十。一字不精，難以云成。視之如婦，奪之如虎，謹防跌失，方無差誤。勤演熟習，護身有益，姦匪不授，切記勿違。

八　字訣全解

拳術者，殺人之方法也。汝苟與人攙手，（即交手之意也）汝不傷人，人即傷汝，故出手不能不辣。攙手時，須制人而不制於人，故其心不能不忍。是以秘訣十八字，起首一字，即用殘字，即指明拳術爲殘忍之法門。拳術家必先具有殘忍人之心理，練有殘忍人之手法，施用於殘忍適當之時機，而後使得揚名於後世。然殘之一字，不僅如上述之意義，試爲詳言用法：殘字者，以吾手緊直，探其虛實之來，即以推字粘應，暗用疾字緊推，則無有不去也。援字者，及演吾手活潑，效猿猴之捷動，倘彼手未落，卽用此手以援救之，迎其未來，以奪者搶也，奪其來力，爲吾手之用也。牽者、帶也，乃彼强我弱，手交卽牽，使彼立止不定，借彼勢力，爲吾伸縮之用也。捺者、按也，乃須吾手練熟一股沉重活動之力，至于堅緊穩熟，跟彼方向，沉按不離，爲吾得展施之用也。逼者、閉也，閉其身强力大，佔彼半步，使其變實爲虛，俾吾得展勢之用也。吸者、縮也，縮進吾身，全在順手一點之功。貼者、粘也，出手卽粘，貫手去緊疾之至。擸者、掇也，彼上部勇猛，妙不與鬬，卽變此手克之。圈者、順也，與吸相連而用。插者、竪也，以吾之實，能取彼之實也。抛者、丢也，驚彼慌張，爲吾靜逸之用也。托者、幫也，有輔佐諸字之功。擦者、近也，手滯在何處，用勁近推之之意。撤者、擋也，週身練熟，取其力猛，穩撤疾推，相連運用甚速也。於中呑吐，更須練熟，其功浩大，用出使彼莫測，其十八字義如此。最重要者，尤須時時練習，默喻其順逆迴環，遠近展施，宜週而復始，循環莫間，使筋直勁緊，骨節合縫，不至灣曲軟弱。種種既明，然後與人交手，彼手一動，吾照勢用字，遇手破手，游刃有餘；直如單刀直入，摧枯拉朽，無不迎刃而解，皆字之功用也。

九　字訣分解

十八字讀之寥寥，用之甚廣。蓋明雖十八字，而其中變化無窮，玄機莫測，不僅用之於手法中推而用之，如身步肘腿，或掌或足，均可由手法中舉一反三，熟而明之。換言之，內家拳之十八字者，即中國字典中字之一撇一捺也。例如英文中之也比西底二十六字母然。學英文必先熟習二十六字母，然後方知拚音拚字之法。習內家拳，猶之習英文彷彿，亦必先將十八字母練熟，然後進而學整路長拳，則信手拈來，或推或援，或牽或捺，皆挑格分清，熟於辨別，——原因套拳由於字訣拚鬬而來——否則未練字訣，驟學套拳，是直等於僅能英語，不懂文法之人，拳路雖有，不能道其拳理，與目不識丁者，又何異也。茲將十八字之秘訣分解於下：

（1）殘字眞理　　殘者、毀也，是欲發手而殘毀敵人之意，故用於十八字之首。然不僅此意義，此手發出，變化多端，開始之勢，最爲重要。週身俱要軟活，切不可全用實力。全用實力，則難于變換，所謂舉手一推。盼彼心胸，勿怯勿怕，勢如游龍。脚宜不八不丁，手宜逢虛不發，眼須四面瞻顧，耳須八方皆聽。此爲殘字之定勢，亦拳家變化之始也。訣曰：

右手須從腿邊起，發來似箭引如弓，左手防身兼帶援，細心潑膽進推功。

（2）推字眞理　推字本意，推之使遠離，排去之意也。拳術中則謂推者探也，惟推之功最大。其餘字字分門，獨賴推字爲之循環運用耳。學者欲明此中之眞理，非至神明變化之境，不能言其奧妙。換言之，此中虛實，不可捉摸，故亦稱曰摽手。此手出時，疾速緊粘，捺撒相連，施展得力，全在小掌。肩要消，膝要緊，步穩而不闊，闊則難變，謹防跌失。來勢若虛，粘之則實。訣曰：

發手未粘切莫吐，若已一粘卽用推。消肩直腕龍伸爪，進步探身勢展開。

（3）援字眞理　援者，救也。拳法有進退之分，亦有防攻之別。進步防其內門披攔截砍，退步變吾邊門，隨意發揮。然有時來勢猛勇，迅雷急電，不及換勢，卽變援手以救之。若彼將右手托開，走邊門往後，用老猿攏肩，黃鶯抓肚勢，則須隨風進步，左手再援，近身發手，隱緊擦掇，疾推擊之。訣曰：

手抵其胸前，內來急變援；隨風跟進足，疾吐莫遲延。

（4）奪字眞理　奪者、强也。此手與援字相似。倘遇外門披攔截砍，雙手擒拿，卽變此手以强取之。吾一轉勢，發手急去，隱緊擦掇，疾推擊之。訣曰：

奪字猛如風，迎門照架衝；迴身勢莫奪，分推氣更雄。

（5）牽字眞理　牽者、挽也。引之使前之意。又順也，帶也，順其來勢，引之使前傾；或其勢勇猛，順帶用牽，使其立止不定。總期以借彼勢力，爲吾伸縮之用，左右咸宜。但自椿必須立穩，腰帶吸字，隱緊擦掇，疾推擊之。訣曰：

任君發手向前衝，順帶牽來羊狗同，借勢其中還借力，卽以其道制其躬。

（6）捺字眞理　捺者、按也。此手須練熟一股沉重活動之力，至於堅緊穩熟，跟彼方而，沉按不離，雖是交手，亦不離其身。彼左亦左，彼右亦右，就其動虛之際，進前一步。隱撤推出，甚神速也。訣曰：

捺字原與拍字連，披攔按托意沉然，未粘粘處分虛實，個裏玄機在兩肩。

（7）逼字眞理　逼者、閉也。迫近其身，強逼其勢，使其變實爲虛，吾一舉手，彼手已爲我威逼，而爲吾逞勢之用矣。如其不逼，彼如亂拳紛來，吾徒勞而無功。彼更足跳手探，吾反爲彼所迫。況身強力大者，不逼而得勢，則對敵之時，難以取勝，僅可躲閃倖取而已。夫躲閃倖取，雖勝不足爲法。蓋逼者，逼其進退之餘地，占彼半步，使彼不能前進，而吾乃得一推而擊矣。訣曰：

逼字迎門把手揚，任他豪傑也慌忙，聽憑熟練千般勢，下手宜先我占強。

（8）吸字眞理　吸者、縮也。是引氣入內，收回之意。逼吸相反，却又相連，運用在心，伸縮於外，有保救諸字之功。當吾手發出之時，有迫不及待之勢，使運用之時，例如吾手爲人所逼，有想取吾胸膈與吾下部者，毫髮之間，吾手不能出勢，形正危急，用此救之。吾氣一入，其身自縮，固不僅於此，此其例之一也。訣曰：

吸逼雖然判避迎，同爲一氣應分明，千鈞一髮毫釐際，只在微芒方寸情。

（9）貼字眞理　貼者、近也。此手之用法，重在掌根。不近不貼，一近卽貼，一貼卽吐，週身俱要活軟，隨其姿勢，貼近其身，吾手自可隨意而發。曲勁直取，練成迅疾之功，使彼莫測，乘其虛以攻其空，皆貼之妙用也。訣曰：

貼字緊隨身，窺虛便入門，週身都是膽，妙手自回春。

（10）攛字眞理　攛者、掇也。此手之變法，彼如上部猛勇，原手難取，卽變此手，攛往他處，使彼手不能全發，急欲隨吾手擲向之處以救護之。彼如用左手一挑，右手想取我心胸，或取我下部，妙不與鬬，卽變攛字克之。貴乎神速，不可俟他轉身，轉左跟左，轉右跟右，總以使彼左右顧忌，畏首畏尾，我得攛掇進門而擊去之。訣曰：

避其鋒銳氣，不鬪更神奇，攛入空門裏，來援亦已遲。

（11）圈字眞理　圈者、圓也。此手少林派則謂之圓手，卽舉手劃一圓圈之意。有半圈整圈之分，雙圈單圈之別。練時如此，用時則不然。此手變化，倘遇逼人之時，上虛下實，或下虛上實，隨意圈轉。若是用牽之時，彼如跟進一步，强打入門，牽手不能再發，卽用此手以救助之，或挑或格，全在順手一轉之功，乘其虛而逼其勢。訣曰：

圈手圓圓劃一圈，横披斜砍膀連肩，若教練就銅筋臂，任走江湖作散仙。

（12）插字眞理　插者、刺也。堅而入之也。倘彼外來披攔截砍，雙蓋手，肩峯坐肘等手，來勢兇勇，本手不能進取其中；不能進取其中，而取彼兩邊，卽變此手插字克之，全在一股堅勁之功。手落時，肩貼他肩，左手幫助同去，亦有三分借彼勢力，乘其虛一撇卽插。倘彼內來披攔截砍，卽變左手以插取之。訣曰：

還手無須再轉身，順其來勢擊其人，要知一撥隨時插，莫待稍停彼已伸。

(13)拋字眞理　拋者、丢也。此手變法，吾手一出，彼用披攔砍截手入門。攻進吾身，想砍下吾手。最要者，務於相貼之時，借其來力，吾變出一種浮力，兜住彼手；內轉半手，顧收左手，封住彼身勢，暗用擦撤壓推，無有不去者。訣曰：

兜時心喜拋時慌，浮力其中難審詳，術至通靈神化境，脫離瀟灑怎提防。

(14)托字眞理　托者、舉也。此手法有幫助諸字之功，熟練之後，大有救佐諸手之效。例如吾手一出，彼用雙蓋手發來，意欲取我上部，吾即變用此手。最要者，須於變時，勿使彼手蓋下，我即將主手插進，用一般救勁，兜住左手，封逼其勢，使彼難變，用撤擦之法，以推擊之，無有不勝，亦借勢乘虛之理也。訣曰：

托來宜快不宜遲，插進還須趁勁推，毫忽微芒分勝負，得來秘訣擅英奇。

(15)擦字眞理　擦者、摩也。此手用法，吾手發出，彼用斂步躲閃之勢，吾自當手貼不離，腳隨彼轉，滯在何處，即存何處，用擦法以擦之；或用外雙擒手托住，當先分他虎口，身緊一步，肘上帶按，隱緊逼撤，疾推帶擦，相連運用，驚彼慌張，爲吾兇勇用打之地；或用雙分手，將吾手托在腦頂，意想取吾胸膈，與吾下部，吾當進一步，右手經過時，卽在彼面上，隱緊逼撒，疾推擊之。倘遇用左右相換陰陽手者，我用牽字帶下。學者宜細心悟之。訣曰：

擦字飄來疾似風，輕描淡寫轉飛蓬，莫云着處難傷骨，泥雪斑斑印爪鴻。

(16)撒字眞理　撒者、放也，又發也。此手與推字似是實非，大有放膽發展，瀟灑脫離之概。彼如前進，吾亦前進，發手以擋之，勿怯勿離。若彼力猛，卽用此手法，彼左則左出，彼右則右出，隨內進步，撒手拋拳。訣曰：

撒手從來萬慮休，匹夫亦可傲王侯，得來一字傳千古，博得英名孰與儔。

(17)吞字眞理　吞者、咽也，非吸字之運氣也。咽爲形，沒爲主，與吐字相反。防內外上中下五門，披攔截砍，雙分手、雙蓋手，來勢勇猛，卽變此手法。一吞一吐，使彼莫測。退步在吞，進步在吐。然必有吞，而後有吐，字訣至此，行告完成。訣曰：

丈夫能屈自能伸，進退全憑巧技能，側步輕移藏變化，窮通之至入於神。

（18）吐字眞理　吐者、伸也。舒伸吞吐，相連運用，出沒無常，令其莫測，方爲得策。所謂：『其中吞吐變多端，熟練還須細琢磨。』蓋遇機則吐，一吐復吞，似吞似吐，亦吞亦吐，始入至神。學者神而明之也可。訣曰：

吞吐明知兩字連，其中變化幾人全，任他學有衆人技，不及千金一訣傳。

以上不過分言其字訣之大概耳。至於字訣運用之處，實不僅於此，所舉之例，自知不免舉一漏百之譏。然不舉則更難了解，舉一反三，習者觸類旁通，自能得其眞諦。

一〇　收徒五戒

少林有十戒，規訂甚嚴，凡俗家子弟，戒勿輕以技術相授，以免貽害於世，致違佛氏慈悲救世之本旨。然其術盛興之後，不容獨秘，每因不肯傳人，反而爲世所嫉。故武當派應運而興，反其戒約，盡人皆傳，故知之者衆。上至縉紳子弟，下至走卒販夫，均能道其一二，以致人衆品雜，莫辯賢愚，是亦不得不訂戒約而規束之。然其戒約，較之少林派之十戒，一狹一廣，相去遠矣。武當派之戒約，曰五不可傳：

一、骨柔質鈍者不傳。　二、心險者不傳。　三、好鬬者不傳。

四、狂酒者不傳。　五、輕露者不傳。

武當派曰：拳術者，殺人之良方也。汝欲殺人，人亦欲殺汝，故收徒之先，不可不留意，防其被人殺，並欲防反噬而殺己也。防其被人殺，則必須先視體質如何。體可換而骨不可換，膽可練而質不可練；換弱體爲壯體易，變柔骨爲硬骨難；練小膽爲潑膽易，變鈍質爲靈敏難。所謂骨柔質鈍者，是先天不足。後天不足猶可救，先天不足無法施。故先天不足者，皆不可以授拳。彼無拳勇，尚可以苟延，彼有拳勇，反足以速死。不僅此焉，吾恐其不待其具有拳勇之時，即不能勝任其辛苦，而自殺之也。故骨柔質鈍者不傳，一戒。拳術家殺人之心不可滅，防人之心不可無，而疑人之心亦不可不備。吾收彼爲徒，彼雖尊我敬我，求我拜我。尊我者何？尊我技能高出其上。敬我者何？敬我得法先彼之先。求我者何？求我授以其術。拜我者何？拜我盡心竭力以敎之也。然彼之體質較我剛勁，彼之魄力較我雄厚，一旦我以技術完全授之，則彼以天賦之體材，加以拳家之訣竅，自必青出於藍，而勝於藍。至此之時，試問彼尙須尊我敬我乎？尙須求我拜我乎？則均可不必，故我不得不事先以偵察其心理。心虔者猶可授，心險者不可傳。苟傳之心險之人，自必有養虎傷身之一日也。故心險者不傳，二戒。學術無止進，强中還有强中手，精於力者，未必精於拳；精於拳者，未必精於功；精於功者，倘不及精於罡。拳術者，個人習之可以保身。衆人習之，可以保國。保身保國，是皆用於適當之處，非敎汝逞匹夫之勇，欺侮賢良或趁一朝之憤，忘其身以及其親，惹禍招尤，自取其咎。求學於師，自以爲盡得師之所學；然其師未必極精也，高出於其師之上者，倘有百千億兆，又何能驕人哉？故好勇鬬狠者不傳，三戒。不僅此也，酒能亂性，性亂則神昏，神昏則氣浮。技擊之道，氣沉者勝，氣浮者敗；神淸者勝，神昏者敗；性定者勝，性亂者敗。若沉湎酒肉，神昏氣浮，不卜是非，妄加干涉，兇狂無禮，禍生頃刻，皆酒之爲害也。故狂酒者不傳，四戒。世有大智若愚，大巧若拙，深沉者其毅力魄力必大，輕露者其志氣膽識必小。精於拳者，視之如婦，奪之如虎，圭稜不露，智巧深藏。若夫僅得皮毛，横視一切，逢人炫耀，輕舉妄動，惹怨招尤，皆棄材也。故輕露者不傳，五戒。況乎文明日進，戰鬭之術亦日精。拳術精，不及武器精；武器精，不及機械精。好鬬、狂酒、輕浮者，皆自殺之途也，一朝結怨於人，苟持數寸之手鎗，一粒之子彈，亦足殺其身以泄其憤。凡吾門徒，有則改之，無則加勉！傳吾術者，更須事先加以留意也可。

二　拳術打法

歌曰：打法名家各不同，伏如處女瞥如鴻，鐵鞋踏破江湖上，不及張家妙術工。

勁有蓄勁乘勁之别，打有等打趕打之分。未打之先，蓄勁爲主；已打之後，乘勁爲佳；開手之始，等打爲優；發手之後，趕打爲上。兹將打法之色名，分誌於下：

長拳滾砍　分心十字　擺肘逼門　迎風鐵扇　異物投先　推肘捕陰
彎心杵肋　舜子投井　剪腕點節　紅霞貫日　烏雲掩月　猿猴獻果
綰肘裹靠　仙人照掌　彎弓大步　兌換抱月　左右揚鞭　鐵門閂
柳穿魚　滿肚疼　連枝箭　一提金　雙架筆　金剛跌
雙推窗　順牽羊　亂抽麻　燕抬腮　虎抱頭　四把腰

凡名皆有勢，每勢能變勢，練習純熟，始能應敵。其打法歌訣云：

雙手軟舉步輕移，左手顧胸右抵臍。手來粘彼體用力，纔粘卽吐莫待遲。內外兩門中上下，跟彼隨彼莫放離。外來上面傷耳項，右手橫挑左攻臍。腰脅之處彼來攻，反手藏身左取中。擒捺任彼雙單手，取其手腕自然鬆。披攔截砍吾手歸，兩手上下一同追。我手或被彼砍落，本手復發急相推。內傷面目右急回，反手吐出任掌搥。左手往下捺亦可，本手急推莫待遲。彼我同門共取胸，雙手橫推可搶功。若還發出不多遠，反手補出急如風。撈脚搶腿彼勢兇，落身進步對胸衝。下地落膝撈搶者，雙手推掇去無踪。倘被彼擒急落身，捺頸摳襠跌更精。披攔截砍雙單擒，照此打法任施行。撈脚搶腿皆同樣，須要改手取內門。左膝一跪彼自解，不須換步更轉移。右足隨手邏周圍，四肢筋勁宜沉緊，濡滯帶浮永無成。

以上爲打法歌訣。然拳術重在手上工夫，故於打法一門，尤不可不研究手法，而爲打法之基礎。其發手之秘訣云：

手從腿邊起，側身步輕移。藏勢灣左膝，殘軟近粘其。纔粘卽推吐，消肩不可遲。內來援回救，外闗奪相隨。順勢牽可用，擒攔捺正宜。逼彼吸猛勢，吞吐吸最奇。脚不丁不八，兩股收其夾。腰要如帶束，平視頭略拔。兩拐顧兩掖，勁從心裏發。三尖要相照，肩要捲緊壓。神清意自得，繩墨傳勿錯。

解曰：手從腿邊起者，肩往下沉，手頭輕起，對胸出手，他變我跟。側身步輕移者，側身出步，輕輕着地，不可蹈實，實難變移。藏勢彎左膝者，左膝略彎，身勢在後，右手身步，活變自然。殘軟近粘其者，但凡出手，要軟如綿，任彼兇來，輕輕急粘。纔粘卽推吐者，方纔粘着疾忙推吐，粘處先發，直腕消肩。消肩不可遲者，粘處卽推，直腕消肩，蓋身進步，切莫遲延。內來援回救者，彼取我內，回手救之，步對其襠，方面自然。外關奪相隨者，彼取我外，回勢奪之，手足同進，分推向前。順勢遷可用者，來勢猛勇，儘力向前，順借其勢，隨向用牽。擒攔捺正宜者，擒搶吾手，攔砍撥開，輕捺按定，分推向前。逼彼吸猛勢者，將起猛勢，吾急向前，滯死其力，阻其活便。吞吐吸最奇者，披攔截砍，欲斷我手，將靠卽吸，吸而復吐。脚不丁不八者，丁字步小，八字步大，不丁不八，最爲靈活，兩股收而夾者，不八不丁，足分前後，兩股緊夾，隨意轉身。腰要如帶束者，腹要深藏，胸脯前挺，吸腰提勁，四肢靈活。平視頭略拔者，身歪步斜，拳家所忌，目鈍神呆，更難造就。兩拐顧兩腋者，蓄勁之時，肘貼兩旁，發能擊外，收能防內。勁從心裏發者，吸氣提力，吐氣發勁，由內而外，發來堅緊。三尖要相照者，手進三分，足進七分，手足相隨，鼻尖相對。肩要捲緊壓者，埋伏身勢，提活肩勁，隨風變化，由緊而伸。神清意自得者，神清氣爽，瀟灑自然，勿屈勿撓，當前莫懼。繩墨傳勿錯者，直木之繩，匠之標準，墨綫所經，認之勿錯。

按外家打法，以圓斫鵰劈，蓄勁等打爲絶技。内家則多擒拿對逼，乘勁趕打爲主體。總之，學拳千着，一速爲先。所謂拳打不知，謂迅雷不及掩耳也。戚元敬謂不招不架，只是一下，犯了招架，就有十下。換言之，即是不容還手，疊連就是十下。武當派所謂打拳不要怕，怕拳不要打。打拳打的膽潑氣壯，手捷眼快，人不得窺其方，我獨能運其技。故練打之時，愈熟愈佳，愈快愈妙，出入爽快，吞吐連綿，虚虚實實，實實虚虚，用虚若實，用實若虚，始得出神入化。其中機巧變詐，聲東擊西，指南踢北，誘之使來，推之使去，奪之使懼，逼之使退，我能如臂使指，從容應付，有心手相應之妙。彼則畏首畏尾，直有無所措手足之方。打法至此，則勝算可操矣。

世有稱少林派爲武練文打，武當派爲文練武打者，其説未可厚非。蓋兩派雖同抱人不犯我，我不犯人之旨，而武當派則於他人既犯之時，不容喘息，即使跌出。故內家拳有犯則立仆之稱。一犯即仆，幾使人無立足之餘地。既仆之後，猶恐其復有餘勇可鼓，而加以重大之創擊。又嘗謂打拳須要照架子打，照勢子進，一步緊一步，一拳緊一拳，進則生，退則死，遇架倒架，照勢解勢，皆內家之秘訣。故打拳者，必須先具有膽量。無膽量即無致果之心，恐怖於內，畏縮於外，敵乘其虛，以攻其隙，甚至失敗於技之不如己者，比比皆是也。

所謂蓄勁乘勁者何？勁者氣之苗，氣者勁之根。所謂蓄勁，即提氣之動作也。例如今欲以拳擊人，於發拳之先，必須吸氣提力，吐氣發勁。否則其勁不蓄，其勁不蓄，則其拳不堅，是其心中首先未有蓄勁之預備，等普通人之拳擊而已。若拳術家之拳擊則不然。蓋一拳之擊也，其首先必須經過捲、緊、勁、擊、四字程序。所謂捲緊勁擊者：(一)握拳之時，駢其四指，曲其上兩節，緊貼於第三節之下，此時手背成平凹式，骨節內陷，形如虎爪。(二)若再將第三節緊屈，使大拇指曲貼於二三指之中節，則已捲緊。(三)吸氣提力，力發於心，提於肩臂，注於掌指，則自覺得勁。

(四)如欲擊人，使勁一吐，其發如電，其迴如風，始成爲擊。蓋不捲不緊，不緊不勁，不勁雖發，亦不成其爲擊矣。所謂捲緊勁擊者，打法之初階，亦蓄勁之基礎也。

蓄勁之拳，其擊自較尋常之拳擊尤加得勁。然不若乘勁之尤見巧妙。所謂乘勁者，乘人發勁之時，或推或挽，或牽或托，均以乘其來勢，使之前傾；或借其來勁，使之旁跌；皆以吾微弱之力，傾彼猛壯之軀；以吾巧妙之方，擊其傾斜之處；皆乘勁之作用也。

所謂等打趕打者何？技擊家，本抱人不犯我，我不犯人之宗旨。故雖當臨場之時，仍守此戒。然其中亦有說焉：彼謂臨場之時，必須心定氣沉，以逸待勞，方可以占優勝，故而不先發手擊人，待人發手之際，我始克蹈瑕指隙，以銼其鋒。是等打之功用，較趕打爲優。然既打之後，或手或足，瞬息萬變，優勝劣敗，頃刻卽分。故不加猶豫，惟有奪之使去，逼之使退，推之使顛，吐之使蹶，似不用等打而專用趕打矣。然猶未盡善也。所謂盡善盡美之技擊，必合蓄勁、乘勁、等打、趕打、各種手法步

法而成。今試舉一例以說明之，

例如甲乙二技擊家，爲人逼而較手，甲則謙遜不遑，乙則搖搖欲試；甲本無勝乙之心，僅想打一對手而已，乙則時思敗甲，一顯其能；甲屢退，乙屢逼；甲見其得寸則寸，退無可退，復見其蓄勁趕打而至，不得已，偏身避其右拳，發右拳以擊其脅。不圖一拳之發，而某乙竟爲擊斃，實出某甲意料之外。噫！某乙之斃，實自斃之，於人何尤。蓋發拳擊人，人苟避讓，其人絕不致一擊即斃。惟其不但不讓，返思擊人，則雙方蓄勁，彼此趕打，一衝一撞，其力之猛，不言可喻。如雙方互著，必須互受其創。今一空一實，是合甲乙二人之勁，統集於其乙之身，則其拳之擊中也，直如兩電相觸，一觸即發，焉有不斃之理哉？若某甲者，是於無意之中而得使用蓄勁、乘勁、等打、趕打、諸法門於一擊之下也。善於打法者，亦不外此巧妙之方而已，豈有他哉？

一二　點穴之法

點穴之法，首先練指，練指而後，必須認穴，認穴之後，再記血液流行時刻表及穴道圖。點有一指點、二指點之別，法有撞、拍、按、戳之分。除手法外，用膝蓋者，曰膝撞點；用肘拐者，曰拐撞點；普通用掌者，則曰掌拍點、掌印點、掌按點；其用指者，則曰指戳點、指按點。用指點者其創甚重，用膝肘掌點者，其創較輕。茲將點穴之理由，先述明如下：

點穴之法，自單思南傳於王咸來，再傳至黃百家。其後因其法太煩，非細心研究，不能得其秘竅。且點法不能單用，仍須首先依拳法之步驟。既精拳法而後，始能將點法夾於其中以用之。故技擊家多不重之，迄今失傳已久。黃百家雖得其術，已不完全。彼謂穴法有死穴、啞穴、暈穴、咳穴、膀胱、蝦蟆、猿跳、曲池、鎖喉、解頤、合谷、內關、三里等穴。點穴者何？閉其交通之道，斷其運輸之功也。蓋人之一身，外而五官四肢，內而五臟六腑，皆以筋絡爲線索，血脈爲灌溉。筋絡斷，則缺乏活動之能；血脈停則失其知覺之效。筋絡始於爪甲，聚於肘膝，匯於頭面，而主其活動之能者氣也。所以練筋必須練氣。氣行筋絡之外，血行於脈絡之內。血、猶水也。穴、猶泉也。閉之則凝瘀，開之則疏泄。血循氣行，發源於心，自子時起，日夜十二時，週流於十二經，瞬息罔間，潮血來迴，百脈震動。若按其流行時刻，斷其運輸之道，則收反決逆流之效。此拳家所以有點穴之一法也。

練指之法　指之練法，有五指齊練者，有僅練二三兩指者。五指齊練者，有黃龍探爪法。其法僅須努力至於各指之尖，徐徐伸縮，時時行之，三十六抓，三十六戳。空練之後，加以實練。實練之法，以黑豆與菉豆，抖置斗中，以手指戳之，初緩繼急，始輕後重，日行三次，每次行至極疲極倦始止。久之，則手皮堅厲，筋力暴長，穴爲指點，無不如觸蛇蝎，立奏奇效云。

認穴之法　穴之認法，據唐殿卿師云：世稱張三丰得點穴之術於道家馮一元，共三十六穴：其中有死穴、啞穴、暈穴、咳穴。余僅知穴道之部位，而難記穴道之名稱。余僅知輕點則暈，重點則死，而不知誰爲啞穴，誰爲咳穴。所謂死穴之地位，在正面者：如頂心、左額角、右額角、眉心、左太陽、右太陽、左耳竅、右耳竅、咽喉、氣嗓、胸膛、心坎、大腹、肚臍、膀胱、腎囊、左乳、右乳、左肋、右肋、左脅、右脅，共二十二處。在背面者：腦後、左耳根、右耳根、脊背、脊心、命門、左後肋、右後肋、左脊膂、右脊膂、左後脅、右後脅、左腰眼、右腰眼，共十四處。合共三十六處。余練指有年，而用指有限。以余之經驗所得，點首部則暈，點喉咽則啞，點上身傷肺則咳，點下身傷腰則痳。所謂三十六穴，卽此三十六處。余雖知而不詳，然人身血脈聚會之所，覺無有重要過於此三十六處。故余敢武斷其詞曰：除此三十六穴，皆非致死之穴也。

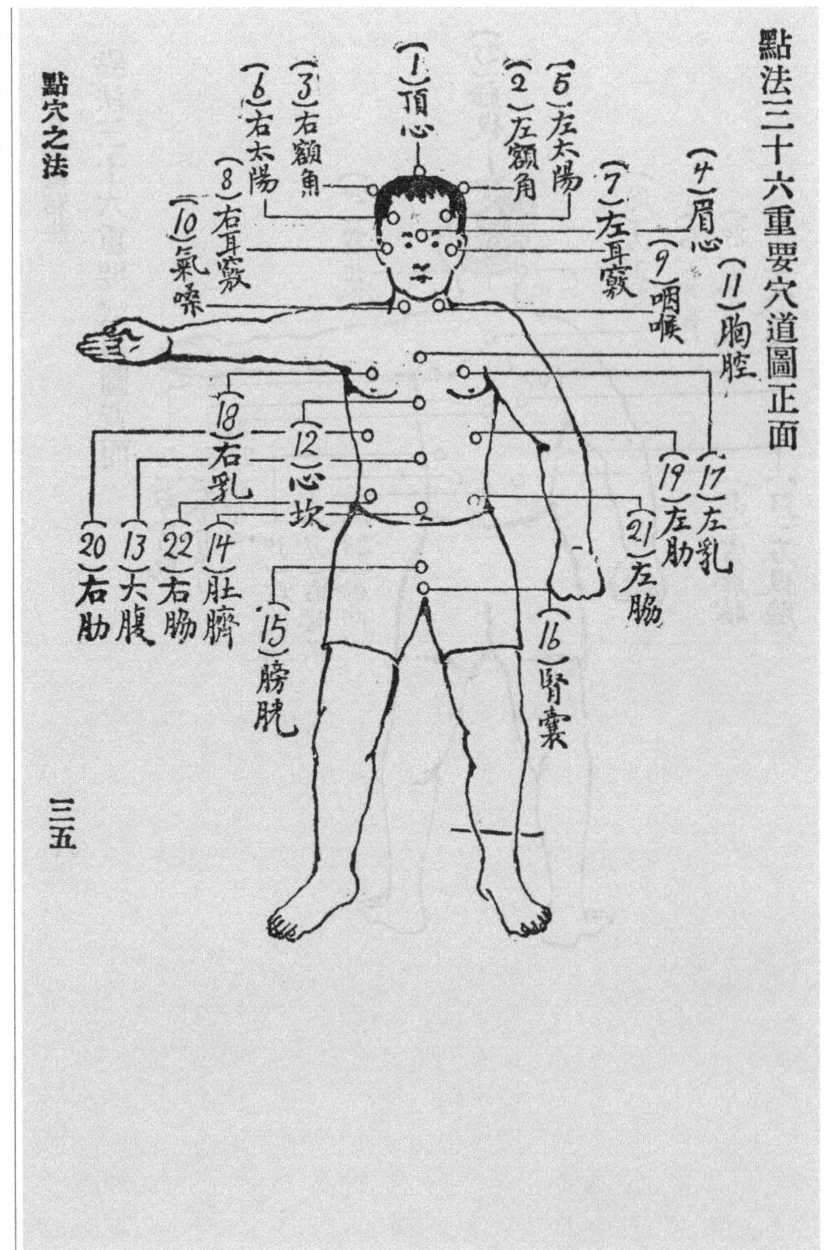
點法三十六重要穴道圖正面
點穴之法
(1)頂心
(2)左額角
(3)右額角
(4)眉心
(5)左太陽
(6)右太陽
(7)左耳竅
(8)右耳竅
(9)咽喉
(10)氣嗓
(11)胸腔
(12)心坎
(13)大腹
(14)肚臍
(15)膀胱
(16)腎囊
(17)左乳
(18)右乳
(19)左肋
(20)右肋
(21)左脇
(22)右脇
三五

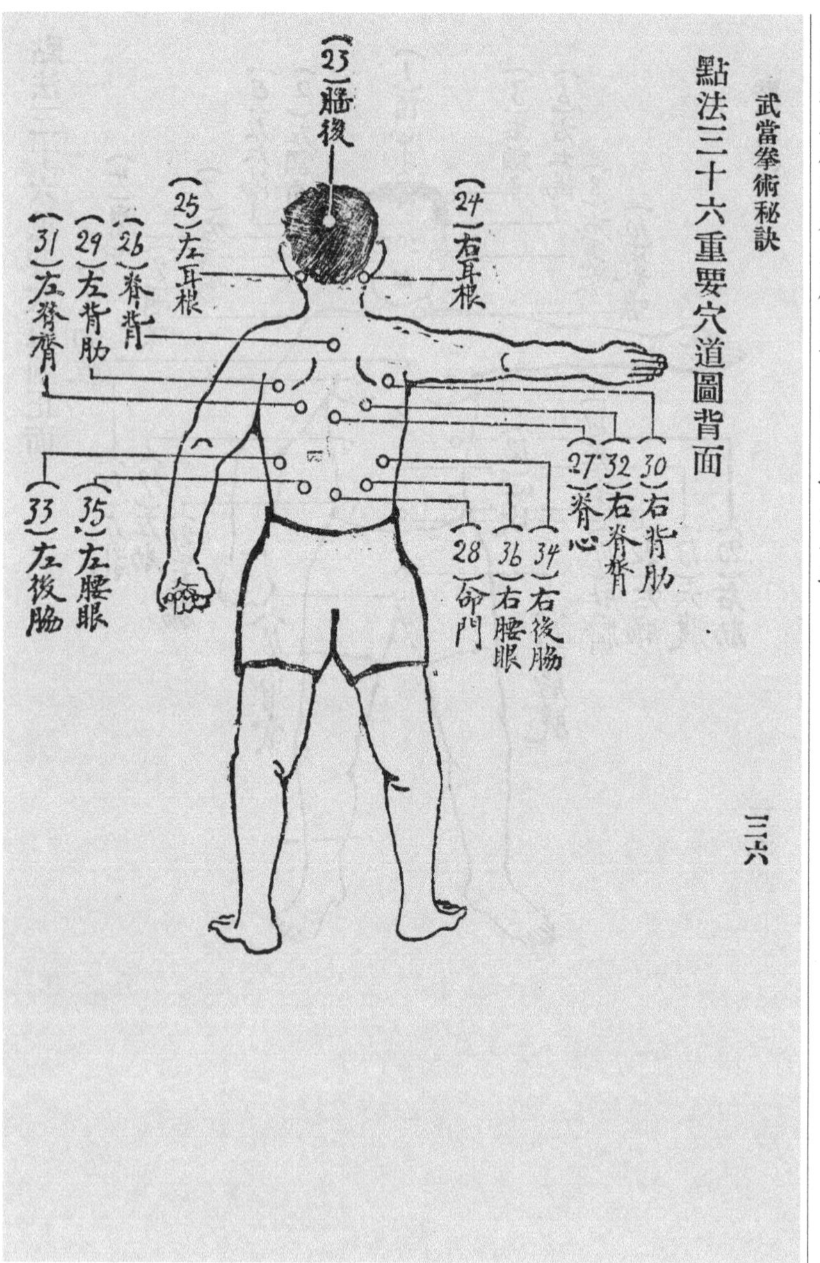
武當拳術秘訣
點法三十六重要穴道圖背面
(23)腦後
(24)右耳根
(25)左耳根
(26)脊背
(29)左背肋
(31)左脊膂
(30)右背肋
(32)右脊膂
(27)脊心
(34)右後腸
(36)右腰眼
(28)命門
(33)左後腸
(35)左腰眼
三六

余嘗問點穴之法於何鳳鳴拳師。師曰：『點穴之法，不聞久矣。吾嘗聞有鷹爪王之拿法。其法係由點法中神化而來，變簡爲煩，依時用法，按穴揣圖，莘莘徒子，視爲枕中秘寶。其圖其表，均可授汝。汝今既欲傳其法於後世，吾今告汝鷹爪王煉手秘方：鷹爪王姓王，以手術名於世，故有鷹爪王之稱。又有稱其爲王一抓者，謂爲無論何人，無論何處，只須經彼一抓，未有不叫苦連天，疼痛昏絕。其手指堅硬如金石。聞其練手之初，始用戳豆之法，繼取水中之小圓石，拌置其中，以手插之，至於久久，使其手指之皮肉，與筋骨相併合而爲一；再用藥水煎洗。煎洗之法，用活鷹爪五對，敲碎，置入鐵罐之中，加象皮、鯪魚甲、半夏、川烏頭、草烏頭、全當歸、瓦松、皮硝、蜀椒、側柏葉、透骨草、紫花地丁、食鹽，共十四味，用薑汁酒炒，加陳醋七斤，河水七斤，浸約一月。其手於未插豆石之先，先練黃龍探爪法，徐徐伸縮，將鐵罐置諸火中，然後將手放入藥水內，由微熱至極熱，方才退出。洗畢，並不拭去，令其自乾，復再向豆石插之。則其指不用時，雖無異尋常，茍用時，駢戳可洞牛腹，橫斫可斷磚木，此鷹爪王練手之法也。』

鷹爪王爲淮北大俠，既得張氏點穴之法，復立擒拿之術。謂點法，共分五種：曰斫、曰戳、曰拍、曰擒、曰拿。用掌緣側取者曰斫，用手指直取者曰戳，用掌根按取者曰拍，用手抓取者曰擒，用指拑取者曰拿。又謂人身之中，自頂至踵，五寸一大穴，五分一小穴；按時點穴，着小穴則傷，着大穴則亡。血液之流行，分十二時；穴道之部位，分十二經。至於前後身任督二脈之穴道，則不拘何時，任點何穴，均能應手見效。茲將血液流行時刻表及點拿穴道圖，並誌如下：

血液流行時刻表

時	血液流行	時	血液流行
子時	血液流行膽經	午時	血液流行心臟
丑時	血液流行肝經	未時	血液流行小腸
寅時	血液流行肺經	申時	血液流行膀胱
卯時	血液流行大腸	酉時	血液流行腎經
辰時	血液流行胃經	戌時	血液流行心胞
巳時	血液流行脾經	亥時	血液流行三焦
至於任脈督脈二經不論何時血液皆循環流注			

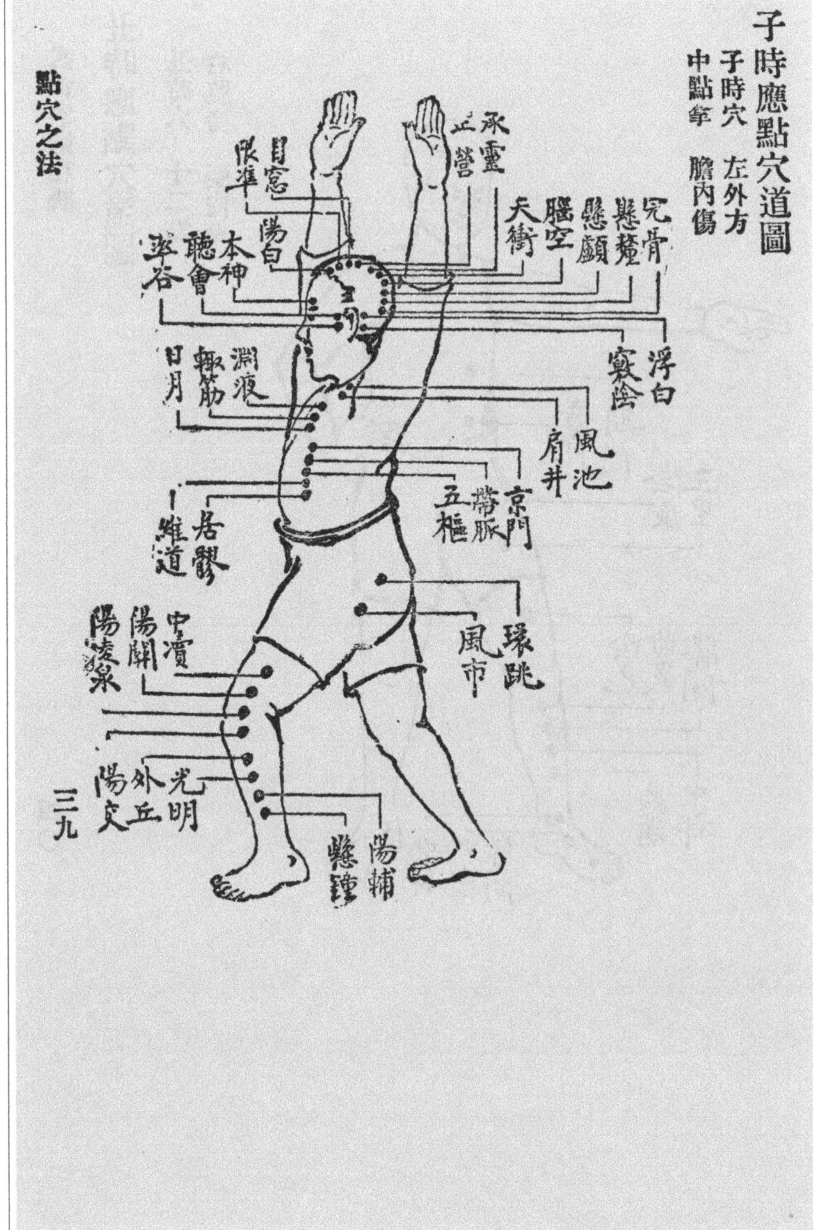
子時應點穴道圖
子時穴 左外方
中點拿 膽內傷
點穴之法
承靈
正營
目窗
陽白
本神
聽會
率谷
天衝
腦空
懸顱
懸釐
完骨
浮白
竅陰
淵液
輒筋
日月
風池
肩井
京門
帶脈
五樞
居髎
維道
環跳
風市
中瀆
陽關
陽陵泉
光明
外丘
陽交
陽輔
懸鐘
三九

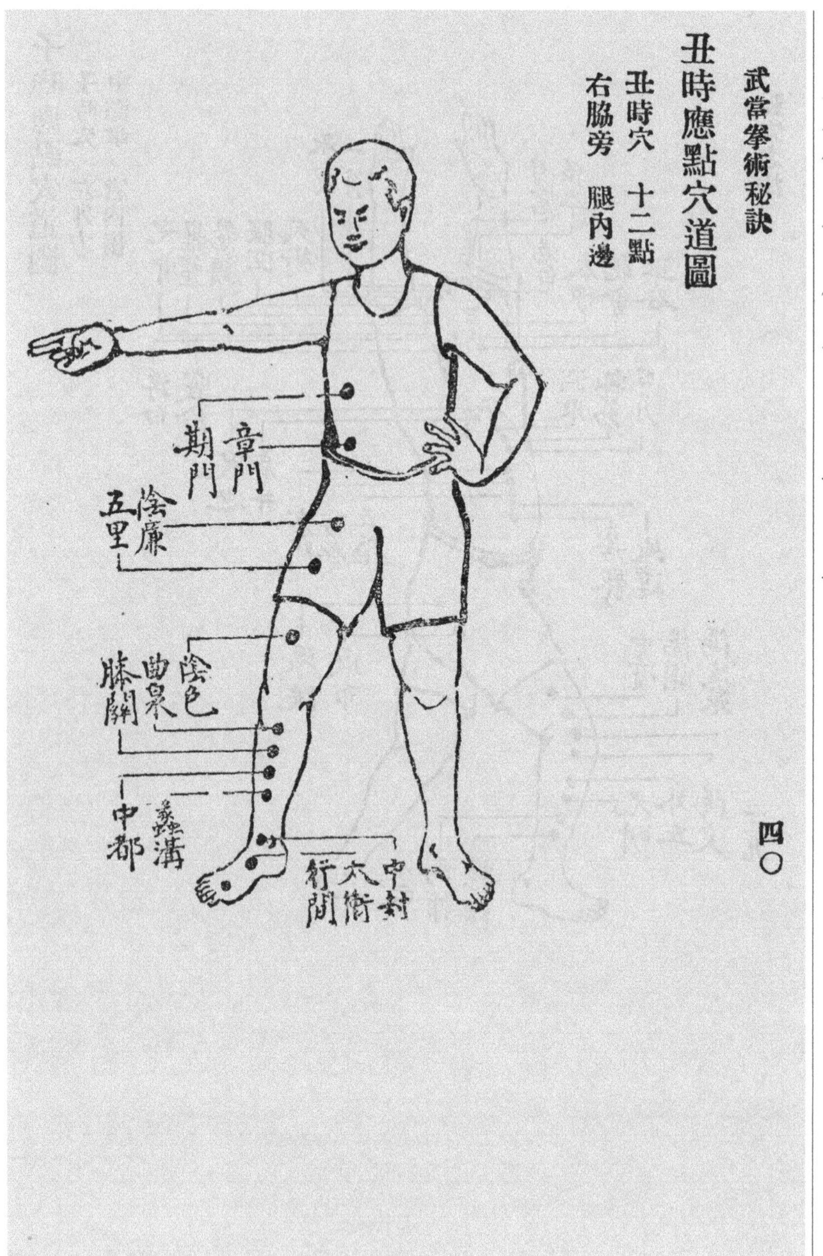
武當拳術秘訣
丑時應點穴道圖
丑時穴　十二點
右脇旁　腿內邊
章門
期門
陰廉
五里
陰包
曲泉
膝關
蠡溝
中都
中封
太衝
行間
四〇

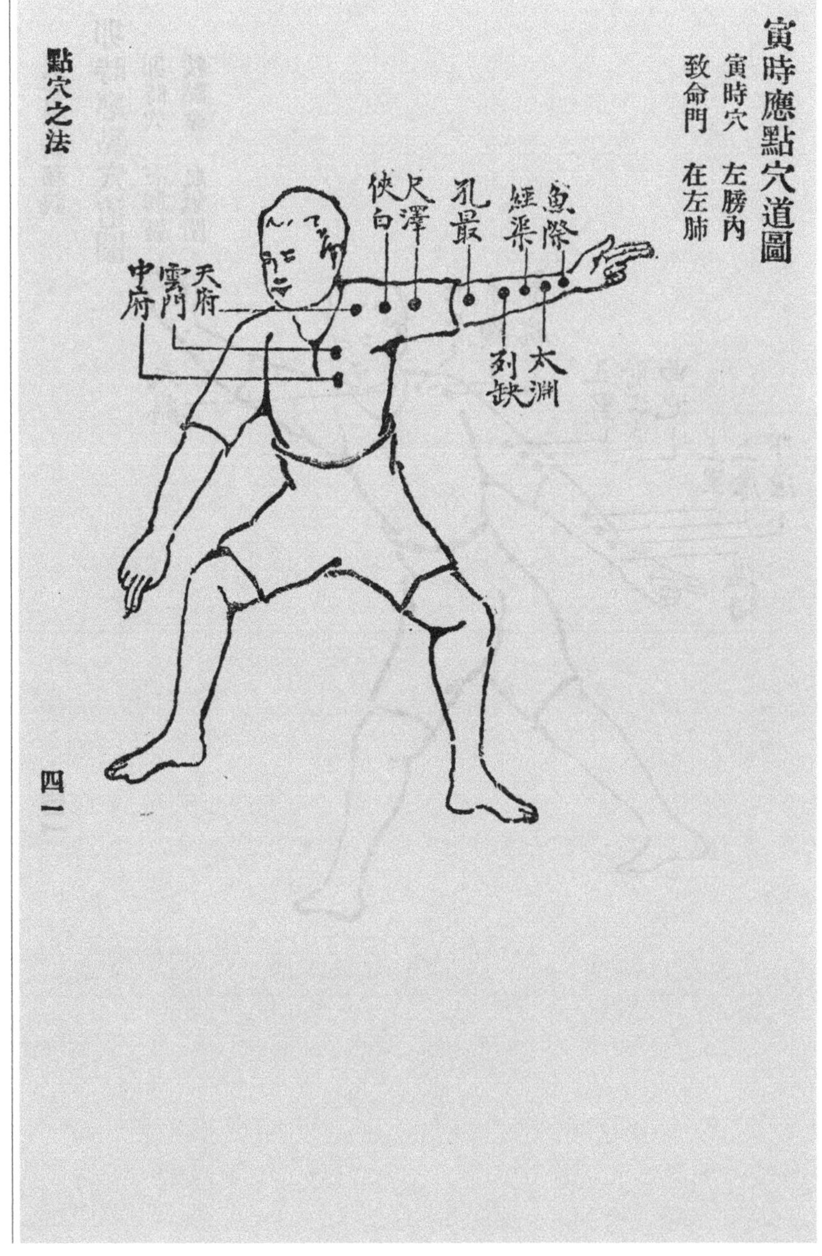
寅時應點穴道圖
寅時穴　左膀內
致命門　在左肺
點穴之法
魚際
經渠
孔最
尺澤
俠白
天府
雲門
中府
太淵
列缺
四一

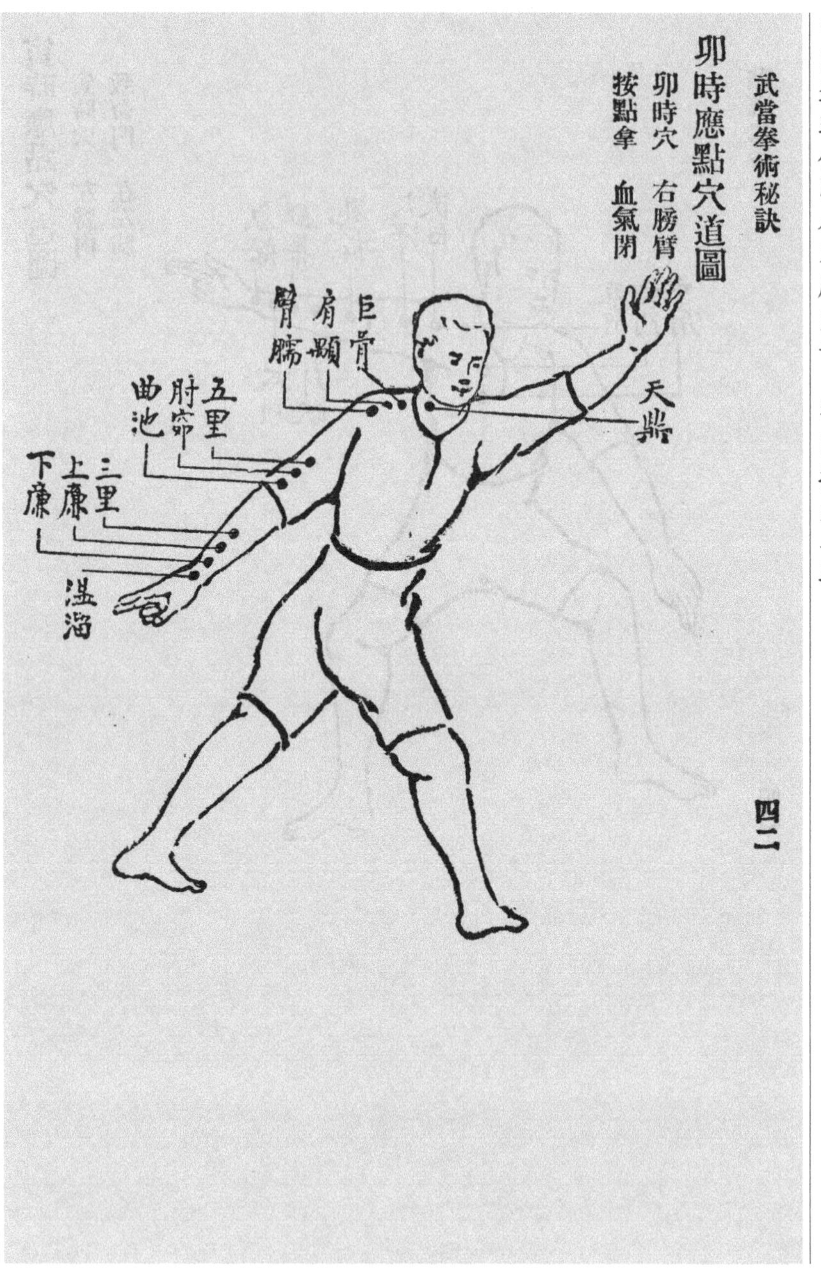
武當拳術秘訣
卯時應點穴道圖
卯時穴　右膀臂
按點拿　血氣閉
巨骨
肩髃
臂臑
天鼎
五里
肘窌
曲池
三里
上廉
下廉
温溜
四二

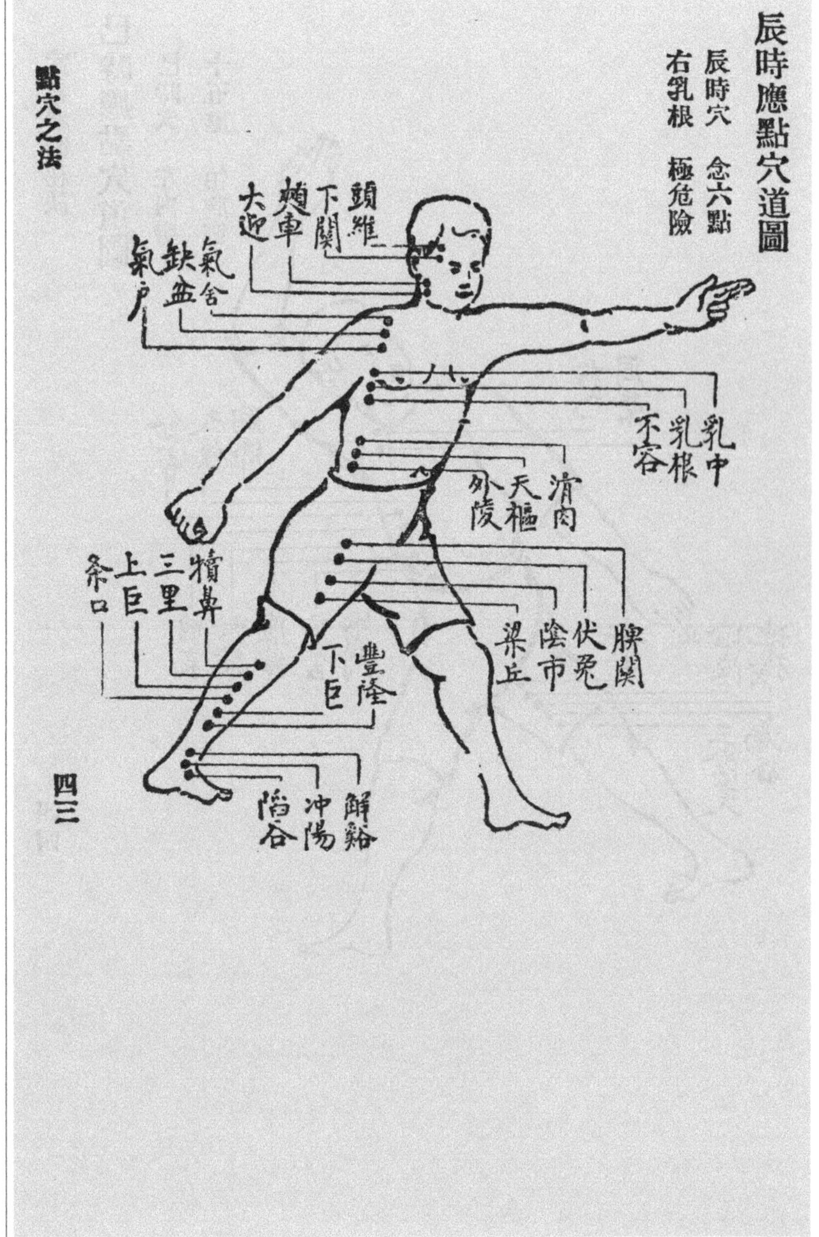
辰時應點穴道圖
辰時穴　念六點
右乳根　極危險
點穴之法
頭維
下關
頰車
大迎
氣舍
缺盆
氣戶
乳中
乳根
不容
滑肉
天樞
外陵
髀關
伏兎
陰市
梁丘
犢鼻
三里
上巨
条口
豐隆
下巨
解谿
冲陽
陷谷
四三

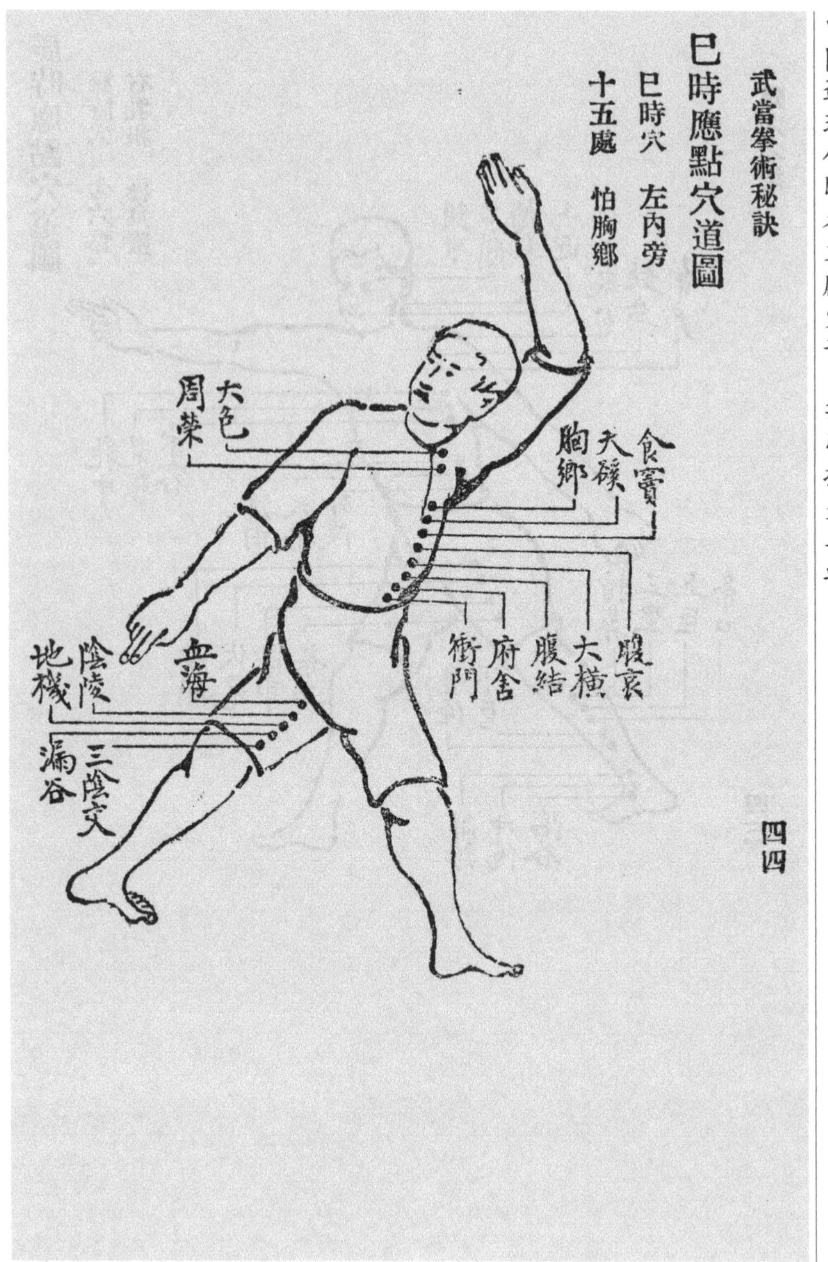
武當拳術秘訣
巳時應點穴道圖
巳時穴　左內旁
十五處　怕胸鄉
大色
周榮
食竇
天谿
胸鄉
腹哀
大横
腹結
府舍
衝門
血海
陰陵
地機
三陰交
漏谷

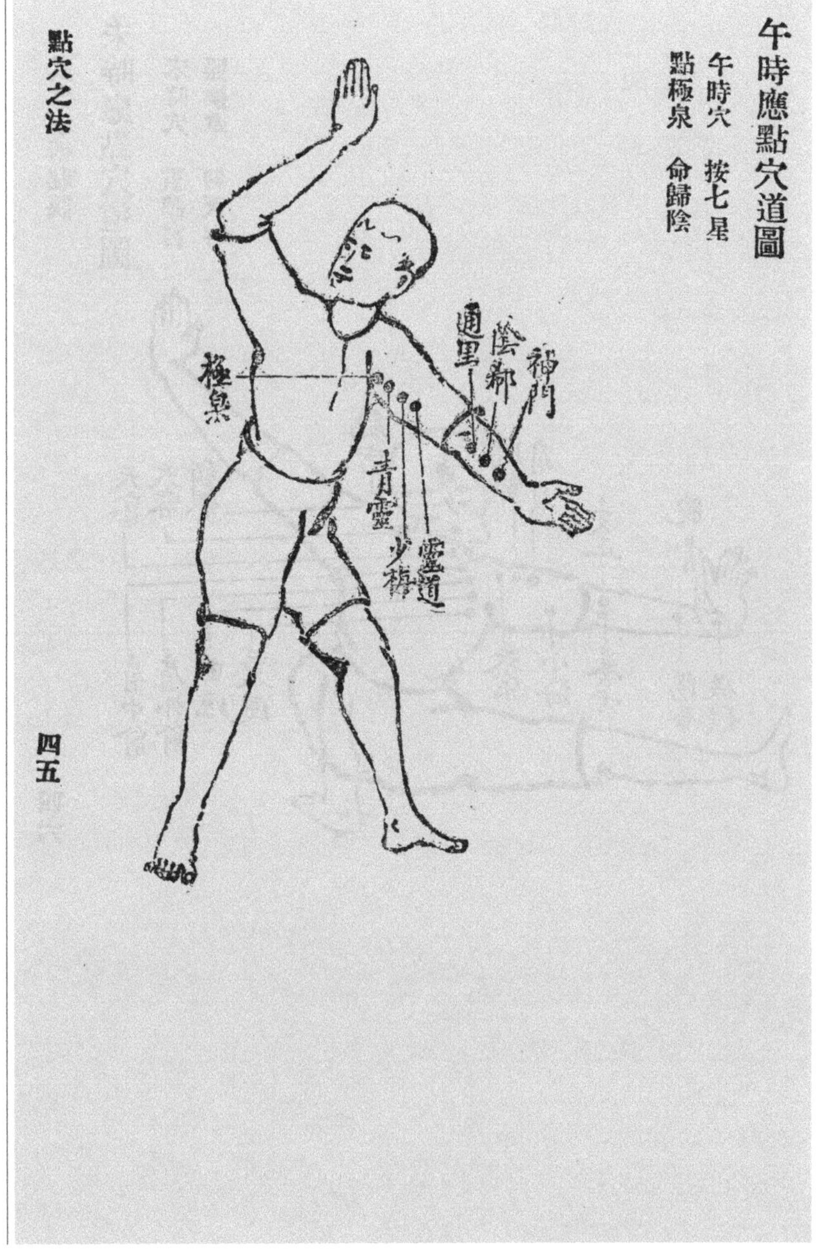
午時應點穴道圖
午時穴 按七星
點極泉 命歸陰
通里
陰郄
神門
極泉
青靈
少海
靈道
點穴之法
四五

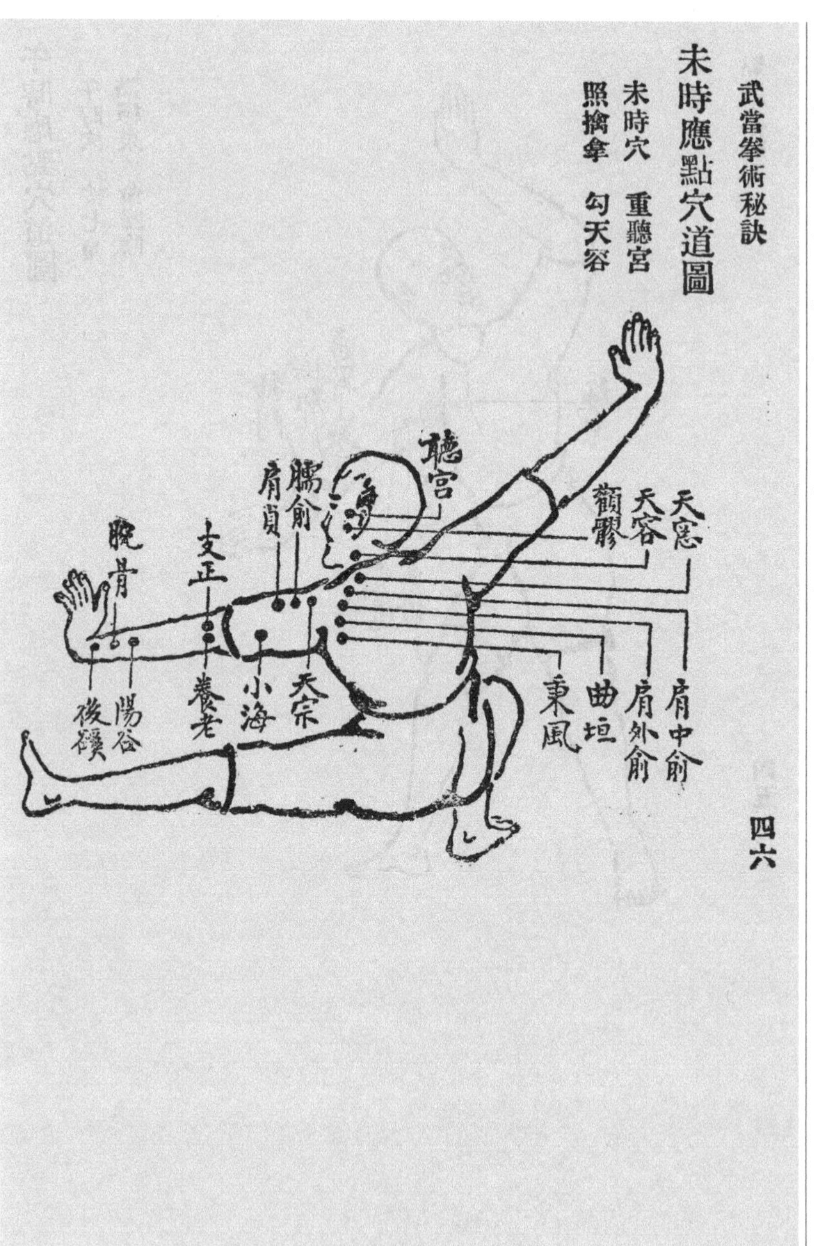
武當拳術秘訣
未時應點穴道圖
未時穴　重聽宮
照擒拿　勾天容
聽宮
臑俞
肩貞
腕骨
支正
天窗
天容
顴髎
肩中俞
肩外俞
曲垣
秉風
天宗
小海
養老
陽谷
後谿
四六

申時應點穴道圖

申時穴　在左膂

按擒拿　怕大杼

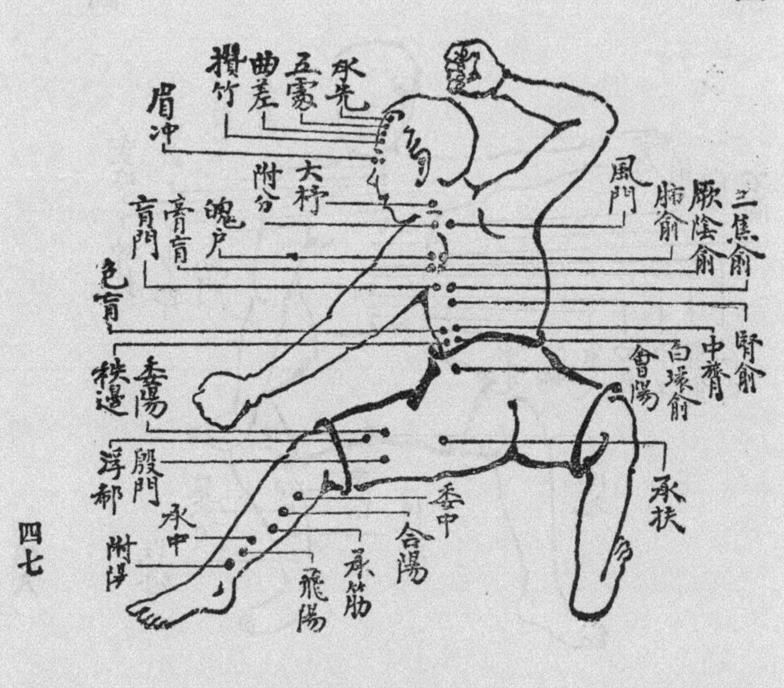

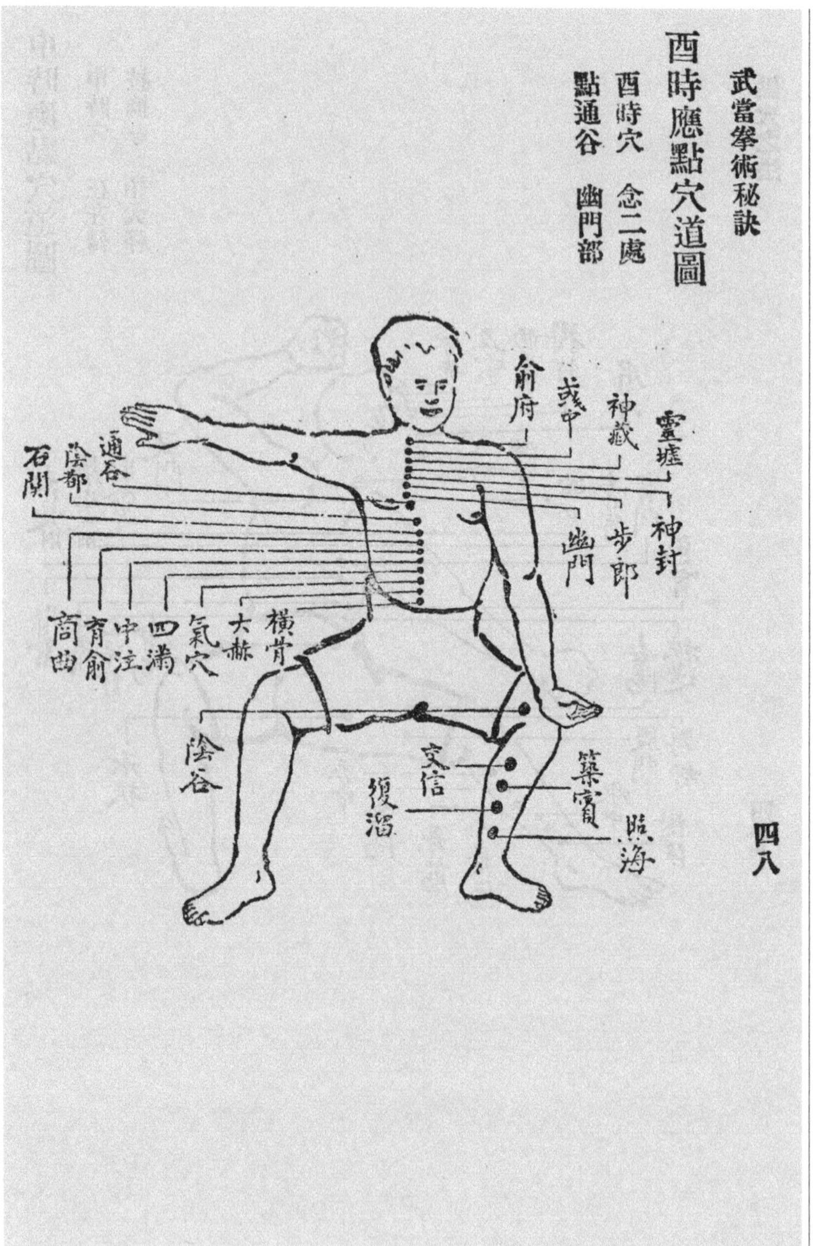

武當拳術秘訣

酉時應點穴道圖

酉時穴　念二處

點通谷　幽門部

四八

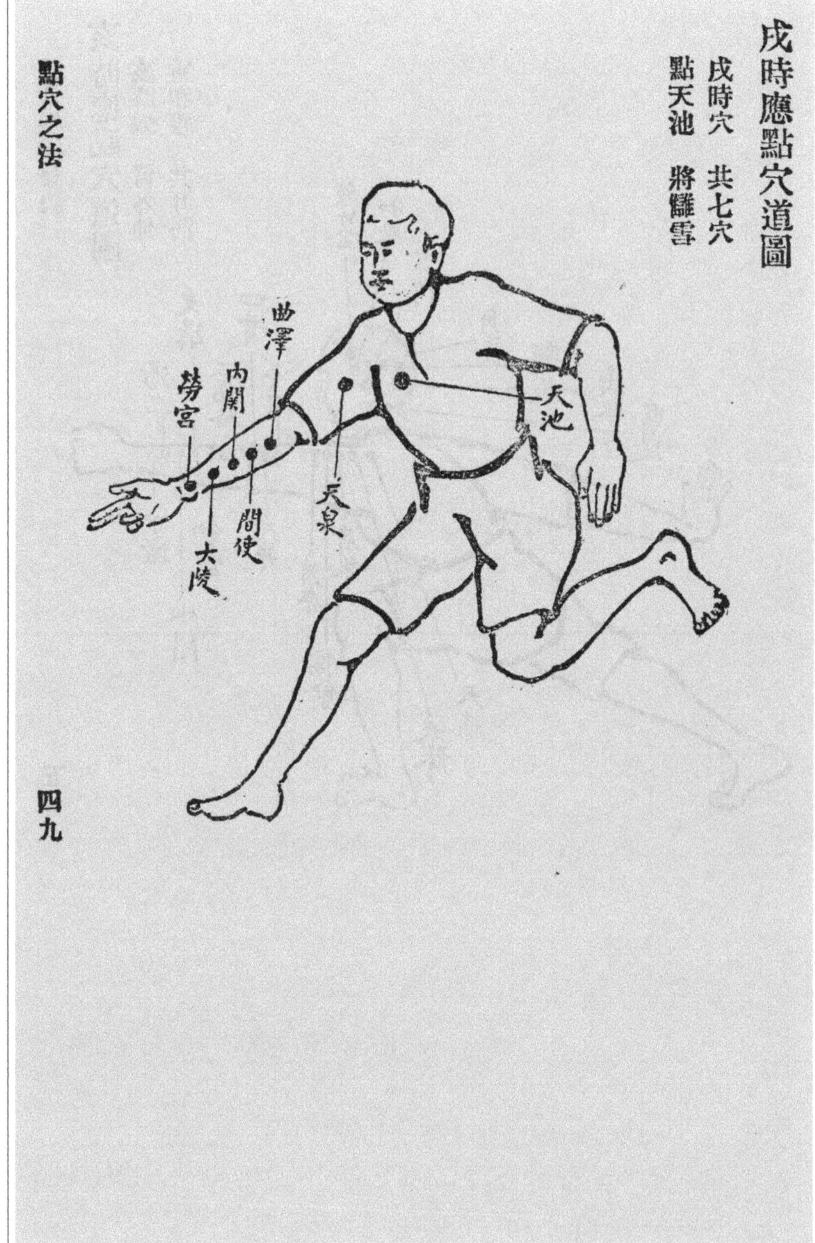
戌時應點穴道圖
戌時穴　共七穴
點天池　將縫雪
點穴之法
曲澤
內關
勞宮
間使
大陵
天泉
天池
四九

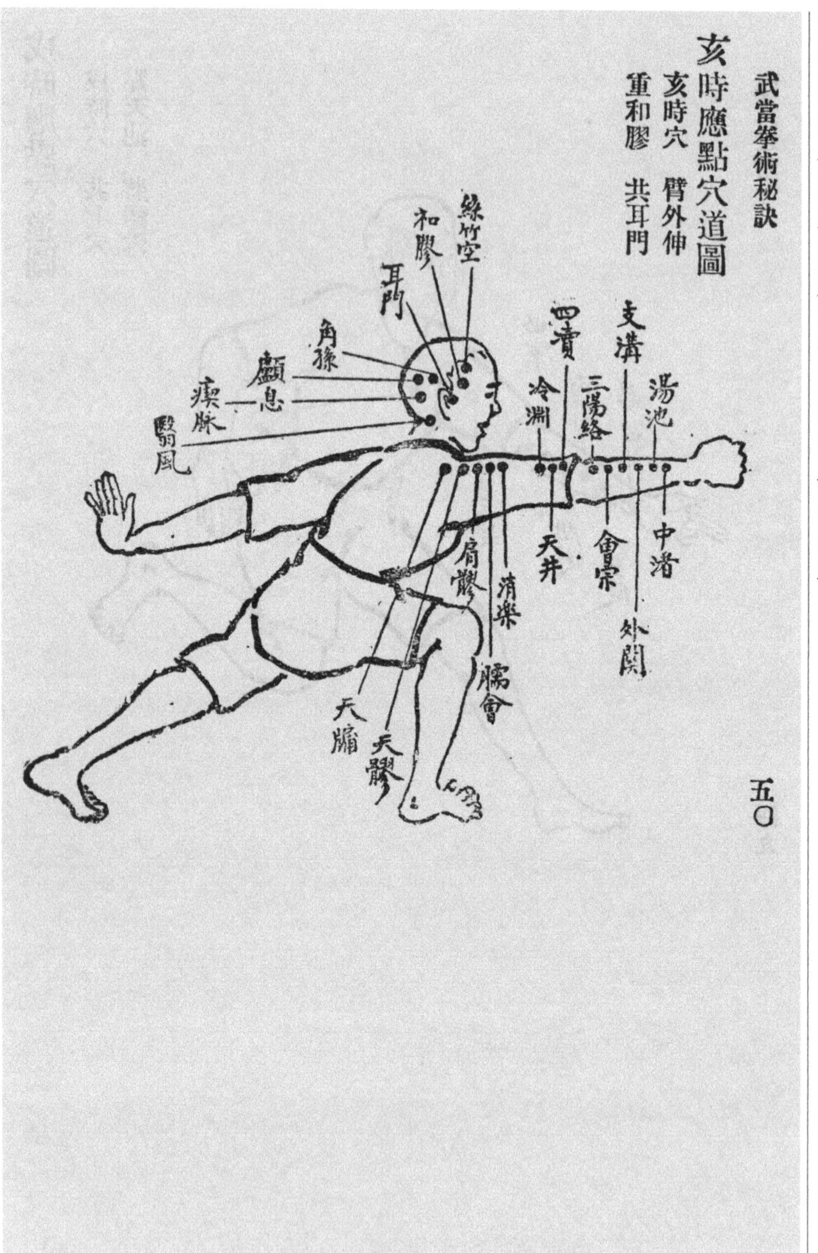
武當拳術秘訣
亥時應點穴道圖
亥時穴　臂外伸
重和膠　共耳門
絲竹空
和髎
耳門
角孫
顱息
瘈脈
翳風
四瀆
支溝
湯池
冷淵
三陽絡
中渚
會宗
外關
天井
肩髎
消濼
臑會
天牖
天髎
五〇

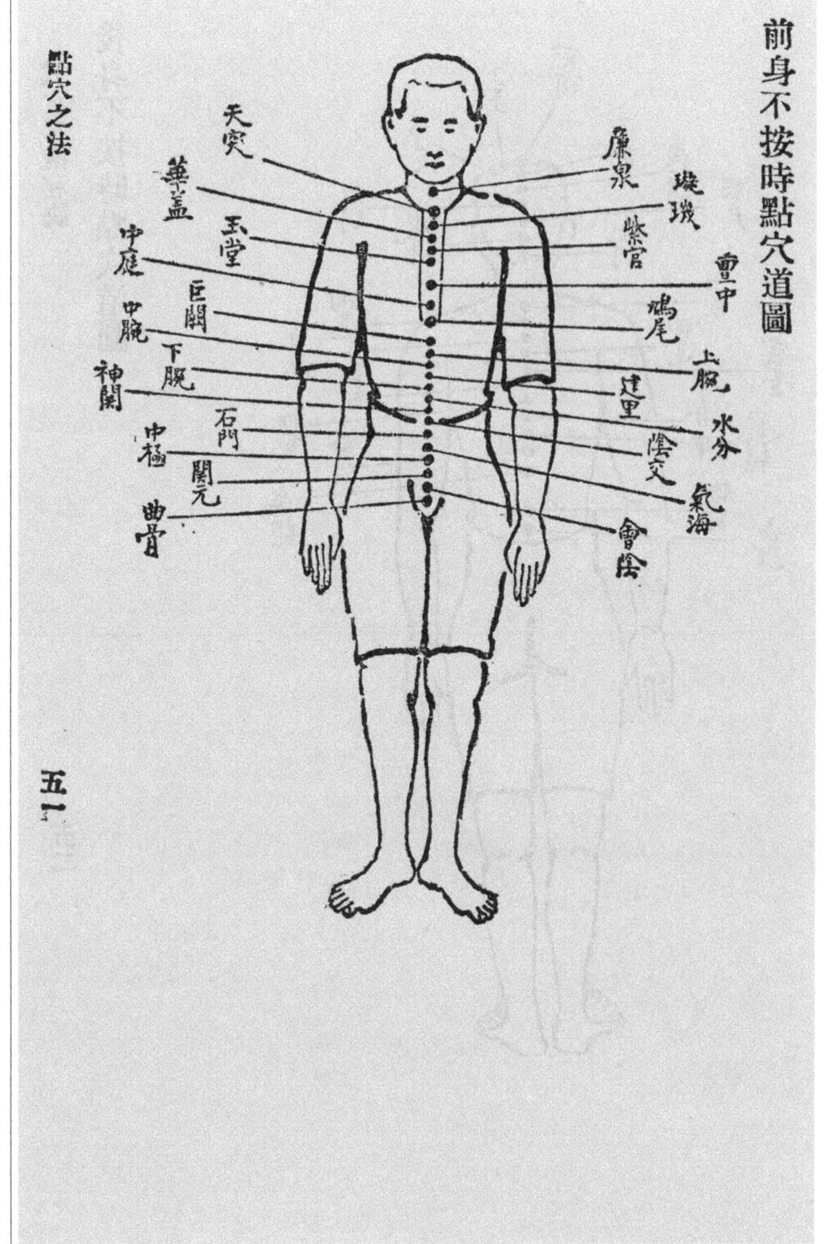
前身不按時點穴道圖
點穴之法
天突
華蓋
玉堂
中庭
巨闕
中脘
下脘
神闕
石門
中極
關元
曲骨
廉泉
璇璣
紫宮
亶中
鳩尾
上脘
建里
水分
陰交
氣海
會陰
五一

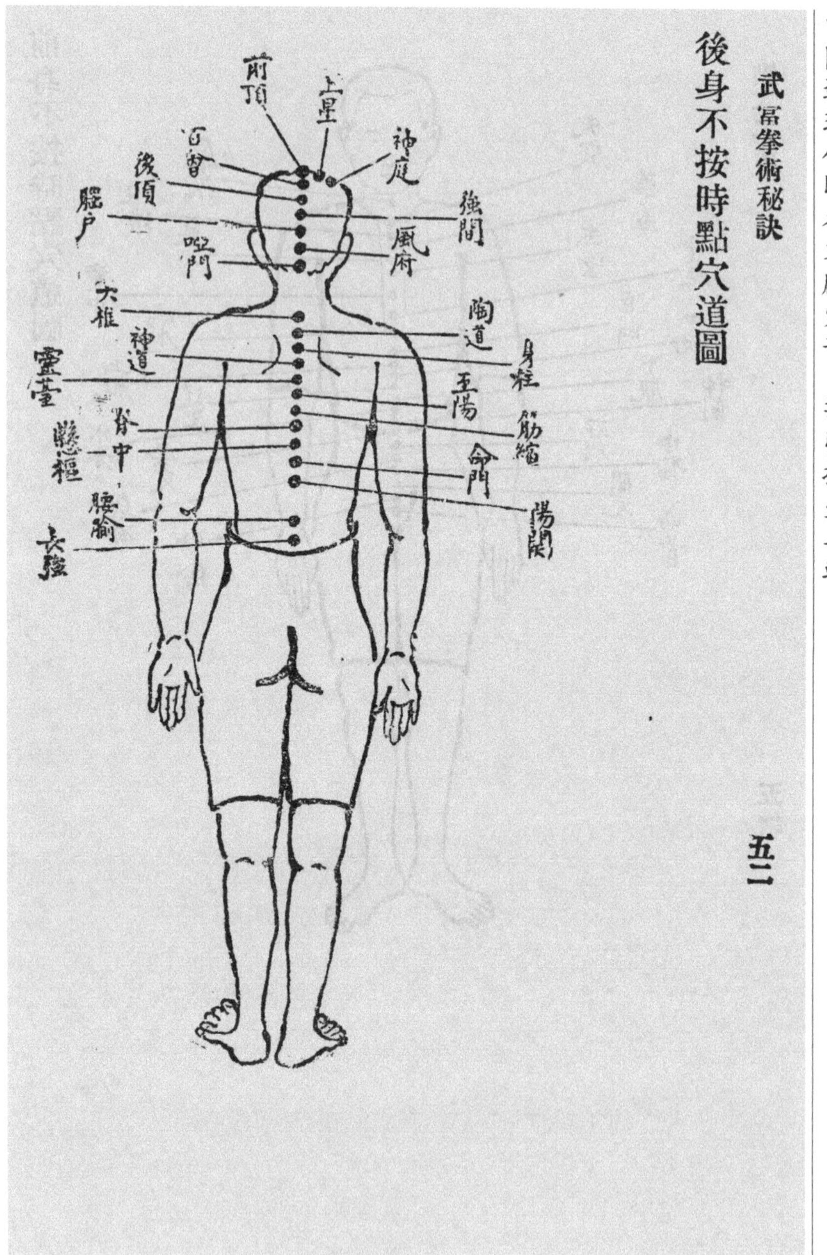

後身不按時點穴道圖

余於點穴之法，多方探求，曾與王少川君研究之，少川云：余嘗聞之余師何玉山云『按時點穴，是欺人之言也。昔之拳術家每練有絕技者，不託之於神秘，必示人以奇幻，皆抱獨善主義，不肯輕於傳人，故世人多爲所欺。果如上圖所云，則血液按時流行，不在按時之時，卽不流行此處。血液不能流行之處，卽不能用點穴之法乎？何其拘泥，一至於斯。』斯言也，指出古人欺世之心，殆已無可逭矣。

若按諸近世科學生理書中，於血液之流行，多有詳細解說。何師玉山雖謂按時點穴是欺人之言，但對於血液流行穴道圖之根本研究，究能適用與否？尙未敢加以定論。查血液流行人身，有動靜二脈。其流行速率，不能分時以定行止，因受外界感觸之不同，故有緩速之別。如人體安靜時，則血液流行甚緩，如人體勞動時，則血液流行甚速。以普通血液行止之速率定之，大約在一小分鐘，血液卽有兩種循環，經二十四秒時，卽可流轉全身一次；一分鐘時，可以循環於人身兩次；半小時間，可以循環於人身一百五十次；一晝夜間，可以循環於人身三千六百次。由此觀之，血液流行之時刻，不能分十二時，按時流行於十二經；卽不須按十二時，點拿十二經之穴道。換言之，卽無須分十二時血液流行時刻表。苟在穴道重要之處，均可隨時按穴用點。故其法不必拘拘於時間而分部位，是又一說也，姑並誌之。

有謂鷹爪王之擒拿術，共僅一百零八手，與人身之一百零八穴相印合。且有解法，於其人已被施術之後，身體已失其活動之功能；復用手術，再拿一處，則其人卽能恢復原有之狀態，行步如常。細推其理，按點擒拿諸法，是閉其血液流行之孔道。解法者，係於血液來源之處，再用拿法決之，促其重行流走；或於已停之部位，重用點法開之使行。世雖有談其術者，余實未嘗一見也。故本書於解法，則尚付缺如。

或謂練習點法，於練指以後，欲實地練習時，可用牲畜試驗。牲畜雖與人體構造不同，然其重要之穴道，亦與人體相似；如能應點，則施之於人，當無不合。故爲練習點穴之法者，亦不可不知也。

余友趙海屏、湖南祁陽人，湘省名教師蔣修元之高足也。蔣爲前淸文秀，亦字元修，精於少林拳術，亦通內家拳。海屏兄得其眞傳，精於點法。吾揚國術館成立之日，適趙君率軍駐揚，曾登場一顯身手，擒拿封逼，吞吐浮沉，觀者嘆爲絕技，使余心折，遂訂交，嘗相過訪，趙君出其點穴經歷實驗圖一張，指點告余亦係三十六穴，謂余不信，可試之以馬；隨囑弁役牽一馬至，按部用點，應手倒地，牽之使行，半日始愈。余於點法遂復增趙君實驗一圖，備爲考據。趙君精於內外家拳術，喜讀古文。其夫人陳玉俟女士，工於詞章，亦擅拳技，兼能繪圖，原圖卽爲玉俟女士所繪，誠四美兼備。他日趙君必有宏篇以餉同志。茲將點法實驗圖繪列如下：

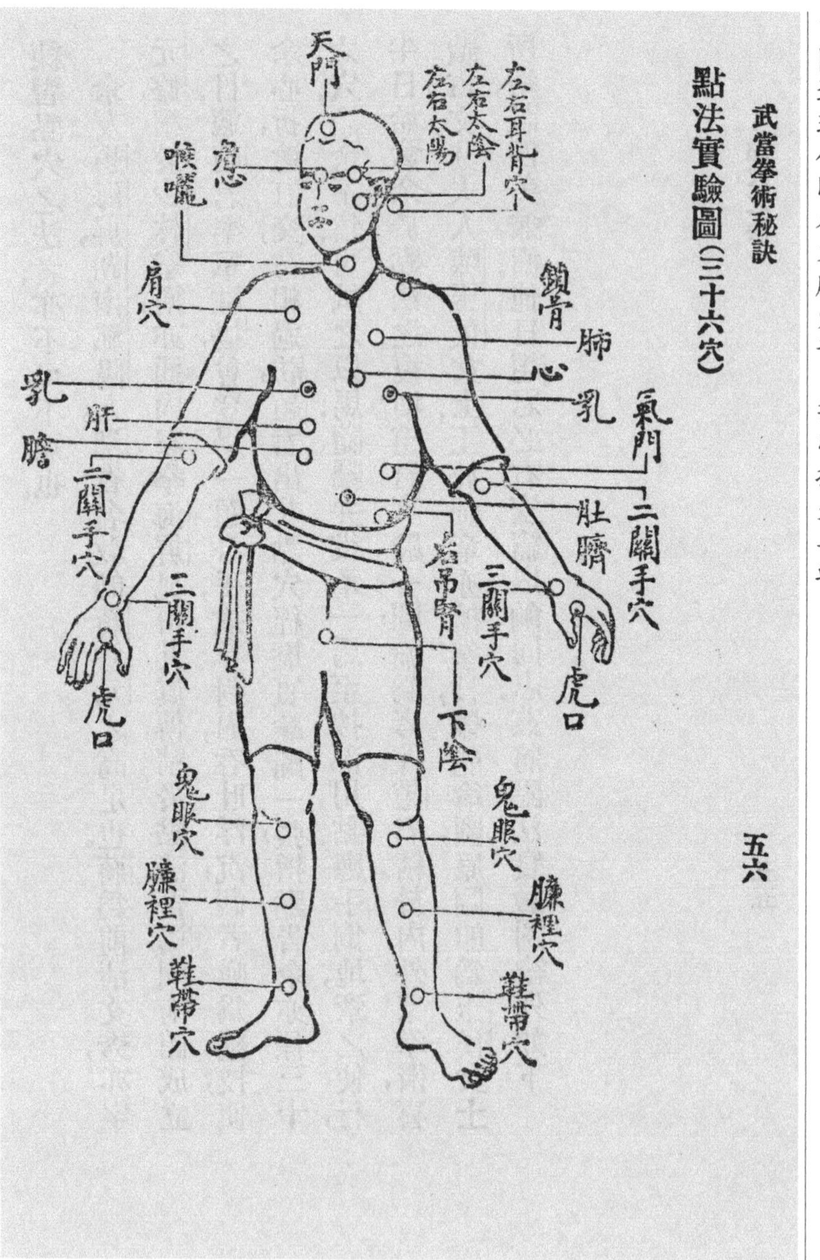
武當拳術秘訣
點法實驗圖（三十六穴）
天門
左右耳背穴
左右太陰
左右太陽
意心
喉嚨
肩穴
鎖骨
肺
心
乳
乳
肝
膽
氣門
二關手穴
二關手穴
肚
臍
三關手穴
三關手穴
虎口
虎口
下陰
鬼眼穴
鬼眼穴
膝裡穴
膝裡穴
鞋帶穴
鞋帶穴
五六

（附註）尚有燕尾一穴，在背面尾椎骨後，又臁外二穴，在腿部外面，均未繪出。

一三　拳家八反

拳術爲手足上工夫，練至爐火純青之候，固能信手拈來，都成妙諦，縱橫前後，旋轉自如，此係習而知之者，僅足以成名，未足以臻大成之境。所謂能至大成之境者，其天資必有過人之處，其體魄必有過人之處；且能五官四肢，同時並用。由生而知之，加以刻苦勤勞，習而知之，始克集技藝之大成，而造登極峯之顚頂。若反之，既無絕慧之天資，又無過人之體魄，苟能刻苦勤勞，專心練習，猶不失爲中下之材。至若有八反之病者，則雖苦心孤詣，刻苦拳功，亦終不能免門外漢之譏矣。茲將拳家所謂八反者，述之如下：

（一）嬾散遲緩　打拳宜手捷、眼快、緊逼先施，所謂敵不動時我不動，敵欲動時我先動。以我之動，逼之使其不能動，則得秘訣。故嬾散遲緩，與之一反。

（二）歪斜寒肩　拳術一道，合生理物理諸學而成，無論如何跳躍騰踔，招攔格架，總以均勻肢體不失重心爲主。故歪斜寒肩與之二反。

（三）老步腆胸　打拳步法，宜龍行虎奔，吸腹收腰，挺膊舒筋，發揚蹈厲；若規行矩步，曲背勾頭，則大犯禁忌。故老步腆胸，與之三反。

（四）直立軟腿　血氣上浮，則頭重脚輕；練氣下行，則根基穩固。苟無跕蹠之功，難換虛浮之力；且須蹲轉敏捷，庶免顛蹶之虞。故直立軟腿者，與之四反。

（五）脫肘截拳　吐吞相連，能發能收，未黏勿貼，自無脫落不中之虞。滿力衝拳，定有截留難收之弊。用肘用拳，尤重彈勁。故脫肘截拳，與之五反。

（六）扭臂曲腰　束帶緊腰，沉其體力，八步丁形，堅其下部，靈活肩軀，敏捷手足，方克與人交手，不致有犯身歪步斜諸弊。故扭臂曲腰，與之六反。

（七）開門捉影　打拳不怕，怕拳不打，拳來閃避，拳去追踪。攻外無方，守內無法，不明露空之處，不知虛實之着，尤犯拳家之大忌。故開門捉影，與之七反。

（八）雙手齊出　左手攻敵，右手防身，右手攻人，左手顧己，一攻一守，有防有攻，此天然之定理。若反之，雙手齊出，能攻不能守，一經落空，無法挽救。故雙手齊出，與之八反。

一四　練步之法

練步之法，以馬步爲基礎。馬步、又名馬襠，又名地盆，又名跕踮。何以馬步爲練步第一要徑？因其步穩氣沉，不但可免血氣上浮，呼吸短促之弊，且可能得浮力漸去，沉力重生之效。拳術雖爲手上工夫，然步法不固，基礎不堅，一動即搖，上重下輕，終如風絮水萍，毫無根蒂。不須勾撥，倘有顛蹶之虞，一經交手，能無隕越之患？欲其取勝克敵，秋葉臨風，冀其不落，豈不瞠乎其難哉。練步者何？練其舉足輕如鴻毛，立步重如泰山，其快也若驚鴻一瞥，其固也，若磐石之安。故習者於馬步一式，宜下刻苦工夫，加意以練習之。

練馬步之法：（一）分其兩足，相距約尺餘，如坐馬勢，平行蹬下。聽氣下沉，目直視，不用藉力，亦不用着力。（二）每日朝夕兩次，蹬下時，默數字數，由少至多，倦則少息再蹬。（三）兩大腿面要相等，成水平形。小腿面要成直線，身腰要挺直。雙手插腰，或成拳向前平伸。（四）酸苦到極點，始可休息。逐日行之，不到百日，自將浮力換去，新力重生。然後進而練習其他十七種步法，則游刃有餘，毫無痛苦矣。最忌者，兩腿蹬下，不能平正，曲背彎腰，阻氣下行，一跕即起，難收功效，每爲初習者困難之要點。內家練步之法，共十八種，故須以坐馬爲其首也。

所謂十八種步法者何？曰坐馬步、曰釣馬步、曰前馳步、曰後馳步、曰碾步、曰衝步、曰撤步、曰曲步、曰踢步、曰歛步、曰連枝步、曰仙人步、曰分身步、曰翻身步、曰追步、曰逼步、曰斜步、曰絞花步。惟練步之時，大部吞吐身勢，沉着氣力，提活腿腰，走行步法，步短而快，足低而穩，手法與之相應，腰勢與之相連，伸縮自如，進退敏捷，不因翻身而呆滯，不因變向而停留。茲將十八勢之步法不同點，分述於下：

一　坐馬步練法　拳法何以重在馬步？因直立之姿勢，僅能固定上中二部，不能兼及下方，是以馬步一落，則上中下三盤，左右前後，手法均能施及。故馬步為十八式中第一式。其練習之方法，前已述及，茲不重敘。

二　鈎馬步練法　鈎馬步，係由坐馬步中化出。坐馬只在根生蒂固，而鈎馬必須左右推行。練習之時，先提左足，足尖點地，用懸力，鈎着左腿，仍如坐馬勢。如欲左進，左足尖向前點地，右足在後推送前進，碎步快行，馳驅不定，遇隙入門，隨機變勢，因時換步，左右咸宜。此種步法，拳術中用之甚廣。

三　前馳步練法　前馳步練習之時，可分前面左右兩方：如右足向左前方斜進一步，偏身出左足前馳，足尖向右，足根向左，搓身前擊；反之左足向右前方斜進一步，轉身出右足前馳，足尖向左，足根向右，搓身前擊。此步有勾、挾、封、逼之能，鎖閉截攔之效，習者可揣而得之。

四　後馳步練法　後馳步練習之時，亦可分左後右後兩方：如左足向右後方偸進一步，右足亦向右後方馳進，身手右展；步之右足向左後方偸進，左足亦向左後方馳進，身手左展。此步與前馳步適成反比例，互相練熟，妙用無窮。

五　碾步練法　碾步、亦有前後左右之分：如左足左碾，則左足足面外方用勁；右足右碾，則右足足面外方用勁。久久練習，呑吐有風，自覺得力。其碾時宜低撇，不宜高挑。又有左足跟裏磨，右足向左後方碾出；或右足跟裏磨，左足向右後方碾出。吾揚陳氏弟兄練之頗熟，尺圍大樹，碾之枝葉紛披，亦非一日之功也。

六　衝步練法　衝步、卽是足尖向前低鑱而出。練時須身體蹲下，兩大腿相並而行，可進可退。腰宜挺直，沉氣吸腹，手足相應。趙海屏云：『衡陽黃逢春於此步練習有年，疾走庭廊，整磚爲碎。』此步有鑱、吐、封、逼之能，傾身使前，退身使後，蹤躍隨心，皆可練習。

七　撤步練法　撤步、卽是展開姿勢，如低身蹲下，左足尖朝左，右足尖必須朝前，腰坐在右；如右足尖朝右，左足跟必須在後，腰坐向左，庶重量能稱，撤步當先，方無危險。練之久熟，自能起落相均，瀟洒自如，前進後退，踴躍隨心。

八　曲步練法　曲步，練習之時，兩大腿不僅相併，且須夾緊，身腰下坐，惟落足之時，均宜足尖點地，兩足跟不可全行踏實，實則步驟難變，亦須注意。

九　蹋步練法　蹋步者、卽是於身腰沉下之時，兩足向後互蹋，似退實進，趁敵人之虛空，撤步進攻，待他方之露隙，逼步追封。此步有以逸待勞之妙，

十　斂步練法　斂步練法：例如左足撤步向前，敵用衝步鏟來，我足一

如左足在前，身欲右轉，可將足跟微提，足尖着地用力一磨，不須換步，卽可轉身；反之，右足在前，足尖微提，足跟一磨，不須換步，亦可左轉。

觀風望勢之用，可虛可實，可退可攻。

點卽斂向左。又如右足撤步向前，尙未落實，敵用逼步踩來，不須落地，卽已斂步向右。或左足劃半弧鏇出斂右，或右足劃半弧鏇出斂左；旁勾側撥，能鎖能封，皆斂步之法也。

十一　連枝步練法

連枝步練法：例如右足橫行向左外方，左足再橫行向左；或左足橫行向右外方，右足再橫行向右；忽焉右足左進，左足右進，互換前走，成交叉式，如連枝形；務宜提活腰勁，注力足趾，練習純熟，始能行步自如。

十二　仙人步練法

仙人步練法：如右足橫行向左外方，成丁字一橫形；左足尖磨轉向左，必須成丁字一豎形，左足尖直對右足右外方。若反之，左足橫行向右外方前進，右足尖必須直對左足左外方；不但行走成熟，有進退封逼之能，且有助勢提勁之效；瞻前顧後，左右翻身，均能得勢，可高可矮，悉聽自然。

十三　分身步練法　分身步練法：例如左足撤步當前曲下成半弧形，右足在後挺直，如前弓後箭勢，面東背西 忽然左足跟一磨，足尖本是朝南，變爲朝北；右足身腰同時向前左轉，而左足未離原地，此時前弓後箭式，已變成面西背東。有云：係兩腿平分，襠能貼地，曰分身步，殊不知此種一字腿，係練襠筋吐出之腿法，與分身之步法，自屬不同，不可以一例目之也。

十四　翻身步練法　翻身步之練法：有用左足由右後方斜退向左迴身者，有用右足由左後方斜退向右迴身者；亦可左足蹋步，右足躍左，左足後退，翻身左轉以迎敵者；亦可右足後蹋，左足躍右，右足後退翻身右轉以迎敵者；述之誠難各盡其勢，習之或可各得其長。

十五　追步練法　追步練法，卽是躍步，或稱箭步。練習之時，宜用足尖點進，或前進三步，後退三步，進步輕便，退步靈活，不必拘於馬步坐功，致嫌呆滯，反有能發而不能收之弊。故於追步，特單舉之。

十六　逼步練法　逼步之練法：例如左足尖朝左，右足尖朝前，丁字正步立下，敵人進右步强進，不必因其猛而避讓，必再發右足鏟進以逼之，或右足碾步以撇之，或右弓入門，坳勾以抉之。他如以步克步，就腿發腿，遇足進足，皆逼字類也。

十七　斜步練法　斜步練法：身腰沉下，或以自己右足，迫其自己左足向左斜行；左足已作快步前行，右足催之。或使自己左足，迫其自己右足向右斜行；右足已作快步前行，左足催之。惟兩足拐不宜使勁擊撞，庶免傷創之虞。

十八　絞花步練法　絞花步練法，先將右腿加其左腿上，成連枝交叉式，身腰蹲下，面本朝北，足尖提勁，兩腿一絞，即變朝南。反之左腿加於右腿上，成交叉式，身腰蹲下，面本朝東，足尖提勁，兩腿一絞，即變朝西。練之使熟，則旋轉無不如意。此十八步之大概如此，舉一反三，要在習者精而求之。

一五　六路與十段錦之詮解

內家拳之精晶，總集於六路拳，與十段錦之中。世有傳其歌訣者，其六路拳曰：
佑神通臂最爲高，斗門深鎖轉英豪。仙人立起朝天勢，撒出抱月不相饒。揚鞭左右人難及，煞鎚衝擄兩翅搖。

黃百家詮解云：通臂、長拳也。右手先陰出長拳，左手伏乳；左手從右拳下亦出長拳，右手伏乳；共四長拳。足連枝，隨長拳微搓挪左右。凡長拳要對直，手背向內。向外者，卽病中截法拳。

斗門左膊垂下，拳拳相封爲斗門。右足踝前斜靠左足踝後，名連枝步。右手以雙指從左拳鉤進復鉤出名亂抽麻。右足亦隨右手向左足前鉤進復鉤出，作小蹋步還連枝。

仙人朝天勢，將左手長拳往右耳後，向左前砍下伏乳，左足搓左，右手往左耳後、向右前砍下鉤起，擱左拳背，拗右拳正當鼻前，似朝天勢；右足跟劃進當前，橫向外靠，左足尖如丁字樣，是爲仙人步。凡步俱蹲矬，直立者，病法所忌。

抱月，右足向右至後大撒步，左足隨轉右，作坐馬步，兩拳平陰相對爲抱月。復搓前手還斗門，足連枝，仍四長拳，斂左右拳緊义當胸陽面，右外左內，兩肘夾脇。揚鞭，左足搓轉向後，右足在前，左足在後，右足卽前進追步；右手陽發陰搏，直肘平屈横直如角尺樣，左手扯後伏脅，一斂轉面，左手亦陽發陰搏，左足進同上。煞鎚，左手平陰屈横，右手向後兜至左掌，右足隨右手齊進至左足後。衝擄，右手右後翻身直斫，右足隨轉向後，左足揭起，左拳衝下着左膝上，爲釣馬步。此專破少林摟地挖金磚等法者。右手擄左脖，左手卽從右手內豎起，左足上前逼步，右足隨進；後仍還連枝，兩手仍還斗門。兩翅搖，卽隨用兩手搖擺，兩足搓右，作坐馬步；兩拳平陰着胸，先將右手掠開，平直如翅，復收至胸，左手亦然。

王征南之內家十段錦歌訣云：

立起坐山虎勢，迴身急步三追。架起雙刀斂步，滚斫進退三迴。分身十字急三追，架刀斫歸營寨。紐拳碾步勢如初，滾斫退歸原路。入步韜在前進，滾斫歸初飛步。金雞獨立緊攀弓，坐馬四平兩顧。

黃百家詮解十段錦云：坐山虎勢起斗門，連枝足搓向右，作坐馬。兩拳平陰着胸。

急步三追，右手撒開轉身，左手出長拳，同六路。但六路用連枝步，至搓轉方，右足在前，仍回連枝步；而此則用進退斂步，循環三進。

雙刀斂步，左膊垂下，拳直豎當前，右手平屈向外，搓左足，內兩足緊斂步。

滾斫進退三迴，將前手抹下，後手斫進，如是者三進三退。凡斫法上圓、中直、下仍圓，如鉞斧樣。

分身十字，兩手仍着胸，以左手撒開，左足隨左手出，右手出長拳，循環三拳；右手仍着胸，以右手撒開，左足轉面，左手出長拳，亦循環三拳。

架刀斫歸營寨，右手復叉，左手內斫，法同前滾斫法。但轉面只三斫，用右手轉身。

紐拳碾步，拳下垂，左手略出，右手下出上進，俱陰面；左足隨左手，右足隨右手，搓挪不轉面兩紐。

滾斫退歸原路，左手翻身，三斫退步。

韜隨前進，左手平着胸，略撒開平直；右手覆拳兜上，至左手腕中止；左足隨左手入斂步，翻身，右手亦平着胸同上。

滾斫歸初飛步，右手斫後，右足搓挪。

金雞獨立緊攀弓，右手復斫，左足搓轉，左拳自上至下，左足釣馬進半步，右足隨還連枝。（卽六路拳衝釣馬步。）

坐馬四平兩顧，卽六路兩翅搖擺，還斗門轉坐馬搖擺。六路與十段錦，多相同處。大約六路練骨，使之能緊；十段錦緊後，又使之放開。

按少林拳，以五拳爲最著：一曰龍拳，二曰虎拳，三曰豹拳，四曰鶴拳，五曰蛇拳，龍拳練精，虎拳練力，豹拳練骨，鶴拳練神，蛇拳練氣，是爲少林拳之精義。而武當則以六路拳與十段錦爲最著。以言身法，則起頓呑吐，斜閃撇讓，無不畢備。以言手法，則擒拿捺逼，挑格招攔，盡善盡美，當無疑議。惟黃百家於詮解時，未得圖解並傳，斯爲恨耳。黃百家餘姚人，字主一。其述內家拳法云：『自外家至少林，其術精矣。張三丰既精於少林，復從而翻之，是名內家拳。得其一二者，已足勝少林。王征南先生從學於單思南，而獨得其全。余少不習科舉業，喜事甚，聞先生名，因裹糧至寶幢學焉。先生亦自絕憐其技，授受甚難其人，亦樂得余而傳之。居室敧窄，授余於其旁之鐵佛寺。其拳法，有應敵打法，色名若干，穴法若干，所禁犯病法若干，而其要則在乎練。練既熟，不必顧盼擬合，信手而應，縱橫前後，悉逢肯綮。其練法，有練手者三十五，練步者十八，而總攝於六路與十段錦之中，均有歌訣。顧其詞皆隱略難記，余因各爲詮釋之，以備遺忘。先生見之笑曰：「余以終身之習，往往猶費追憶，子一何簡捷若是乎？雖然，子藝自此不精矣。」先生之所注意，獨喜自負，迴絕乎凡技之上者，則爲盤斫。此爲先生熟久智生，劃焉心開而獨創者也。方余之習拳於鐵佛寺，琉璃慘淡，土木猙獰，余與先生演肄之餘，濁酒數杯，闤闠繞步；候山月之方升，聽溪流之嗚咽；先生談古論今，意氣慷慨，因爲余兼及槍刀劍鉞之法，曰：拳成，此外不難矣。某某處卽槍法也，某某處卽劍法也，以至卒伍之步伐，陣壘之規模，莫不淋漓傾倒。曰：「我無傳人，我將盡授之子。」余時鼻端出火，興致方騰，慕睢陽伯紀之爲人，謂天下事，必非齷齪拘儒之所任，必其能上馬殺敵，下馬勤王，始不負七尺於世。當是時，西南既靖，東北亦平，四海晏如，此眞挽强二石，不若目識一丁。家大人見余跅弛放縱，恐遂流爲年少狹邪之徒，將使學爲科舉之文。而余見家勢飄零，當此之時，技卽成而何所用，亦遂自悔其所爲；因降心抑志，一意於經生業。擔簦負笈，問途於陳子夔獻、陳子介眉、范子國文、萬子季野、張子心友等。而諸君子，適亦俱在甬南。先生入城時，嘗過余齋，談及武藝事，猶爲余諄諄愷切曰：「拳不在多，惟在練之純熟，卽六路亦用之不窮。其中分陰陽，祇十八法，而變出卽有四十九。又曰：「拳如絞花槌，左右中前後皆到，不可祇顧一面。」又曰：「拳亦由博而歸約，由七十二跌三十五掌，以至十八，（故著者，本篇練手之法，僅取十八字。）由十八而十二，卽倒、換、搓、挪、滾、脫、牽、綰、跪、坐、撾、拿、等字；由十二而總歸存心之敬、緊、徑、勁、切五字。故精於拳者，所記只有數字。」余時注意舉業，雖勉強聽受，非復昔日之興會；而先生亦且貧病交纏，心枯容悴而憊矣。今先生之死，止七年，吾鄉盜賊亦相蟻合，流離載道，白骨蔽野，此時得一桑懌足以除之，而二三士子，猶伊吾於城門晝閉之中。當事者命一二守望相助等題，以爲平盜之政。士子摭拾一二農兵合一之語，以爲經濟之才。龍門子秦士錄曰：「使弼在，必當有以自見。」言念先生，竟空槁二尺蒿下，寧不惜哉！嗟乎！先生不可作矣！念當日得先生之學，卽豈敢謂遂有關於匡王定霸之略？然而一障一堡，或如范長生、樊雅等，保護黨閭，自審諒庶幾焉。亦何至播徙海濱，擔簦四顧，望塵起而無遯所，如今日乎！則昔以從學於先生而悔者，今又不覺甚悔。夫前之悔矣，先生之術所授者唯余，余既負先生之知，則此術已爲廣陵散矣，余寧忍哉！故特備著其委屑，庶後有好事者或可因是而得之也。雖然，木牛流馬，諸葛書中之尺寸詳矣，三千年以來，能復用之者誰乎？』云云。其言如此，其技可知，生不逢辰，悲其師卽悲其己耳。故余於述六路與十段錦詮解後，特誌其所論内家拳敘言於此。俾世人有目共覩，而黄氏之俠腸奇技，與武當之秘訣眞傳，可以窺見大概矣。或謂余述内家拳與武當派多有差異之處者，噫嘻！難言矣！竊以同作一文而文體各異；同習一藝而藝術有差。况武當拳術海内能道其底藴者，已如吉光片羽。加之昔者師授於徒，師各傳以秘法；徒學於師，徒各守其心得；迄今人與人殊，縣與縣異，著者一得之愚，固知不足爲天下法；然所聞有本，不發怪誕之言，不作欺人之語，求取實用，習貴能成，邦人君子，或不以雕蟲小技而見鄙焉！

一六 練拳秘訣

練拳者，習鬬之良方也。孔丘云：「戒之在鬬。」故昔之君子習之，反見鄙於同儔；儈夫習之，反因之而賈禍；幾使秘訣失傳，史書不載。噫！麟因臍而見逐，象有齒以焚身，斯術之所長，卽斯術之所短也！何以迄今復昌明於世，提倡國術者，風起雲湧，且不乏其人哉？誠以學術競爭而拳術未必無能；武裝和平，而武技未必失效。今之練習拳術者，且不僅用之戰鬬一途，實因其術之益處，除合用於軍旅而外，尙可爲强種强身之具。同爲一拳，今昔練習趣旨之不同者如此。苟練拳用爲他日雪恥之圖，則正所謂用之得當；若僅知一二法門，而作好勇鬬狠之用，固負著者之苦心，且亦有失提倡者之本旨，竊爲不取也。茲將練拳秘訣述之如下：用備他日保我國防，一顯男兒好身手也可。

（1）練拳之時，須先運動全體，伸縮四肢，舒展筋骨，流通血脈，庶可以免內體猛受壓迫，致生血液暴激之病。

（2）練拳之時，須先心沉志穩，吐濁納清氣行週身，佈於四肢，聽其自然，不加壓迫，以免傷肺。

(3)練拳之時，氣行短促，可用鼻吸口噓，互相運動，不宜緊閉，務須隨其勢以運其氣。

(4)練拳之時，雖爲個人獨習，但心目中必須以爲有一某國仇人在場中，與我格鬭，故一拳一腿，均不能隨意亂發。

(5)練拳之時，必須沉肩吸腰，出手略彎，推手挺直，將肩放鬆，勁貫掌指，則手去自長。

(6)練拳之時，必須手與眼合，眼與心合，肩與腰合，身與步合，步與手合，所謂手眼身腰步，要同時並用。

(7)練拳之時，必須默想發拳之理，破拳之法；彼如一拳對心打來，須讓開其拳，同時須取何種方法，對其進攻，以擊敗之。

(8)練拳之時，必須取彈力，不取直力。直力是呆力，彈力是活勁。故手足之運動，須一發卽回，用力不滿，其勁常蓄。

（9）練拳之時，必須心裏念着不黏不貼，纔貼卽吐；此着似虛，然亦可實；此着本實，亦可變虛。

（10）練拳之時，必須知道拳術工夫。有用聲勢進逼，務宜不急不忙，照勢解勢，消肩直腕，蓋身進步，以擊去之。

（11）練拳之時，必須放大其膽量，抱定不屈不撓之自信心與志氣，不至奏凱而旋，絕不放鬆一步。視白刃如不見，聆鎗炮而不聞；有如斯心膽，然後大敵當前，運用所學，則其庶幾乎？

（12）練拳之時，仍宜空練爲佳，不宜與人戲練；因有對手，轉生顧慮與阻礙。且拳術反無精進。

（13）練拳之時，雖無對手，但心目中總須以爲有一頑强之對手在前，稍有疏虞，彼必蹈瑕指隙以進，故時時須存厭惡擊去之心。

（14）練拳之時，必須想對於仇人方面，務要分上中下高低進取。彼如內來，卽用搜法，粘面分推；彼如外來，卽用奪法，粘面分推；不可抱定呆勢，須知我一轉身，彼亦同時換勢前進矣。

(15)練拳之時，必須自揣其姿勢，何處爲生門？何處爲死門？我前進攻彼，彼必取我死門。所以要攻外防內，彼變化時我亦要隨其變化而取之。若能如斯，卽得其練拳之秘竅矣。

(16)練拳之時，必須默記其方向，或左或右，或前或後。如係一敵在場，如何擊之？如係二敵在場，如何擊之？不如此，不足以成名家。凡名家巨手，未有不由此想像之中產出，故練拳者，宜注意也。

(17)練拳之時，必須鎭靜，不必因其敵衆而懼怯。彼雖來如猛虎之勢，我急逼其勢而輕粘之，在勁不在力，在巧不在勇，彼雖勇猛，其奈我何。

(18)練拳之時，必須手快、眼快、心快、身快、步快，其來如風，其去如矢，身輕脚便，全無凝滯，洒脫自如，所向必克。

(19)練拳之時，脚步不宜提高，脚頭務宜鏟進，蹤跳貴乎敏捷，換勢尤貴神快，眼觀四面，耳聽八方。

(20)練拳之時，必須想到我如此着失敗，應更他法以救助之。彼如此法爲我所破，彼亦應更何着以補救之。

(21)練拳之時，必須周身上下，均不容敵人黏貼。如已爲敵人所貼，則照其來勢，用法以解破之。

(22)練拳之時，必須想到我如連身儘力擊去，彼必借勢用牽；彼如連身用力向前打來，我亦借其兇勢，順手牽使外傾。

(23)練拳之時，必須想到我手如被砍落，不可於砍落後再更他勢，仍須於砍落前粘近之處，取步前進以擊去之，此內家之秘傳也。

(24)練拳之時，必須明白高來則挑托，平來則攔格，低來則砍斫，吸氣提勁，吐氣發拳。

(25)練拳之時，必須明白敵人之力。超勝於我，則須走旁門以入；敵人之力，實弱於我，方可走中門而進。

(26)練拳之時，必須明白敵人如用虛勢來引，即趁其虛以擊進之；敵人如用猛勢來撲，亦乘其猛以還擊之。

(27)練拳之時間，必須在大小便之後。若於飽食盛醉之後，皆不可行；尤須減少色慾，以免精神缺乏。

(28)練拳之後，務宜行走十分鐘時間，待血氣既定，然後方可再進飲食，隨意自如。

(29)練拳之後，切不可隨即坐臥不動。若於百脈震動，氣息方炎之時，驟然使之寧靜，則血氣不匀，每每因此而發生頭暈氣急等症。是於養身之道，大有窒礙。故練拳者，不可不注意也。

(30)拳術一道，所以增長體力、腦力、膽力，而養成民衆有果敢冒險之心者也。

練之得法，其術益精，其體日强。練之不得法，則非徒無益，而反害之。吾願吾同志，練習純熟，精益求精，熟能生巧，收其微效，用以强身；收其大效，用以雪恥；著者實有厚望焉！

一七 拳術總論

余曾作拳術論言。謂拳術者，所以培養尚武精神，而强國民者也。無知識者常曰：當今之世，欲制勝於疆場，非鎗快炮利不可，其他無足論矣。殊不知兩軍接近，夾巷相逢，驀地遇敵，雖有機關之快鎗，過山之利炮，皆退處於無用之地矣。然則當此之時，須以何策而禦之乎？曰：無他，惟有拳術國技，足以制勝耳。欲練拳術，必自平時始。若能平時熟習擊刺攻拒掩護諸技者，即雖兩軍相搏，血肉橫飛之際，踴躍爭先，奪人之械器，還制其人，亦若探囊取物，何難之有哉？諺云：『藝高人膽大，』良有以也。嗟乎！不觀夫昔之日俄之戰，與近世之戰爭乎？遠則礮戰，近則鎗戰，終以鎗刺衝鋒，而定最後五分鐘之戰局。夫至鎗刺衝鋒，則必賴身軀之强壯，手足靈敏，而拳術尚焉。小言之，一夫習拳，可以保身；一家習拳，可以強家；一鄉習拳，可以保衛治安。推而言之，一族習拳，可以強族；一種習拳，可以強種。此不待僕言，而尤彰明較著者也。否則，人民雖多，狀若病夫；軍士雖多，形同傀儡；即使有快鎗萬桿，利炮千重，一遇猛鷙強悍之士，排鎗炮而直進，卒至血肉相搏，豈有不一敗塗地之理哉？我國從古以來，重文輕武，清季尤甚，憑文藝以求賢，鄙技師爲拳匪，以致兵力不強，所戰輒北，割地賠款，疆土日蹙，良可悲也！由此以觀，武術之盛衰，關係國民之強弱，豈不重歟？今也，革命重光，倭奴肆虐，帝國主義，環視四境，妬嫉尤深。吾人自應鍛鍊身軀，以備黨國之用。於吾國獨一無二之武術，可不習歟？

孫子云：『緩則戈矛相接，急則幘幟相撞。』弓矢干戈之事，莫不有武術以寓其中焉。孫總理民族主義第六講云：『我們舊有的道德應該恢復以外，還有固有的智能也應該恢復起來。』拳術就是我們固有唯一的智能，凡我同志，務宜速振精神，練習身手，備爲國用。彼鷹瞵虎視之強鄰，覬覦雖深，彼能奈我何哉？國技潊記者，謂余此篇闡揚國技，振振有詞，現値日俄彖行未已之秋，凡我民衆，皆應鍛錬體魄，以期殲敵；因爲刋佈，使國人知國技之價値，而有所興奮焉云云。明戚繼光著紀效新書，其拳經捷要篇謂：拳法似無預於大戰之技，余之見地，適與之相反。余謂其無預於小戰則可，無預於大戰則不能。戚元敬之言曰：拳法似無預於大戰之技，然活動手足，慣勤肢體，此爲初學入藝之門也，故存於後，以備一家。學拳要身法活便，手法便利，脚法輕固，進退得宜，腿可飛騰；而其妙也顚起倒插，而其猛也披劈横砍，而其快也沾捉朝天，而其柔也知當斜閃。故擇其拳之善者三十二勢，勢勢相承，遇敵制勝，變化無窮，微妙莫測，窈焉寞焉，人不得而窺者謂之神。俗云：拳打不知，是迅雷不及掩耳，所謂不招不架，只是一下，犯了招架，就有十下；博記廣學，多算而勝。古今拳家：宋太祖有三十二勢長拳，又有六步拳、猴拳、囮拳，名勢各有所稱，而實大同小異。至今之溫家七十二行拳、三十六合鎖、二十四棄探馬、八閃番、十二短，此亦善之善者也。呂紅八下雖剛，未及綿張短打，山東李半天之腿，鷹爪王之拿，千跌張之跌，張伯敬之打，少林寺之棍，與靑田棍法相兼；楊氏槍法，與巴子拳棍，皆今之有名者。雖各有所取，然傳有上而無下，有下而無上，就可取勝於人，此不過偏於一隅。若以各家拳法，兼而習之，正如常山蛇陣法，擊首則尾應，擊尾則首應，擊其身而首尾相應，此謂上下周全，無有不勝。大抵拳、棍、刀、鎗、叉、鈀、劍、戟、弓、矢、鈎、鐮、挨牌之類，莫不先有拳法，活動身手。其拳也，爲武藝之源。今繪之以勢，註之以訣，以啟後學；既得藝，必試敵，切不可以勝負爲愧爲奇！當思何以勝之？何以敗之？勉而久試，怯敵還是藝淺，善戰必定藝精。古人云：藝高人膽大，信不誣矣。又云：余在舟山公署，得參戎劉草堂打拳，所謂犯了招架，便是十下之謂也。此最妙，卽棍中之連打。著者曰：考國術一道，吾國古無專書，時至今日，欲求可供參考之書，僅此一篇。魯殿靈光，於今獨存。著者留心於諸家百子，三敎九流各書，始覺內家運氣之功，得傳於道敎；外家呼吸之理，得傳於禪門；繼知支流雖別，本屬一源。何以證之？莊子曰：『吐故納新，熊經鳥申。』此導引之士，養形之人也。係指道教而言。漢之華佗，遂有五禽之戲，亦曾見載於醫書中。華佗之言曰：五禽者何？一曰虎、二曰鹿、三曰熊、四曰猿、五曰鳥。人體欲得勞動，但不當使極耳。動搖則穀氣得銷，血脈流通，病不得生，譬如戶樞，終不朽也。是以古之仙者，爲導引之事，熊經鴟顧，引挽要體，動諸關節，以求難老。倘體有不快，起作一禽之戲，則怡然汗出，身體輕便而思食矣。是爲醫術通於道術之一證。（廣陵吳普從之學，年九十餘，耳目聰明，齒牙完堅。）其後達摩禪師，復翻五禽之戲而爲五拳，刪其鹿熊猿三者，而增爲龍豹蛇三拳。變鳥爲鶴，名稱雖改，其理一也。是爲外家拳通醫之又一證。且也張三丰脫胎於少林，復從而翻之，變五拳之十八式而爲練手者十八字，練步者十八法，是爲內家通於外家之又一證。按張三丰有全集行世，余見其全篇，均爲導引辟穀，煉鉛煉汞之言。豈非內家拳，復歸本還原，轉通於道歟？雖說鳳毛麟角，而蛛絲馬跡，不無可尋，可供參考者如此。而達摩師之五拳，余亦未見圖式傳世。黃主一雖有內家拳法詮解，仍無詳細繪圖。可見習拳不難，著書不難，難在繪圖傳神耳。此爲吾國國技不能流傳之一重大阻力也。明萬曆間，曾編有萬法全書一書，迄今坊間已不多見。其中刊有劍、鉾、槍、棒、刀、弓、等圖，然亦不過繪形而已。且於拳術一門，並未述及。後見紀效新書篇中，詳論長槍、牌筅、棍法、射法、諸圖，附有拳經捷要於其篇末。吾國拳術，始見諸書。國粹淪亡，良可悲也！近世所出拳術各書，多用銅版製圖，影攝姿勢者。久印則模糊莫辨，雖以眞面示人，仍不明手足來去之方。余以拳術繪圖，務用弧線標明手足之來回，更用虛點套圖，以示身腰之翻轉，定向註解，庶可閱之方知其妙，習之能得其傳。東西各國，體育諸書，無不如此。吾國拳書，何獨不然？世有用攝影器製成長片者，吾知西洋拳法，善於拳擊，角鬬之時，重在擊面，長於挑格之方，而短於勾撥之術。日本柔術，慣施跌撲，善於詐欺，長於勾撥之法，而短於披斫之方，所知如此，用告國人，俾留意及之云爾。

自跋

先進嘗云：『學打三年，不如眞傳一話；練拳千着，不及明眼一言』。良以習技不難，難在得眞傳與秘竅耳。昔者，武俠犯禁，千金易得，一訣難求。今也國術重光，應供所長，以公同好。著者不敏，於拳術未窺奧蘊，於武當未進堂階，僅就目見耳聞，歷年心得，掇拾成篇，貢諸當世。自知一得之愚，不免爲方家竊笑，第就派立言，顧名思意，或細流土壤，聊爲習技者之一助云。

武當拳術秘訣

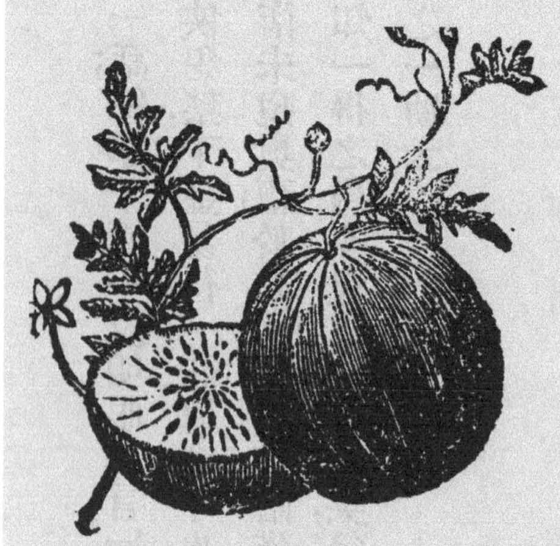

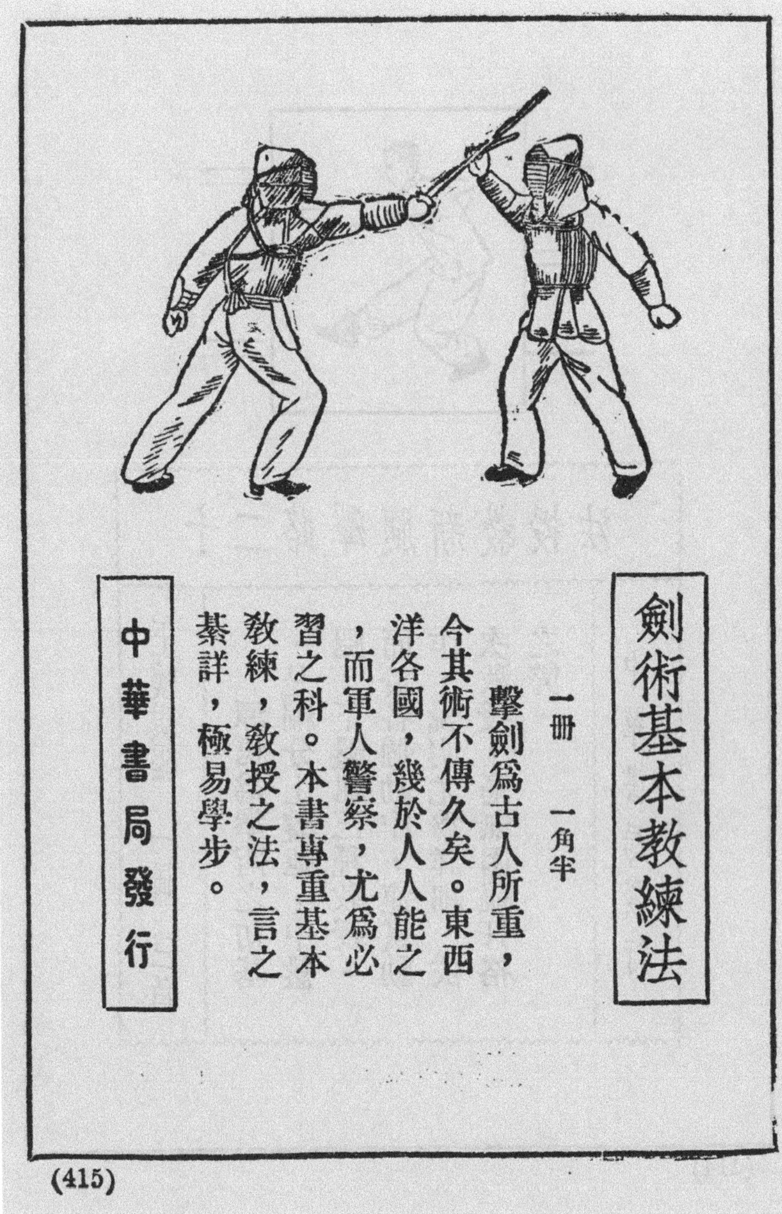
劍術基本教練法
一冊　一角半
擊劍爲古人所重，今其術不傳久矣。東西洋各國，幾於人人能之，而軍人警察，尤爲必習之科。本書專重基本教練，教授之法，言之綦詳，極易學步。
中華書局發行
(415)

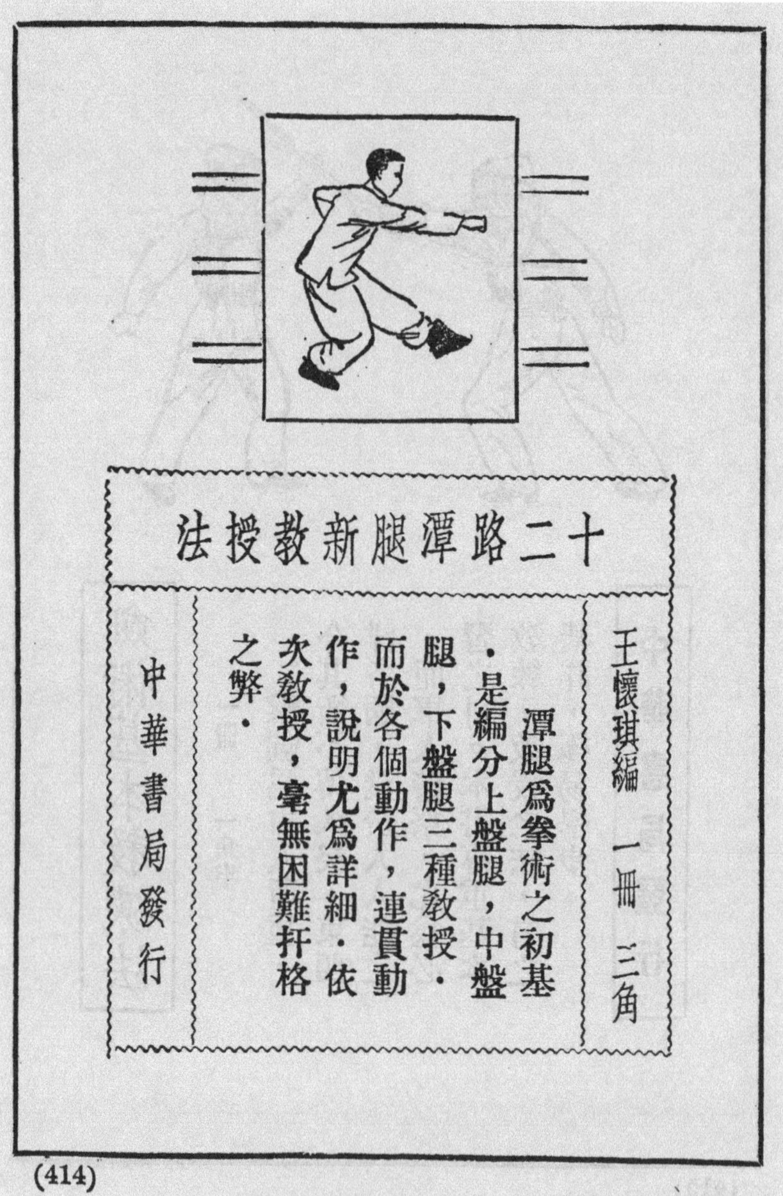

十二路潭腿新教授法

王懷琪編　一冊　三角

潭腿爲拳術之初基·是編分上盤腿，中盤腿，下盤腿三種教授·而於各個動作，連貫動作，說明尤爲詳細·依次教授，毫無困難扞格之弊·

中華書局發行

(414)

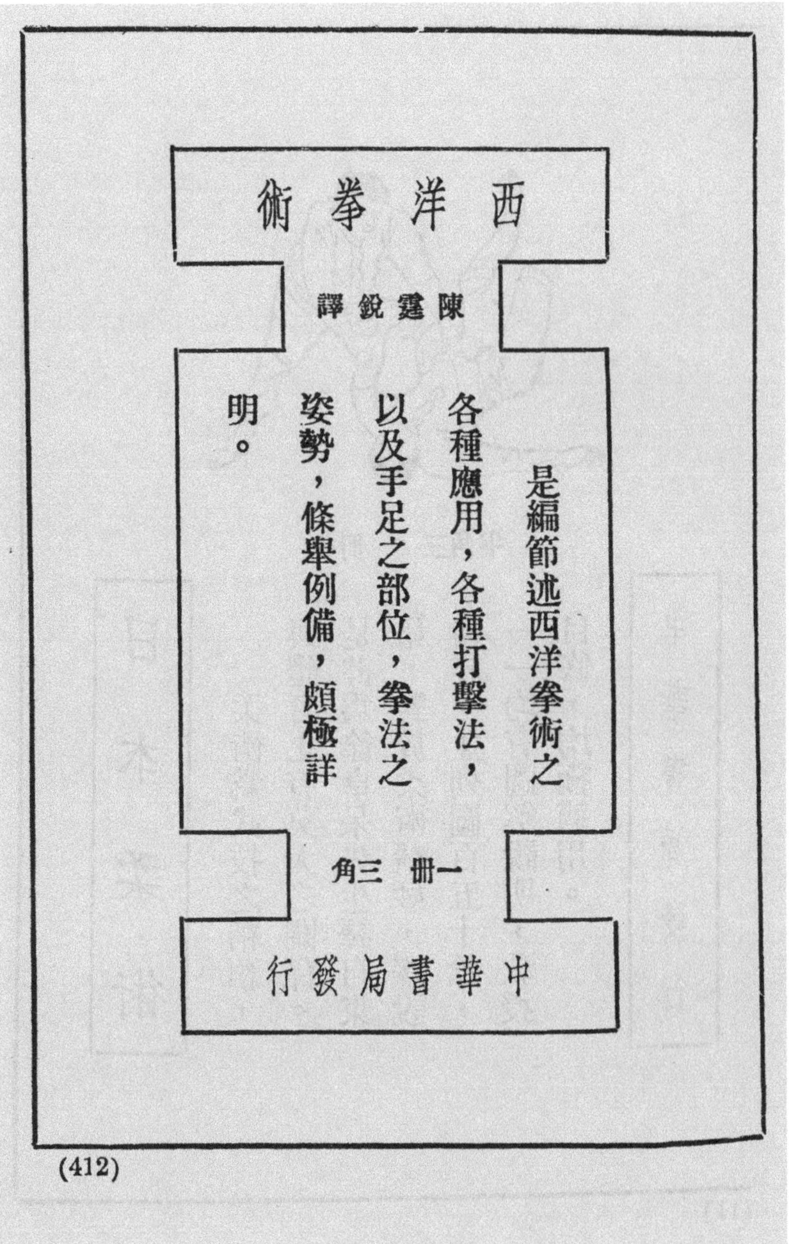

西洋拳術

陳霆銳譯

是編節述西洋拳術之各種應用，各種打擊法，以及手足之部位，拳法之姿勢，條舉例備，頗極詳明。

一冊三角

中華書局發行

(412)

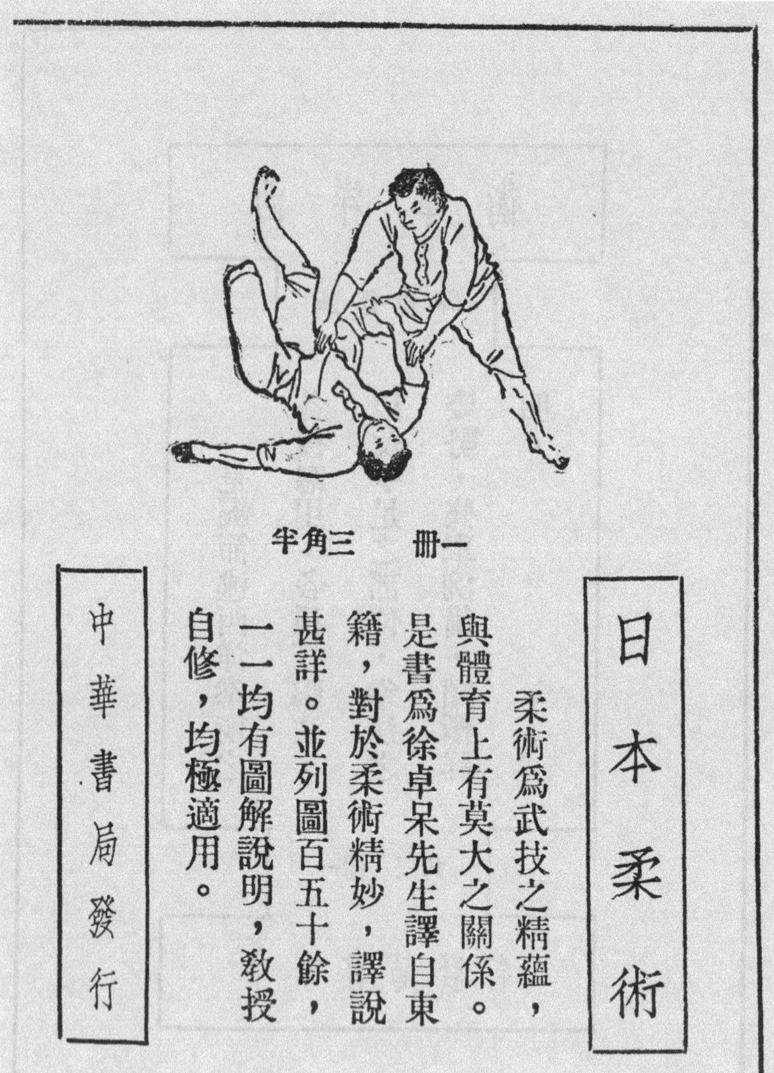

日本柔術
柔術爲武技之精蘊，與體育上有莫大之關係。是書爲徐卓呆先生譯自東籍，對於柔術精妙，譯說甚詳。並列圖百五十餘，一一均有圖解說明，敎授自修，均極適用。
一冊　三角半
中華書局發行
(411)

民國十九年二月印刷
民國十九年二月發行

武當拳術秘訣（全一冊）

定價銀三角
（外埠另加郵匯費）

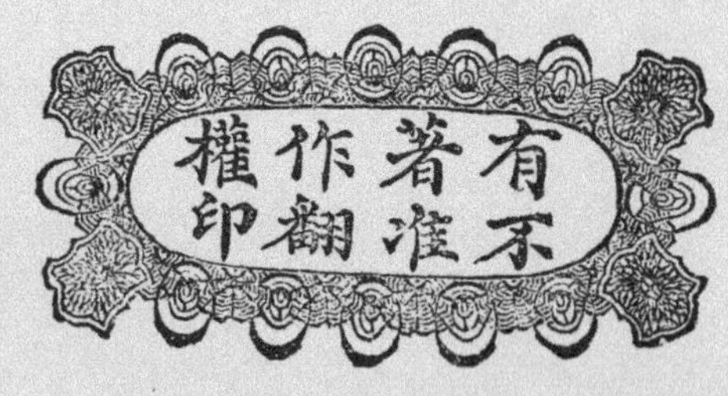

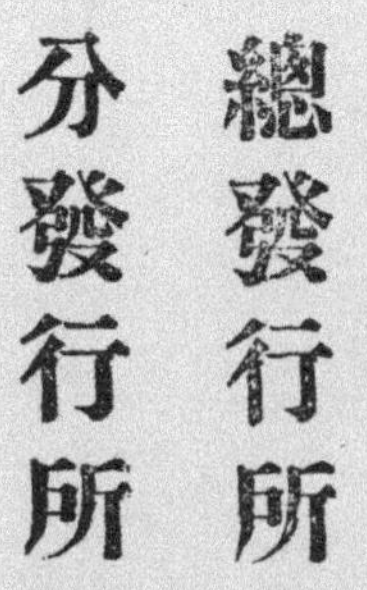

編者 揚州金一明
發行者 中華書局
印刷者 中華書局
印刷所 上海靜安寺路二七七號 中華書局
總發行所 上海盤棋街 中華書局
分發行所 北平天津張家口石家莊邢台保定濟南青島太原開封鄭州西安蘭州成都重慶長沙常德衡州漢口南昌九江安慶蕪湖南京徐州杭州溫州福州廈門廣州汕頭潮州梧州雲南遼寧吉林長春哈爾濱香港新加坡 中華書局

（五六七三）

註冊商標